Rudolf Schweitzer

Dermatologie

Die Heilpraktiker-Akademie

Rudolf Schweitzer

Dermatologie

Die Heilpraktiker-Akademie

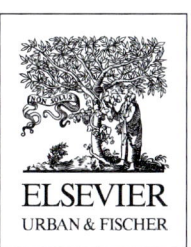

URBAN & FISCHER München

Zuschriften und Kritik an:
Elsevier GmbH, Urban & Fischer Verlag, Hackerbrücke 6, 80335 München

Wichtiger Hinweis für den Benutzer
Die Erkenntnisse in der Medizin unterliegen laufendem Wandel durch Forschung und klinische Erfahrungen. Der Autor dieses Werkes hat große Sorgfalt darauf verwendet, dass die in diesem Werk gemachten therapeutischen Angaben (insbesondere hinsichtlich Indikation, Dosierung und unerwünschter Wirkungen) dem derzeitigen Wissensstand entsprechen. Das entbindet den Nutzer dieses Werkes aber nicht von der Verpflichtung, anhand weiterer schriftlicher Informationsquellen zu überprüfen, ob die dort gemachten Angaben von denen in diesem Buch abweichen und seine Verordnung in eigener Verantwortung zu treffen.
Wie allgemein üblich wurden Warenzeichen bzw. Namen (z.B. bei Pharmapräparaten) nicht besonders gekennzeichnet.

Bibliografische Information der Deutschen Nationalbibliothek
Die Deutsche Nationalbibliothek verzeichnet diese Publikation in der Deutschen Nationalbibliografie; detaillierte bibliografische Daten sind im Internet über http://dnb.d-nb.de abrufbar.

11 12 13 14 15   5 4 3 2 1

Für Copyright in Bezug auf das verwendete Bildmaterial siehe Abbildungsnachweis.

Um den Textfluss nicht zu stören, wurde bei Patienten und Berufsbezeichnungen die grammatikalisch maskuline Form gewählt. Selbstverständlich sind in diesen Fällen immer Frauen und Männer gemeint.

Planung: Ingrid Puchner, München
Projektmanagement: Dr. rer. nat. Andreas Dubitzky, München
Herstellung: Marion Kraus, München
Satz: abavo GmbH, Buchloe; TnQ, Chennai/Indien
Druck und Bindung: Printer Trento Srl, Trento/Italien
Fotos/Zeichnungen: siehe Abbildungsnachweis
Umschlaggestaltung: SpieszDesign, Büro für Gestaltung, Neu-Ulm
Titelbild: © fotolia

ISBN 978-3-437-58100-7

Aktuelle Informationen finden Sie im Internet unter **www.elsevier.de** und **www.elsevier.com**.

Vorwort

Das wichtigste Ziel der vorliegenden Lehrbuchreihe besteht darin, den Heilpraktiker-Studenten auf eine Weise zur Prüfung zu begleiten, dass der Weg dorthin trotz aller Anstrengungen Spaß macht. Die Heilpraktikerprüfung hat sich in den zurückliegenden Jahren verändert. Sie wurde um zahlreiche Krankheitsbilder erweitert und hinsichtlich abgefragten Detailwissens erheblich erschwert. Während zuvor vergleichsweise einfache medizinische Grundkenntnisse zum Bestehen der Prüfung ausreichten, geht es nun darum, Erkrankungen unterschiedlichster Fachbereiche nicht nur hinsichtlich ihrer Symptome zu kennen, sondern sie tatsächlich auch in all ihren Aspekten verstanden zu haben. Überprüft wird zunehmend medizinisches Verständnis. Dies muss man nicht bedauern. Der berufliche Alltag des Heilpraktikers kann nur gewinnen, wenn eher vage medizinische Vorstellungen durch Sachverstand ersetzt werden.

Die Heilpraktikerprüfung setzt sich aus einem schriftlichen und einem mündlichen Teil zusammen, wobei in beiden Teilen nahezu ausschließlich schulmedizinische Inhalte abgefragt werden. Es kann demzufolge in der üblichen zwei- bis dreijährigen Ausbildung nicht darum gehen, Teilbereiche der komplementären oder Ganzheitsmedizin zu erlernen. Vielmehr reicht diese Zeitspanne gerade dazu aus, sich die Prüfungsinhalte anzueignen – als Fundament für angestrebte Spezialisierungen im Anschluss an die Prüfung.

Die Lehrbuchreihe ist aus Skripten hervorgegangen, die unterrichtsbegleitend beständig und über viele Jahre an die sich verändernde Prüfungssituation und damit an die jeweils neu zu optimierende Ausbildung angepasst worden sind. Ihr Zweck besteht darin, dem angehenden Heilpraktiker medizinische Lehrbücher an die Hand zu geben, die es ihm ermöglichen, sich den vollständigen Prüfungsstoff aus einem einzigen Werk zu erarbeiten. Die Lehrbuchreihe erhebt den Anspruch, auf jede Frage, die jemals in den Prüfungen gestellt worden ist, eine vollkommen ausreichende Antwort zur Verfügung zu stellen. Sie geht zusätzlich immer dann über dieses Ziel hinaus, wenn ein vollständiges Verständnis medizinischer Inhalte andernfalls nicht hätte erreicht werden können. Von daher werden Sachverhalte so manches Mal eingehender als unbedingt notwendig erörtert, denn Medizin wird genau dann interessant bzw. geradezu spannend, wenn man die Zusammenhänge ganz versteht. Und sie wird mühsam und unbefriedigend, wenn verlangt wird, endlose Auflistungen von Fakten auswendig zu lernen – ganz abgesehen davon, dass auswendig Gelerntes, Unverstandenes sehr schnell in Vergessenheit gerät. Zusätzlich soll das angestrebte Verständnis Reserven für die Heilpraktikerprüfung wie für den nachfolgenden medizinischen Alltag schaffen.

Die Vollständigkeit der Lerninhalte ermöglicht es dem ausgebildeten Therapeuten gleichzeitig, das Lehrbuch in den Folgejahren zum schnellen Nachschlagen zu benutzen, um verloren gegangenes Wissen wieder aufzufrischen. Diesem Ziel dienen zusätzlich einzelne Kapitel, die sich mit wichtigen medizinischen Themen befassen, die (noch) nicht prüfungsrelevant, jedoch auf besondere Weise praxisorientiert sind. Um den Lernenden im Hinblick auf die Prüfung nicht zu überfordern, sind solche Themenbereiche gesondert gekennzeichnet.

Einzelne medizinische Fächer kann man als Puzzlesteinchen betrachten. Sie müssen, um ein Bild zu ergeben, zusammengesetzt werden. Dies beinhaltet auch, dass die Einzelteile zunächst noch kein vollständiges Verständnis erzeugen können, weil dieses Verständnis im Ganzen liegt und nicht in seinen Teilen. Fächer wie Herz/Kreislauf, Atmung, Endokrinologie oder Hämatologie müssen getrennt voneinander erarbeitet werden, doch greifen sie ineinander, sind abhängig voneinander, können im wachsenden Verständnis nicht isoliert bleiben. Von daher benötigt der Studierende zunächst nicht nur Fleiß, sondern auch sehr viel Geduld. Nicht alles wird auf Anhieb verstanden werden. Erst wenn das Bild beginnt, Gestalt anzunehmen, wenn in nachfolgenden Fächern bereits gelernte Inhalte aus neuer Perspektive betrachtet werden, beginnt der eigentliche medizinische Denk- und Lernprozess. Und so besteht ein weiteres Ziel dieser Lehrbuchreihe darin, den Lernenden bis zum Ende seiner Ausbildung dorthin zu führen, wo er begreift, dass Medizin nicht nur spannend ist, sondern letztendlich auch äußerst logisch und in weiten Teilen fast naiv in dem Sinne, dass alles aufeinander aufbaut, das eine aus dem anderen folgt und der Studierende die Symptome einer Krankheit selbst formulieren kann, sobald er ihr Wesen ganz verstanden hat.

Aus dem Erreichen dieses Ziels resultiert gleichzeitig die Befähigung zu medizinisch verantwortlichem Handeln. Ich wünsche den Studenten auf dem Weg dorthin Fleiß und Ausdauer, aber auch sehr viel Freude beim Betrachten des entstehenden Bildes.

Es ist mir ein Bedürfnis, an dieser Stelle denjenigen Dank zu sagen, die auf besondere Weise zum Gelingen der Lehrbuchreihe beigetragen haben. Treffender formuliert wäre sie ohne die Mitwirkung dieser Personen nicht zustande gekommen. Auf Seiten des Verlags ist dies Frau Ingrid Puchner, die das anspruchsvolle Werk von Anfang an in verantwortlicher Position begleitet und mit großem Sachverstand und menschlicher Kompetenz an allen Hindernissen vorbei zum Ziel geführt hat. In besonderer Dankbarkeit blicke ich auch auf die Redaktionsarbeit, für die in Gestalt des geschätzten Kollegen Martin Kortenhaus ein dem Anspruch der Reihe höchst angemessener, ungewöhnlich kompetenter Redakteur gefunden wurde. Die menschliche und fachliche Kompetenz beider Persönlichkeiten findet sich schließlich auch in meiner geliebten Frau Florentine wieder. Sie hat dieses Werk viele Jahre lang mitgetragen, fachliche und sprachliche Unsauberkeiten aufgedeckt, Unverständliches angeprangert und nicht zuletzt klaglos auf zahllose Stunden gemeinsamer Zeit verzichtet.

Bad Wurzach, im April 2011
Rudolf Schweitzer

Optimale Nutzung des Buches

Fachbegriffe

Der Einstieg in die medizinische Terminologie ist für den Anfänger schwierig. Dennoch wird von ihm erwartet, dass er sich die Begriffe aneignet. In diesem Buch werden die fachspezifischen Begriffe erklärt und sowohl die deutsche als auch fremdsprachige Bezeichnung angegeben. Im Text wird dann zwischen den Begriffen gewechselt, wenn beide gebräuchlich sind.

Im Unterkapitel Terminologie des Bandes Basiswissen sind die wichtigsten Bezeichnungen mit Erklärungen erläutert. In diesem Band finden sich

- auf der Innenseite des Rückumschlages: Aufbau der Haut, Kriterien und Befallsmuster von Effloreszenzen sowie die Schichten der Epidermis
- auf S. VII: wichtige Bezeichnungen für die Dermatologie.

Abbildungen und Tabellen

Die Abbildungen und Tabellen sind getrennt voneinander innerhalb jedes Kapitels fortlaufend nummeriert.

Die große Menge an Abbildungen zeichnet dieses Buch aus. Nutzen Sie diese zusätzlichen Informationsquellen – ein Bild sagt häufig mehr als viele Worte, ist einprägsam und macht schwierige Zusammenhänge anschaulicher.

Abkürzungen

Die verwendeten Abkürzungen finden sich auf S. VIII.

Kurzlehrbuch

Das Studium der Kästen „Merke" und „Zusammenfassung" ermöglicht stichpunktartig ein rasches Wiederholen des Stoffes kurz vor der Prüfung. Damit können Sie überprüfen, ob Sie die wichtigsten Fakten parat haben.

Querverweise

Der menschliche Körper ist ein überaus fein abgestimmter Organismus, bei dem unzählige Rädchen ineinander greifen, damit er funktioniert. Verweise finden sich daher auch auf andere Bände dieser Reihe und sind z.B. mit Fach Verdauungssystem gekennzeichnet.

Kästen

Ein System aus farbigen Kästen erleichtert das Lernen.

Einführung

Hinführung zum Thema

ACHTUNG
Hinweise auf unverzichtbare Notfall- oder Vorsichtsmaßnahmen

PATHOLOGIE
direkter Bezug zu Krankheitsbildern

HINWEIS PRÜFUNG
wichtige Anmerkungen zur Prüfung

MERKE
Informationen zum Einprägen, hilfreiche, interessante Tipps, Hinweise oder Merksätze

Zusammenfassung
fassen die einzelnen Abschnitte kurz zusammen und bilden mit den Merke-Kästen ein optimales stichpunktartiges „Kurzlehrbuch" zur schnellen Wiederholung aller wichtigen Fakten

EXKURS
interessante Informationen, die über das Thema hinausgehen, um Zusammenhänge aufzuzeigen oder herzustellen

HINWEIS DES AUTORS
Erfahrungen des Autors, die über das allgemeine schulmedizinische und prüfungsrelevante Wissen hinausgehen

Begriffe in der Dermatologie

akut	plötzlich einsetzend, kurz dauernd (Gegenteil: chronisch)
anti	gegen, entgegen (Antiallergika = Medikamente gegen Allergien)
Arteria (A.)	Arterie (Plural: Aa. = Arterien)
Ästhesie	Empfindung (Parästhesie = „para Ästhesie" = neben der Empfindung = Missempfindung)
Atopie	Neigung, auf eigentlich harmlose Substanzen mit einer allergischen Reaktion zu reagieren, Allergiebereitschaft
Atrophie	Rückbildung eines Organs oder Gewebes
Axilla	Achselhöhle (Axillarlinie = senkrechte Linie seitlich am Thorax)
basalis	basal, an der Basis liegend (Stratum basale = unterste Schicht der Epidermis)
benigne	gutartig (benigner Tumor)
Bulla	Blase
Cerumen	Ohrschmalz
chronisch	(von Chronos = Zeit); chronische Krankheiten sind über längere Zeit oder auf Dauer anhaltende Krankheiten (Gegenteil: akut), sie können primär chronisch beginnen oder sich aus der akuten Erkrankung heraus entwickeln
Cicatrix	Narbe
Corium	Lederhaut
Crusta	Kruste
Cuticula	Häutchen
Cutis, Kutis	Haut (Subcutis, Subkutis = Unterhaut)
Derma = Kutis	Haut (Epidermis = Oberhaut, Hypodermis = Unterhaut)
Desmos	Band (Desmosom = bandartiger Körper, Verbindung zwischen Zellen)
Diathese	Bereitschaft, Neigung (hämorrhagische Diathese = Blutungsneigung; allergische Diathese = Neigung zu allergischen Reaktionen)
Effloreszenz	Hautveränderung, „Hautblüte"
Ektasie	Erweiterung (Angiektasie = Erweiterung von Gefäßen)
Erosion	Schürfung, Schürfwunde
essenziell	notwendig, lebenswichtig (u.a. sind Vitamine und zahlreiche Mineralien essenziell)
Exazerbation	Verschlimmerung, Steigerung, neuerliches Aufflammen einer Krankheit
Fibrose	Vermehrung von Bindegewebe (auch Fibrosierung)
hereditär	angeboren, vererbt (= kongenital)
hyper	darüber (hinaus) (Hyperkeratose = übermäßige Verhornung)
hypo	unterhalb, unter (Hypodermis = unter der Haut = Unterhaut = Subkutis)
idiopathisch	eigengesetzlich, aus unklarer Ursache heraus (zahlreiche Krankheiten entstehen idiopathisch, d.h., ihre Ursache ist unbekannt)
IFSG	Infektionsschutzgesetz
inapparent	unbemerkt, symptomlos
Integument	die Haut der Körperoberfläche
Inzision	das Hineinschneiden (Abszesse werden inzidiert, mit dem Skalpell eröffnet)
Ischämie	Mangeldurchblutung eines Gewebes
kongenital	angeboren, vererbt (= hereditär)
Kutis = Derma	Haut (Subkutis = Unterhaut)
livide	blau-rötliche Verfärbung
Luna	Mond (Lunula = kleiner Mond bzw. Halbmond)
Lupus	Wolf – steht für entstellende Hauterscheinungen (Lupus vulgaris = Hauttuberkulose des Gesichts)
Macula	Fleck
maligne	bösartig
Morbus	Krankheit, Erkrankung (Morbus Recklinghausen = Recklinghausen-Krankheit)
Mukosa	Schleimhaut (Submukosa = Schicht unterhalb der Schleimhaut)
Mykose	Pilzinfektion (Antimykotika = Medikamente gegen Pilzinfektionen)
Nekrose	Gewebeuntergang; geht in Restitutio ad integrum, eine Narbe oder eine Gangrän über
Nervus (N.)	Nerv (Plural: Nn. = Nerven)
Nodulus	Knötchen
Nodus	Knoten
Noxe	Schadstoff, schädigende Ursache
Nucha, nuchal	Nacken, der Bereich des Nackens (nuchales Karbunkel)
nummulär	münzförmig
Ödem	Schwellung, Flüssigkeitsansammlung
onycho	den Nagel betreffend
Palpation	Untersuchung durch Betasten mit den Händen
Papula	Papel, Knötchen
para	neben (Parakeratose = nicht normale Verhornung)
Parästhesie	Missempfindung, Sensibilitätsstörung
peri	außen herum gelegen
Perspiratio	„Hautatmung", Schwitzen = Transpiration (Perspiratio insensibilis = unbemerkte Schweißabgabe)
prä	davor (prätibiale Ödeme = Wasseransammlung vor der Tibia)
Pustula	Eiterbläschen, Pustel
Rezidiv	Rückfall, Wiederkehr einer Krankheit, eines Leidens
Seborrhö	„das Fett fließt", fettige Haut
Sebostase	„stehende Fettung", trockene Haut
Squama	Schuppe
Stratum	Schicht der Haut
sub	unter, unterhalb (sublingual = unterhalb der Zunge)
Teleangiektasie	Erweiterung kleiner Hautgefäße, die dadurch erkennbar werden
Trauma	Verletzung, Wunde, belastendes Ereignis
ubiquitär	überall, allgegenwärtig (entspricht in etwa „generalisiert")
Ulcus, Ulkus	Geschwür (Ulcus cruris = Unterschenkelgeschwür)
Urtika	Quaddel
Vena (V.)	Vene (Plural: Vv. = Venen)
Vesicula	Bläschen
Zyanose	livide (= blau-rötliche) Verfärbung der Haut und Schleimhaut

Abkürzungsverzeichnis

A(a).	Arteria(e)		**KHK**	koronare Herzkrankheit
ACTH	adrenokortikotropes Hormon		**LE**	Lupus erythematodes
ANA	antinukleäre Antikörper		**LWS**	Lendenwirbelsäule
ASS	Azetylsalizylsäure		**MHC**	„major histocompatibility complex"
ATP	Adenosintriphosphat		**M(m).**	Musculus (Musculi)
BSG	Blutkörperchensenkungsgeschwindigkeit		**MM**	malignes Melanom
CRP	C-reaktives Protein		**MSH**	melanozytenstimulierendes Hormon
DHEA	Dehydroepiandrosteron		**N(n).**	Nervus (Nervi)
DNA	desoxyribonucleinacid, Desoxyribonukleinsäure		**OP**	Operation
EBV	Epstein-Barr-Virus		**PUVA**	Psoralen + UV-A-Behandlung
EKG	Elektrokardiographie		**R(r).**	Ramus (Rami) (Ast, Zweig, z.B. Gefäßast einer Arterie)
FSME	Frühsommer-Meningoenzephalitis		**RR**	Blutdruck nach Riva-Rocci
HIV	human immunodeficiency virus, humanes Immun- defizienzvirus		**SLE**	systemischer Lupus erythematodes
			STIKO	Ständige Impfkommission
HLA	humanes Leukozytenantigen		**Tbc**	Tuberkulose
HMV	Herzminutenvolumen		**TNF**	Tumornekrosefaktor
HPV	humanes Papilloma-Virus		**UV**	ultraviolett
HSV	Herpes-simplex-Virus		**V(v).**	Vena(e)
IFSG	Infektionsschutzgesetz		**VZV**	Varizellen-Zoster-Virus
Ig	Immunglobulin		**WHO**	World Health Organization, Weltgesundheitsorganisation
IL	Interleukin		**ZNS**	Zentralnervensystem

Inhaltsverzeichnis

1 Anatomie

Einführung

Die Haut (Derma) umkleidet die gesamte Oberfläche des Körpers und ist dabei prinzipiell in allen Körperregionen identisch aufgebaut – lediglich ihre Dicke sowie die Art und Anzahl der sog. Anhangsgebilde schwanken. Ihre Gesamtfläche liegt beim Erwachsenen bei 1,7 m^2, das Gewicht bei etwa 5–8 kg. Damit gilt die Haut als größtes und schwerstes Organ des menschlichen Körpers.

1.1 Aufbau der Haut

Die Haut besteht aus den drei Schichten Oberhaut (**Epidermis**), Lederhaut (**Corium** bzw. Dermis) und Unterhaut (**Subkutis** bzw. Hypodermis), wobei die beiden äußersten Schichten Epidermis und Corium auch zur Kutis zusammengefasst werden (➤ Abb. 1.1). In diesem Sinne kann man die Haut also auch in Kutis (die eigentliche Haut) und Subkutis (die Schicht unterhalb der Haut = Fettgewebe) unterteilen.

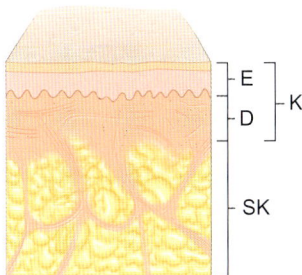

Abb. 1.1 Aufbau der Haut. E = Epidermis, D = Dermis, K = Kutis, SK = Subkutis. [12]

1.1.1 Epidermis

Schichten der Epidermis

Die Epidermis (Oberhaut) besteht aus einem mehrschichtigen, verhornenden **Plattenepithel**. Ihr Durchmesser schwankt zwischen 0,04 mm (40 µm) an den Augenlidern und 1,5 mm an Handflächen und Fußsohlen. Unabhängig von der Dicke lässt sie sich in 4–5 abgrenzbare Schichten (Stratum) unterteilen (➤ Abb. 1.2, ➤ Tab. 1.1). Die Epidermis enthält **keine Blutgefäße**, sondern wird aus den Gefäßen des Corium durch **Diffusion** ernährt.

Stratum basale (Basalzellschicht)

Auf der Basalmembran zwischen Epidermis und Corium sitzt als innerste Schicht das Stratum basale. Es besteht aus einer **einreihigen Schicht zylindrischer Zellen,** von denen die **Neubildung der Epidermis** ausgeht: Die Zellen teilen sich in zwei Tochterzellen, von denen die eine in der Basalzellschicht verbleibt und die andere in die folgende Schicht, das Stratum spinosum, abgegeben wird. Von dort aus wird diese zweite Tochterzelle unter ständig fortschreitender Degeneration immer weiter in Richtung Hautoberfläche geschoben, bis sie dort schließlich verhornt und als Schuppe abgestoßen wird. Die **Zellwanderung** von der ersten Zellteilung im Stratum basale

Tab. 1.1 Schichten der Epidermis.

Schicht	Kennzeichen
Stratum basale (Basalzellschicht)	• einreihige Schicht zylindrischer Zellen • Neubildung der Epidermis • enthält auch Melanozyten und Merkel-Zellen
Stratum spinosum (Stachelzellschicht)	• 3–8 Zellreihen, nach außen hin abflachend • Interzellularbrücken (Desmosomen) • enthält auch Langerhans-Zellen
Stratum granulosum (Körnerzellschicht)	• 2–4 Lagen flacher Zellen • Granula („Körner") aus Keratohyalin • Zellorganellen und Zellkerne lösen sich auf • eingelagerte Fette
Stratum lucidum (Glanzschicht)	• nur in dickeren Hautschichten • Lichtbrechung durch Keratohyalin
Stratum corneum (Hornschicht)	• stark abgeflachte, kernlose Zellen • keine Zellorganellen • keine Zellkerne

bis zur Abstoßung an der Oberfläche dauert 28 Tage: 14 Tage für die Durchwanderung der Epidermisschichten bis zum Stratum corneum und weitere 14 Tage, bis die entstehenden Hornschuppen in dieser Schicht zur Hautoberfläche gelangen und schließlich abschilfern.

Das Stratum basale wird auch als **Stratum germinativum** (Keimschicht) bezeichnet. Teilweise wird auch das nachfolgende Stratum spinosum noch zur Keimschicht hinzugerechnet, obwohl dort keine erwähnenswerten Zellteilungen mehr stattfinden.

PATHOLOGIE

Dadurch, dass sich jeweils nur wenige Basalzellen gleichzeitig teilen (etwa 0,4 %), erneuert sich die Epidermis langsam und unmerklich.

Erhöht sich aber die Mitoserate aufgrund pathologischer Umstände, entsteht auf der Hautoberfläche eine sichtbare **Schuppung**. Schuppende Hautkrankheiten gehen also immer mit einer erhöhten Zellteilungsrate einher.

Die Basalzellen sind über Zellfortsätze an der Basalmembran und im darunter befindlichen Corium befestigt. Eine Störung dieser Verankerung mit Eindringen von Blut oder Plasma zwischen Epidermis und Corium bzw. auch in tiefere Schichten des Coriums bezeichnet man als **subepidermale Blase**.

Stratum spinosum (Stachelzellschicht)

Das sich an die Basalzellschicht anschließende Stratum spinosum setzt sich aus **3–8 Zellreihen** zusammen, die von innen nach außen immer mehr abflachen. Sie sind durch Interzellularbrücken (**Desmosomen**) miteinander verbunden, die dieser Schicht ihr „stacheliges" Aussehen geben. Fädige Strukturen in den Stachelzellen festigen in Verbindung mit den Desmosomen den Zusammenhalt der Haut.

PATHOLOGIE

Die pathologische Verbreiterung des Stratum spinosum bezeichnet man als **Akanthose**, die Auflösung der Desmosomen zwischen den Stachelzellen als **Akantholyse**. Es entstehen flüssigkeitsgefüllte Hohlräume, also **intraepidermale Blasen**. Besonders typisch sind diese Blasen bzw. Bläschen (< 0,5 cm) für Erkrankungen durch Herpesviren.

Stratum granulosum (Körnerzellschicht)

Die dritte Schicht, das Stratum granulosum, besteht aus **2–4 Lagen flacher Zellen** und enthält ihrem Namen entspre-

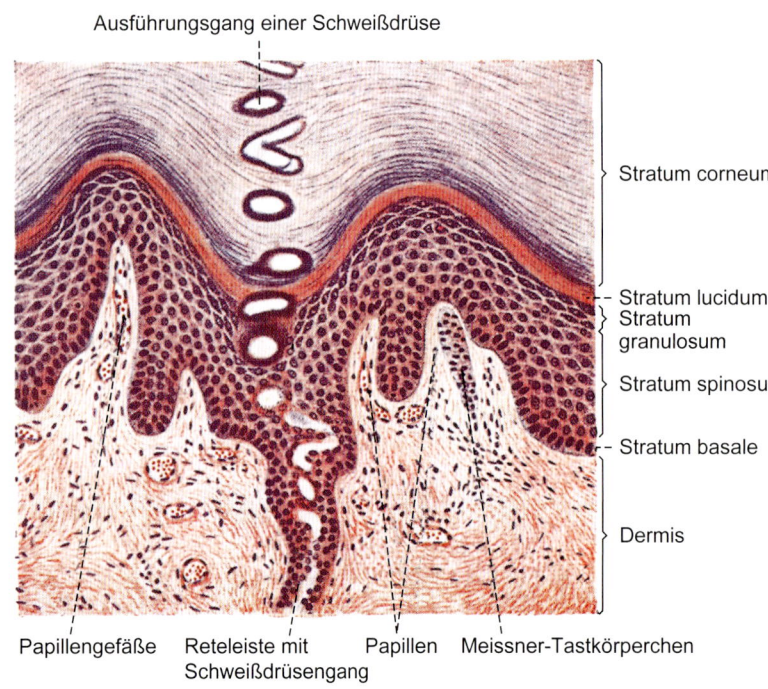

Ausführungsgang einer Schweißdrüse

Stratum corneum

Stratum lucidum
Stratum granulosum

Stratum spinosum

Stratum basale

Dermis

Papillengefäße   Reteleiste mit   Papillen   Meissner-Tastkörperchen
Schweißdrüsengang

Abb. 1.2 Schichten der Epidermis. Die Epidermis besteht aus den Schichten Stratum basale (über der Basalmembran), Stratum spinosum, Stratum granulosum, Stratum lucidum (nur in dickeren Hautschichten) und Stratum corneum (an der Hautoberfläche). [14]

chend reichlich **Granula** („Körner") **aus Keratohyalin**, einer Vorstufe des Keratins. Die Zellorganellen sind reduziert, die Zellkerne beginnen sich aufzulösen. Die Zellen selbst sind damit bereits degeneriert. Im Raum zwischen aneinandergrenzenden Zellen sind **Fette eingelagert**, teilweise bis in die oberflächliche Hornschicht hinein. Die Epidermis stellt dadurch eine dichte Barriere für Wasser und hydrophile Stoffe dar.

Stratum lucidum (Glanzschicht)

In dem sehr dünnen Stratum lucidum sind die Zellkerne bereits weitgehend verschwunden. Diese Schicht ist **nur in dickeren Hautschichten**, z.B. an Handflächen und Fußsohlen, abzugrenzen. Das Keratohyalin ist noch weiter in Richtung Keratin umgewandelt und besitzt lichtbrechende Eigenschaften – es glänzt.

Stratum corneum (Hornschicht)

Die oberflächlichste Schicht, das Stratum corneum, besteht aus sehr stark **abgeflachten, kernlosen Zellen**, deren oberste Lagen zu geschichteten Hornlamellen umgewandelt sind. Sie enthalten **keinerlei Zellorganellen** mehr, sondern bestehen nur noch aus **Keratin** (Horn), einem sehr widerstandsfähigen, schwefelreichen (= Aminosäure Cystein) Protein. Die Hornschicht ist an verschiedenen Körperstellen – auch abhängig von äußeren Einflüssen – unterschiedlich dick.

> **HINWEIS PRÜFUNG**
>
> Im Allgemeinen ist die Hornschicht zwischen 10 und 300 μm dick (1 μm = 1 Mikrometer = 0,001 mm). Besonders **dünn** ist sie an Glans penis und Klitoris sowie an den Augenlidern, besonders **dick** an Hohlhand, Fußsohlen und weiteren, stark beanspruchten Hautpartien.

Weitere Zellen der Epidermis

Eingestreut zwischen die zylindrischen Zellen des Stratum basale befinden sich weitere Zellen mit vollkommen anderen Aufgaben: Melanozyten und Merkel-Zellen (Merkel-Tastscheiben). Außerdem liegen auch Langerhans-Zellen in der Epidermis, v.a. im Stratum spinosum.

Melanozyten

Melanozyten sind rundliche Zellen, die einzeln zwischen den Basalzellen liegen und zahlreiche Zytoplasmafortsätze (ähnlich den Dendriten der Nervenzellen; ➤ Fach Neurologie) zwischen die Basalzellen und Stachelzellen schieben (➤ Abb. 1.3). In den Melanozyten befindet sich das Pigment **Melanin**, das von dort aus an die Nachbarzellen, teilweise auch zwischen dieselben abgegeben wird.

Melanin **schützt** die Haut **vor den UV-Strahlen** der Sonne und verleiht ihr gleichzeitig, je nach der gebildeten Menge, eine

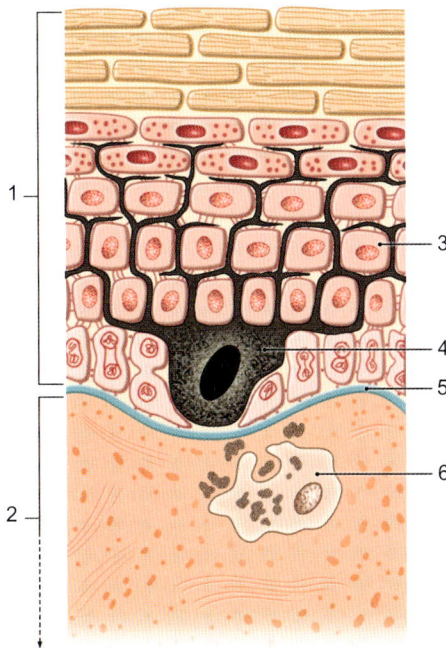

Abb. 1.3 Melanozyt im Stratum basale. 1 = Epidermis, 2 = Dermis, 3 = Zelle im Stratum spinosum, 4 = Melanozyt, 5 = Basalmembran, 6 = Melanophage. [12]

hell- bis dunkelbraune **Tönung**. Melanozyten stellen etwa 5–10% der Zellen in der Basalzellschicht.

Merkel-Zellen

Bei den Merkel-Zellen handelt es sich um kleine, flache Zellen im Stratum basale, die auf **Druck** reagieren (➤ 1.3) und diesen Druck an freie Nervenenden weitergeben, die im Corium liegen und direkt an der Unterseite der Merkel-Zellen enden (➤ Abb. 1.4). Teilweise liegen sie in Zellgruppen beieinander und werden dann **Merkel-Tastscheiben** genannt. Merkel-Zellen sind deutlich seltener als Melanozyten.

Langerhans-Zellen

Langerhans-Zellen gehören zu den (stationären) **Makrophagen** (Fresszellen) des Immunsystems. Sie finden sich v.a. im Stratum spinosum und schützen die Haut vor eingedrungenen Erregern. Auch sie schieben ähnlich den Melanozyten Zellfortsätze zwischen die benachbarten Zellen.

1.1.2 Corium

Das Corium (Lederhaut, Dermis) besteht aus den beiden Schichten Stratum papillare und Stratum reticulare. Es ist mit 0,5–2 mm etwa so dick wie die Epidermis, wenn man einmal von der besonders feinen Epidermis beispielsweise der Augenlider absieht. Teilweise kann man die genaue Dicke des Co-

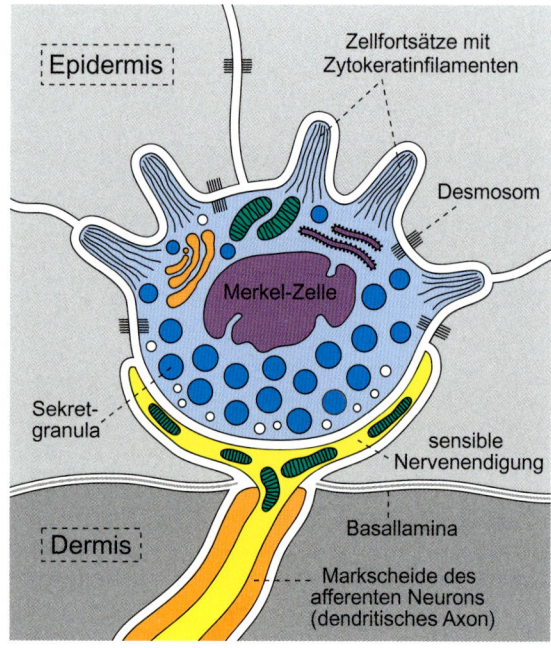

Abb. 1.4 Merkel-Zellen liegen im Stratum basale und können Druck, der von außen auf die Haut einwirkt, in eine Nervenerregung umwandeln. [14]

riums aber nur schätzen, weil das Stratum reticulare fließend in die Subkutis übergeht. Besonders dick (bis zu 3 mm) und widerstandsfähig ist das Corium des Rückens, weshalb es beim Tier bevorzugt zur Gewinnung des Leders verwendet wird. Das Corium enthält zahlreiche Blut- und Lymphgefäße, Nerven, Haarfollikelrezeptoren und Tastkörperchen sowie einen Teil der Hautanhangsgebilde – insbesondere Haarwurzeln, Talgdrüsen und ekkrine (= merokrine) Schweißdrüsen (> 1.2).

Stratum papillare (Papillenschicht)

Das Stratum papillare liegt unter der Epidermis und ist mit dieser **wellenförmig** „verzahnt". Diese Wellen bilden bis an die Oberfläche der Haut sichtbare Erhebungen und Einziehungen, sodass sie hier ein **Muster von Rillen und Feldern** bilden, das u.a. an den Fingerbeeren bei jedem Menschen immer etwas anders aussieht (Fingerabdrücke). Den Zusammenhalt zwischen Epidermis und Corium gewährleisten fädige Strukturen, die in der Basalmembran verankert sind.

Das Stratum papillare besteht aus **Bindegewebe** mit lockerer Einlagerung von Kollagenfaserbündeln, die durch ihre rhomboide Anordnung eine Art Scherengitter bilden. Dadurch wird die **Dehnbarkeit** der Haut gewährleistet. Zusätzliche elastische Fasern sorgen für das glatte Anliegen der Haut und ihre **Elastizität** nach Dehnung.

PATHOLOGIE
In einer Narbe sind die Kollagenfasern vermehrt und parallel gepackt, sodass hier keine wesentliche Dehnbarkeit mehr gegeben ist.

Stratum reticulare (Netzschicht)

Von ähnlichem Aufbau, durch vermehrte Einlagerung von Kollagen aber derber und widerstandsfähiger, zeigt sich das tiefer liegende Stratum reticulare (> Abb. 1.5). Es bildet den **Hauptanteil der Dermis**, während sich das Stratum papillare auf den Bereich der Papillen beschränkt.

1.1.3 Subkutis

Die Subkutis (Unterhaut, Hypodermis; sub = hypo = unterhalb) ist die tiefste Hautschicht und üblicherweise nicht mehr nur wenige Millimeter dick, wie dies bei den beiden Schichten der Kutis der Fall ist, sondern – v.a. bei adipösen Menschen am Bauch – bis zu mehreren Zentimetern. Sie besteht überwiegend aus **Fettläppchen** – also Zellgruppen, septiert und abgegrenzt durch schmale Bindegewebsschichten (> Abb. 1.6). Das Fett dient beispielsweise in den Fußsohlen als polsterförmige Schutzschicht, wirkt thermisch isolierend und steht als Depotfett „für schlechte Zeiten" zur Verfügung (> Fach Stoffwechsel) – v.a. an Bauchdecke, Gesäß, Oberschenkeln und Mammae.

In der Subkutis befinden sich:
- Wurzeln der Terminalhaare (> 1.2.1)
- Duftdrüsen (= apokrine Schweißdrüsen, > 1.2.3)
- Vater-Pacini-Lamellenkörperchen (> 1.3)
- oberflächliche Arterien und Venenstämme und
- größere Lymphgefäße

PATHOLOGIE
Pathologische Erweiterungen der Venenstämme zeigen sich v.a. am Bein als „Krampfadern", die durch die wenigen Millimeter von Corium und Epidermis hindurchscheinen.

1.2 Hautanhangsgebilde

Zu den Hautanhangsgebilden zählen alle Strukturen, die entweder selbst an der Oberfläche der Haut sichtbar werden oder aber Sekrete nach dorthin absondern, also Haare (> 1.2.1), Nägel (> 1.2.4), Talg- (> 1.2.2), Schweiß- und Duftdrüsen (> 1.2.3).

MERKE
Hautanhangsgebilde:
- Haare
- Nägel
- Talgdrüsen
- ekkrine Schweißdrüsen
- apokrine Schweißdrüsen (Duftdrüsen)

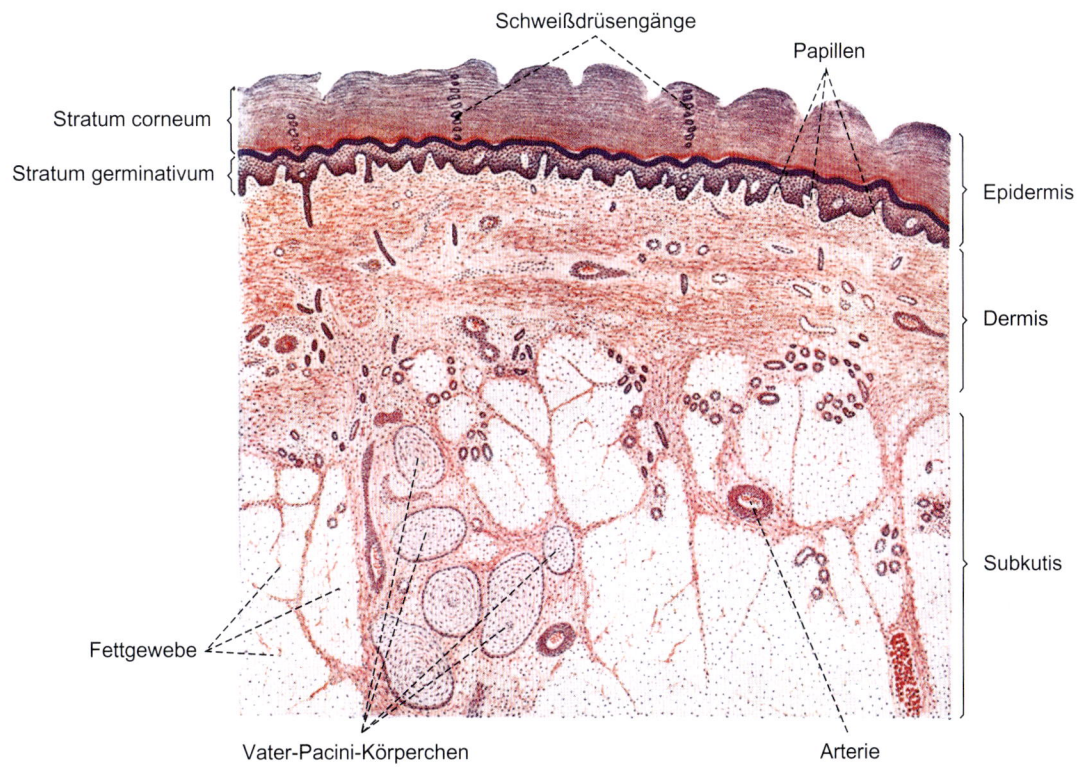

Abb. 1.5 Hautschichten in der Hohlhand. Das bindegewebige Corium ist durch seine Papillen (Stratum papillare) mit der Epidermis verzahnt. Das tiefer gelegene, sehr derbfaserige Stratum reticulare der Dermis enthält an seiner Grenze zur Subkutis die Hauptmasse der Drüsen und Blutgefäße. [14]

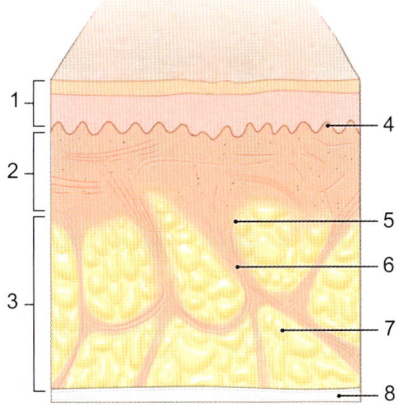

Abb. 1.6 Subkutis mit septierten Fettläppchen. 1 = Epidermis, 2 = Dermis, 3 = Subkutis, 4 = Coriumpapillen, 5 = Subkutispapillen, 6 = Bindegewebssepten, 7 = Fettläppchen mit Fettzellen, 8 = Faszie. [12]

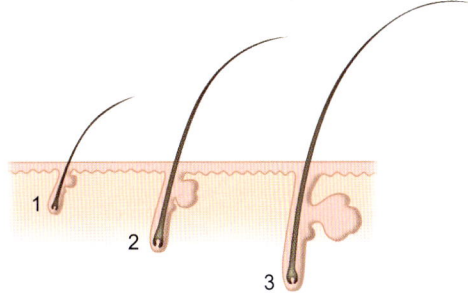

Abb. 1.7 Haartypen. 1 = Lanugohaar, 2 = Vellushaar, 3 = Terminalhaar. [12]

im Rahmen der Pubertät entstehen (➤ Abb. 1.7). Lediglich Handflächen und Fußsohlen sowie die Haut der Leiste sind vollständig frei von Haaren. Insgesamt befinden sich auf der Körperoberfläche eines Erwachsenen etwa 400.000 Haare, wovon rund 100.000 auf den Kopf entfallen.

1.2.1 Haare

Bei den Haaren unterscheidet man die **Lanugohaare** des Neugeborenen (bis etwa zum 6. Lebensmonat), die feinen, flaumartigen **Körperhaare** der Kinder und Erwachsenen (= **Vellushaare**) sowie die dickeren und stärker pigmentierten **Terminalhaare** an Kopf (einschließlich Naseneingang und Gehörgang), Achselhöhlen, Brust und Genitalien, die überwiegend

Bildung und Aufbau des Haares

Das Epithel, aus dem die Haare entstehen, kann man sich als umschriebene Einstülpung der Epidermis ins darunterliegende Corium bzw. – bei den Terminalhaaren – bis in die Subkutis hinein vorstellen. Diese bis zur Subkutis reichende „Epidermiseinstülpung" wird als **Haarfollikel** bezeichnet (➤ Abb. 1.8). So, wie die Epidermis durch Teilung ihrer Basalzellen und zu-

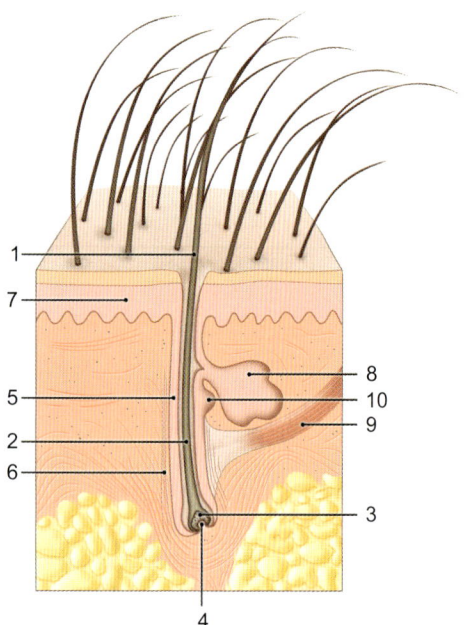

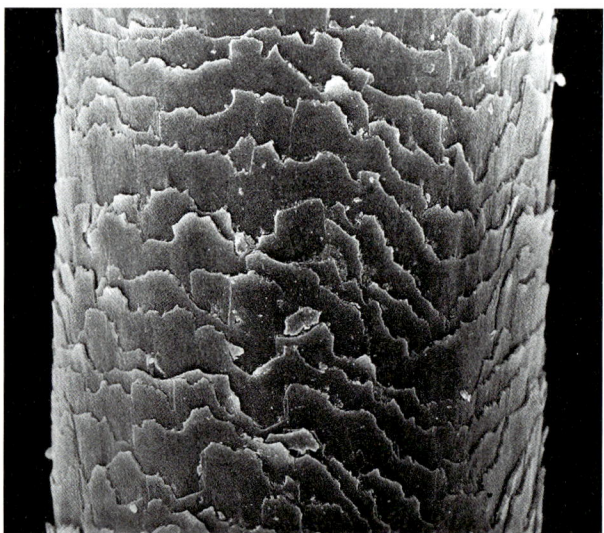

Abb. 1.9 Cuticula am Terminalhaar. Die Ränder der verhornten Zellen sind zum Teil etwas angegriffen. [14]

Abb. 1.8 Haar und Haarfollikel. 1 = Haarschaft, 2 = Haarwurzel, 3 = Haarbulbus, 4 = Haarpapille, 5 = epitheliale Wurzelscheide, 6 = bindegewebige Wurzelscheide (Haarbalg), 7 = Epidermis, 8 = Talgdrüse, 9 = M. arrector pili, 10 = Wulst mit Stammzellnische. [12]

nehmende Verhornung der Tochterzellen auf ihrem Weg an die Oberfläche die Hornschicht bildet, so entsteht aus dem Follikelepithel das Haar. Die Schuppen der Hornschicht und die Haare sind also von sehr ähnlicher Zusammensetzung (Keratin) und völlig frei von Zellen oder Zellorganellen.

Der schräg durch die 3 Hautschichten verlaufende, nicht sichtbare Teil des Haares wird **Haarwurzel** genannt. Dieser Teil verdickt sich an seinem subkutanen bzw. dermalen Ende (Vellushaare) zur **Haarzwiebel** (Haarbulbus). In die Haarzwiebel stülpt sich zapfenförmig ein gut durchblutetes Bindegewebe **(Haarpapille)**, von dem aus die wesentliche Versorgung mit Nährstoffen erfolgt. Auch das eigentliche Haarwachstum findet aus der Haarzwiebel heraus statt. Die Haarwurzel wird allseits von einer Scheide (Haarfollikel) aus Epithel (Wurzelscheide) und Bindegewebe (Haarbalg) umgeben.

Das, was auf nahezu der gesamten Körperoberfläche als Haare zu erkennen ist, ist der Keratinfaden, der auch als **Haarschaft** bezeichnet wird. Sein Durchmesser liegt bei 10–100 μm (0,01–0,1 mm). Außen ist er von der **Cuticula** bedeckt, einer dünnen Schicht aus flachen, verhornten Zellen, die sich wie Dachziegel überdecken (➤ Abb. 1.9). Unter der Cuticula liegt die dickere Rinde aus verhornten Zellen und ganz innen das dünne Mark.

Haarfarbe

Wie im Stratum basale der Epidermis (➤ 1.1.1) enthält auch das Epithel der **Haarfollikel Melanozyten** – insbesondere um die Haarzwiebel herum. Art und Menge des gebildeten **Mela-**

nins, und damit die Farbe von Haaren und Haut, sind genetisch festgelegt. Mit zunehmendem Alter versiegt die Melaninproduktion allmählich, sodass die Haare ergrauen. Wird gar kein Melanin mehr gebildet, sind die Haare weiß. Beteiligt sind hieran evtl. auch Einschlüsse kleinster Luftbläschen.

PATHOLOGIE

Ein Ergrauen „über Nacht" ist nicht möglich, wohl aber innerhalb einiger Wochen nach Schicksalsschlägen. Dabei fallen bevorzugt die pigmentierten Haare aus, während die nachwachsenden durch eine Melanozytensuppression kaum noch Melanin enthalten.

Begleitstrukturen

An jedem Haarfollikel ist ein kleiner glatter Muskel befestigt, der **M. arrector pili** (= Aufrichter des Haares). Er ist sympathisch innerviert und reagiert u.a. auf Angst oder Kälte mit einer Kontraktion, wodurch sich die Haare aufrichten („zu Berge stehen"). Teilweise verläuft er auch über die jedem Haar zugeordnete Talgdrüse, sodass bei seiner Kontraktion die Drüse komprimiert wird und einen Teil ihres Talgs in den Haarfollikel abgibt.

Neben den Talgdrüsen (➤ 1.2.2) münden an den Haaren des Kopfes, der Axilla, der Mamillen und der Schambehaarung – also an allen Terminalhaaren – zusätzlich noch die Ausführungsgänge der **apokrinen Schweißdrüsen** (Duftdrüsen) in die dermalen Haarfollikel.

Haarwachstum

Die Kopfhaare wachsen nicht kontinuierlich, sondern zyklisch:
- **Anagenphase** (Wachstumsphase; A in ➤ Abb. 1.10): Diese Phase dauert etwa 6½ Jahre. In dieser Zeit wächst das Haar rund 0,36 mm am Tag, entsprechend 13 cm im Jahr. 80–90% der Haare befinden sich in der Wachstumsphase.

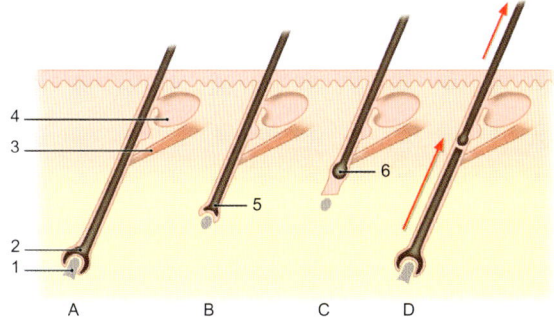

Abb. 1.10 Haarzyklus; **A** = Anagenphase (1 = Haarpapille, 2 = Haarbulbus, 3 = Haarbalgmuskel, 4 = Talgdrüse). **B** = Katagenphase mit Follikelverkürzung und Wachstumsstopp (5 = Follikelregression). **C** = Telogenphase mit weiterer Rückbildung des unteren Follikelabschnitts (6 = Kolbenhaar). **D** = Neue Anagenphase mit Rekonstitution des Follikels und Herausschieben des alten Kolbenhaars. [12]

- **Katagenphase** (B in ➤ Abb. 1.10): In dieser kurz dauernden Phase bildet sich die Haarzwiebel zurück und löst sich von der Papille ab.
- **Telogenphase** (C in ➤ Abb. 1.10): Diese Ruhephase dauert 3–6 Monate und endet mit dem Ausfall des Haars. In ihr befinden sich 10–20% der Haare.

Die etwa 100.000 Kopfhaare des Menschen können also auch bei der besten Pflege und Ernährung nicht wesentlich länger als 100 cm werden – es sei denn im Fall von Störungen, bei denen die Anagenphase verlängert ist. Rapunzel muss also im Erdgeschoss gewohnt haben oder krank gewesen sein.

Der physiologische **Haarausfall** beträgt ca. 50–100 Haare/Tag. Aus Stammzellen im Bereich der erhaltenen Papille entsteht nach einer Ruhephase ein neues Haar, das den vorhandenen Kanal zur Hautoberfläche für sein Wachstum benutzt (D in ➤ Abb. 1.10).

MERKE

Haarzyklus:
- Wachstumsphase (Anagenphase): ca. 6½ Jahre
- Rückbildungsphase (Katagenphase): wenige Wochen
- Ruhephase (Telogenphase): 3–6 Monate, endet mit dem Ausfall des Haares

1.2.2 Talgdrüsen

Die Talgdrüsen befinden sich im **Corium**. Ihre Ausführungsgänge münden überwiegend in die Haarfollikel, selten auch als frei mündende Drüsen direkt an die Hautoberfläche (Außenseite der Lippen, Wangen, Nase, Glans penis und kleine Schamlippen). An Handflächen und Fußsohlen fehlen sie vollständig (➤ Abb. 1.11). Besonders zahlreich sind Talgdrüsen im Gesicht, in der Kopfhaut und in der Mitte von Brust und Rücken, weshalb die Haut dort oft fettiger erscheint und z.B. auch besonders empfänglich ist für Akne, eine Erkrankung der Talgdrüsen.

Talgdrüsen sind **holokrine Drüsen** (holos = ganz), d.h. ihr fettiges Sekret, der Talg (Sebum), entsteht durch Umwandlung zugrunde gehender Epithelzellen (➤ Fach Histologie). Der

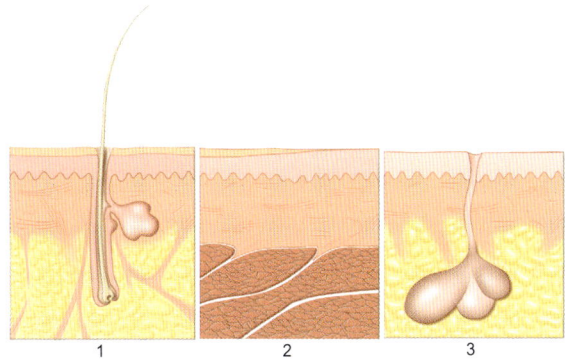

Abb. 1.11 Talgdrüsen. 1 = Terminalhaar mit Talgdrüse, 2 = Handfläche ohne Talgdrüsen, 3 = frei mündende Talgdrüse. [12]

Talg bildet eine **fettende Schutzschicht** auf Haut und Haaren. Wo die Talgdrüsen fehlen, wird die Haut schneller ausgelaugt („Waschfrauenhände").

Aktivität der Talgdrüsen

Anlagebedingt produzieren manche Menschen besonders wenig Talg und haben deshalb eine sehr trockene Haut (**Sebostase** = „die Fettung steht"). Dies gilt besonders für Atopiker wegen der veränderten Zusammensetzung ihres Hautfettes (z.B. Mangel an γ-Linolensäure). Andere leiden unter einer **Seborrhö** (= „das Fett fließt").

Beim Kind sind Talgdrüsen noch recht klein und wachsen dann v.a. in der Pubertät, da sie durch Androgene wie Testosteron zu Wachstum und Mehrsekretion stimuliert werden. Auch durch äußere Einflüsse wird die Aktivität der Talgdrüsen beeinflusst: In der Kälte wird weniger Talg produziert. Die Haut trocknet deshalb im Winter besonders schnell aus, eine Akne wird jedoch im Allgemeinen besser (allerdings auch unter Sonnenbestrahlung im Sommer).

Wer seine Haare durch tägliches Waschen ohne rückfettende Zusätze ihres Schutzfilms beraubt, darf sich über eine gesteigerte Aktivität der Talgdrüsen nicht wundern. Die Haare werden umso schneller nachfetten.

Cerumen

Das Cerumen (Ohrschmalz) des äußeren Gehörgangs ist ein Produkt der Talgdrüsen dieses Bereichs. Daneben enthält es ein etwas modifiziertes Sekret aus apokrinen Schweißdrüsen (Ceruminaldrüsen) und abgeschilferte Zellen bzw. Hornschuppen. Der Sinn des Cerumens besteht in der **Reinigung des Gehörgangs** vom Trommelfell nach außen. Trotz des apokrinen Schweißes besitzt es eine bakterienhemmende Wirkung.

PATHOLOGIE

Zu viel Cerumen im Gehörgang – sei es durch eine Überproduktion oder durch Abflussstörungen bedingt – kann zu Schallleitungsstörungen führen. In diesen Fällen kann der Gehörgang durch Ausspülen mit Wasser oder instrumentell gereinigt werden.

1.2.3 Schweißdrüsen

Man unterscheidet zwei Arten von Schweißdrüsen, die ekkrinen und die apokrinen (➤ Fach Histologie). Während die ekkrinen Schweißdrüsen v.a. der Wärmeregulation dienen, enthalten die apokrinen Drüsen Duftstoffe, die für die Kommunikation bzw. Anlockung zwischen den Geschlechtern Bedeutung haben. Sie werden deshalb auch als Duftdrüsen bezeichnet. Die Duftdrüsen im Bereich der Mamille erfüllen zusätzlich die Funktion, dem Säugling „den Weg zu weisen".

Ekkrine Schweißdrüsen

Die kleinen ekkrinen (merokrinen) Schweißdrüsen finden sich in der **gesamten Körperhaut** (Ausnahme z.B. die Lippen) – besonders reichlich an Stirn, Thorax, Handflächen und Fußsohlen. Sie liegen dabei am Übergang von der Leder- zur Unterhaut, überwiegend noch im Corium und sind unverzweigt (➤ Abb. 1.12, ➤ Tab. 1.2).

Tab. 1.2 Ekkrine und apokrine Schweißdrüsen im Vergleich.

Kriterium	Ekkrine Schweißdrüsen	Apokrine Schweißdrüsen
Verteilung	gesamte Körperoberfläche außer z.B. Lippen	nur in bestimmten Hautregionen, v.a. Kopfhaut, Achselhöhlen, perigenital, perianal, Mamillen, äußerer Gehörgang
Lage in der Haut	Corium an der Grenze zur Subkutis	Subkutis
Größe	kleiner, unverzweigt	größer, verzweigt
Schweiß	sauer (pH 5–6)	alkalisch, mit Duftstoffen angereichert
Schweißabgabe	Sekretion	Abschnürung des oberen Zellanteils

MERKE
Handflächen und Fußsohlen sind gut mit Schweißdrüsen versorgt, enthalten aber weder Haare noch Talgdrüsen.

Ekkrine Schweißdrüsen sezernieren einen schwach **sauren Schweiß (pH 5–6)** durch gewundene Ausführungsgänge an die Körperoberfläche. Die Epidermis passiert der Schweiß überwiegend nicht durch eine Verlängerung des Ausführungsgangs, sondern durch aufgeweitete Interzellularspalten. Der Anfangsteil der Drüsen ist knäuelartig zusammengerollt. Das Drüsenepithel besteht aus ein bis wenigen Epithelzellschichten. Die einzelne Drüsenzelle sezerniert den Schweiß, geht also bei seiner Produktion nicht wie die Talgdrüsenzelle zugrunde. Die Körperhaut enthält insgesamt etwa 2–3 Millionen ekkrine Schweißdrüsen, also auch entsprechend viele Poren an der Oberfläche.

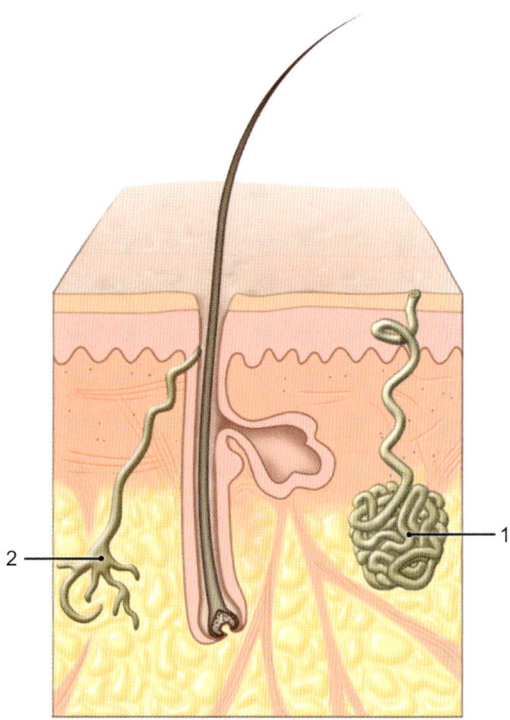

Abb. 1.12 Schweißdrüsen. 1 = ekkrine Schweißdrüse, 2 = apokrine Schweißdrüse. [12]

HINWEIS DES AUTORS
Diese Poren stehen ausschließlich für die Sekretion des Schweißes und nicht für eine irgendwie geartete „Hautatmung" zur Verfügung. Geatmet wird mit der Lunge und nicht mit der Haut.

Apokrine Schweißdrüsen

Die apokrinen Schweißdrüsen (Duftdrüsen) sind deutlich größer als die ekkrinen. Sie befinden sich nur **in ganz bestimmten Hautregionen**, v.a. in der behaarten Kopfhaut, den Achselhöhlen, perigenital, perianal, im Bereich der Mamillen (Brustwarzen) und im äußeren Gehörgang – also mit Ausnahme des Naseneingangs überall da, wo sich Terminalhaare befinden. Dabei liegt ihr Drüsenknäuel in der Subkutis und ist verzweigt (➤ Abb. 1.12, ➤ Tab. 1.2).

HINWEIS PRÜFUNG
Auch die weibliche Brustdrüse ist eine apokrine Drüse und gehört damit definitionsgemäß zu den Hautanhangsgebilden.

Duftdrüsen geben ihren Schweiß ab, indem sie den oberen Zellanteil abschnüren (apokrin = abschnüren). Sie münden oberhalb der Talgdrüsen in die Haarfollikel – im Gegensatz zu den ekkrinen Schweißdrüsen, die ihr Sekret direkt an die Hautoberfläche führen. Der Schweiß ist **alkalisch** und **mit Duftstoffen** angereichert (Duftdrüsen), die in der Tierwelt der Anlockung während der Brunft dienen.

1.2.4 Nägel

Der Nagel bietet den Spitzen von Fingern und Zehen Schutz, gleichzeitig aber auch ein Widerlager für den Tastsinn der Fingerbeeren. Daneben dient er als „Werkzeug".

Aufbau

Der Nagel (> Abb. 1.13) besteht aus der Nagelplatte (Unguis, Onychium). Begleitende Strukturen sind das Nagelbett, dem die Platte aufliegt und von dessen Nagelwurzel (Matrix) sie gebildet wird, sowie die Nagelfalze (Paronychium).

Die **Nagelplatte** besteht aus dem Protein Keratin, das neben Schwefel auch relativ viel Selen, Calcium und Kalium enthält. Sie ist an den Fingern etwa 0,3–0,5 mm dick, an den Zehen dicker.

Falze sind Umschlagsfalten. Als **Nagelfalze** bezeichnet man die Hauttaschen bzw. -falten, in die der Nagel proximal und an beiden Seiten eingelassen ist. Die seitlichen Falze dienen der Führung und Schienung. Der proximale Nagelfalz wird auch **Nageltasche** genannt. Der die proximale Nagelplatte überdachende Anteil der Nageltasche heißt **Cuticula** (Nagelhäutchen).

Das **Nagelbett** besteht aus Epidermis mit nachfolgendem Corium. In seiner Längsrichtung sind die Papillen besonders hervorgehoben und bilden ausgeprägtere Leisten und Rinnen als in der Haut. Diese Längsrinnen sind auch in der Nagelplatte noch zu erkennen. Auch die Epidermis des Nagelbetts ist dicker als üblich und geht auf der gesamten Fläche direkt in die Nagelplatte über: Die Nagelplatte ist nichts anderes als das Stratum corneum des Nagelbetts.

Nagelwachstum

Das proximale Ende des Nagelbettes, die **Nagelmatrix**, reicht noch 3–6 mm unter den proximalen Nagelwall und bewirkt den Hauptanteil der Nagelbildung. Sie ist durch den vermehrten Keratinanteil ihrer verdickten Epidermis auch farblich verändert, was an ihrem distalen Teil, der den Nagelwall etwas

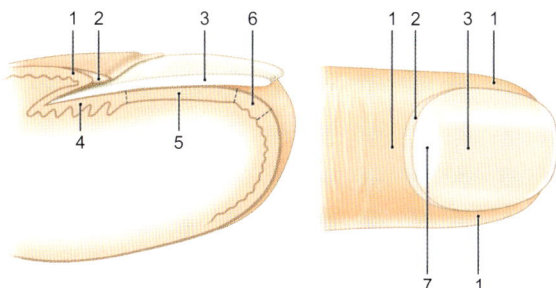

Abb. 1.13 Längsschnitt durch den Nagel. 1 = Nagelwall, 2 = Nagelhäutchen (Cuticula), 3 = Nagelplatte, 4 = Matrix, 5 = Nagelbett, 6 = Hyponychium, 7 = Lunula (sichtbarer Teil der Matrix). [12]

überragt, gut zu sehen ist: Es entsteht die halbmondförmige, weißliche **Lunula** (Halbmond) am hinteren Ende des Nagels. Der gesamte Rest des Nagelbetts trägt nur wenig zum Nagelwachstum bei, verdickt aber die Nagelplatte doch weiter, so wie sie von proximal nach distal auf ihm entlanggeschoben wird.

Das Wachstum beträgt an den **Fingernägeln** 0,12 mm/Tag (= ⅓ des Haarwachstums), an den **Zehennägeln** weniger, weil diese dicker sind. Bei älteren Menschen werden die Fingernägel zunehmend dicker, sodass sie auch langsamer wachsen. Insgesamt dauert es rund 3–4 Monate, bis ein Nagel nach einer Nagelextraktion vollständig von der Basis bis zum freien Rand gewachsen ist. Bei alten Menschen kann es auch ½ Jahr dauern. Die **Durchblutung** der Hände hat Auswirkungen auf das Nagelwachstum – beim Rechtshänder wachsen die Nägel der rechten Hand schneller.

1.3 Hautrezeptoren

In der Haut gibt es Mechano-, Schmerz-, Juckreiz- und Temperaturrezeptoren. Grundsätzlich handelt es sich dabei um die **Endigungen sensibler Nerven**, die entweder frei im Gewebe liegen, von einer Bindegewebskapsel umgeben sind oder Kontakt zu spezialisierten Zellen (Merkel-Zellen) bzw. Geweben (Haarfollikel) haben. Auf stimulierende Reize antworten sie mit in Richtung Wirbelsäule (zum Spinalganglion) weitergeleiteten Aktionspotenzialen.

Mechanorezeptoren

Mechanorezeptoren (> Abb. 1.14) reagieren auf Berührung, Druck, Vibration oder Kitzel:
- **Merkel-Zellen:** Sie liegen im Stratum basale unbehaarter Haut und vermitteln als Druckrezeptoren v.a. die feine

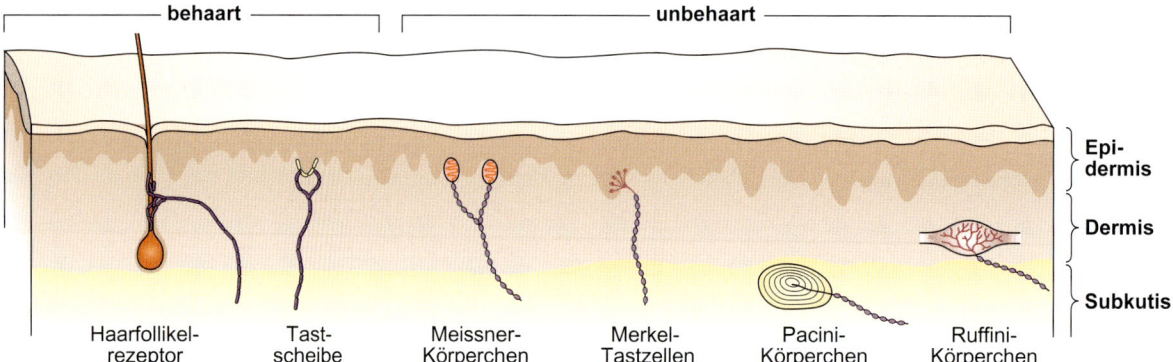

Abb. 1.14 Mechanorezeptoren der behaarten und unbehaarten Haut. [13]

Tastempfindung der Hände (und Füße), also die Oberflächensensibilität. In der behaarten Haut liegen die Zellen in Gruppen zusammen (Tastscheiben).

- **Meissner-Tastkörperchen:** Sie finden sich im Stratum papillare des Coriums und reagieren auf Berührung. Es gibt sie nur in der unbehaarten Haut, also überwiegend an Handflächen und Fußsohlen.
- **Haarfollikelrezeptoren:** Im tieferen Corium befinden sich diese freien Nervenenden. Sie sind um die Haarfollikel geschlungen und reagieren auf leichte Bewegungen mit der Empfindung des Kitzels, während sie stärkere Reize als Berührung melden. Sie kommen naturgemäß in der unbehaarten Haut nicht vor.
- **Vater-Pacini-Körperchen:** Für Tiefensensibilität und Vibrationsempfinden zuständig sind die großen Vater-Pacini-Lamellenkörperchen der Subkutis (➤ Abb. 1.15). Sie finden sich daneben auch in Muskeln, Sehnen, Gelenkkapseln und Periost der Knochen.

- **Ruffini-Körperchen:** Sie liegen im Stratum reticulare des Coriums, teilweise auch in der Subkutis, und reagieren auf Druck. Möglicherweise sind sie auch an der Wärmeempfindung beteiligt. In Gelenkkapseln finden sich als etwas abweichende Strukturen Ruffini-Rezeptoren, die dort die Stellung der Gelenke registrieren und damit für die zerebrale Abbildung von Lage und Bewegung der Extremitäten von Bedeutung sind.
- **Krause-Endkolben:** Diese ovalen Körperchen befinden sich überwiegend in den Schleimhäuten von Mundhöhle, Genitale und Mastdarm. Sie werden der Druckempfindung zugeordnet, während man sie in früheren Jahren zusätzlich als Kälterezeptoren angesehen hatte.

Thermorezeptoren

Thermorezeptoren übertragen die Empfindungen von entweder Wärme oder Kälte. Es handelt sich um **freie Nervenenden,** die als Rezeptoren für die Warmempfindung im oberen Corium und als Rezeptoren für die Kaltempfindung in der Epidermis liegen. Mit Ausnahme der Areale um die Gesichtsöffnungen gibt es mehr Kalt- als Warmrezeptoren.

Schmerzrezeptoren

Schmerzrezeptoren sind **freie Nervenenden** in allen Hautschichten.

PATHOLOGIE

Überwiegend die Schmerzrezeptoren der Epidermis werden von den Viren der Gürtelrose (Herpes zoster) als Schiene benutzt, um von den sensiblen Spinalganglien aus in ein (Haut-)Dermatom zu gelangen.

Juckreizrezeptoren

Bis vor wenigen Jahren nahm man an, dass Juckreiz (Pruritus) ebenfalls über die Schmerzrezeptoren übertragen wird. Inzwischen hat man **freie Nervenenden** identifiziert, die in der Epidermis sowie im oberen Corium liegen und spezifisch für die Übertragung des Juckreizes zuständig sind. Die genauen Zu-

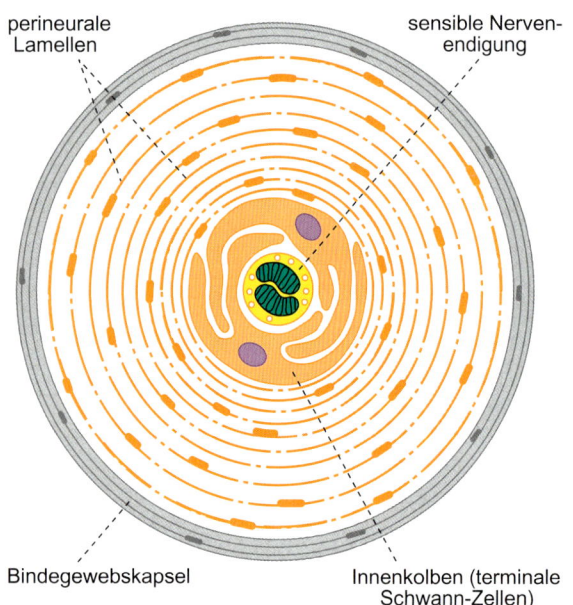

Abb. 1.15 Vater-Pacini-Körperchen (Schema). [14]

sammenhänge sind immer noch nicht bekannt, doch scheinen überwiegend eine **Freisetzung von Histamin** aus den Mastzellen des Coriums und die **Austrocknung der Epidermis** für die Auslösung eines Pruritus verantwortlich zu sein. Histamin führt an den Juckreizrezeptoren zu Pruritus, während es an den Schmerzrezeptoren tiefer liegender Gewebe (Subkutis) Schmerzen verursacht. Die vielfältigen Ursachen des Juckreizes werden im ➤ Fach Leitsymptome erörtert.

1.4 Blutgefäße

Arterien

Die größeren Arterien verlaufen in der **Subkutis**. Von dort aus verzweigen sich kleinere Arterien senkrecht in Richtung Körperoberfläche, um dann im **tiefen Corium** ein parallel zur Körperoberfläche liegendes Gefäßnetz zu bilden. Von dort steigen wieder einzelne Arterien senkrecht auf und bilden im **oberen Corium** ein zweites Gefäßnetz, das wiederum parallel zur Hautoberfläche verläuft (➤ Abb. 1.16). Erst aus diesem oberen Gefäßplexus verzweigen sich schließlich die Arteriolen und Kapillaren zu den einzelnen Papillen und gehen dort in die Venolen über. Die **Epidermis** ist nicht durchblutet, sondern wird aus den papillären Kapillaren durch Diffusion ernährt.

Venen

Die Venen (➤ Abb. 1.17) verlaufen im Wesentlichen bei ihren Arterien und sind zumeist deutlich dicker als dieselben, sodass sie für das Auge besser erkennbar werden.

Änderungen der Durchblutung

In beiden Gefäßnetzen der Dermis finden sich **arteriovenöse Anastomosen**, die sympathisch innerviert sind und sich an der Thermoregulation der Haut beteiligen. Die Arteriolen können dort durch Kältereize oder Sympathikusaktivierung vollständig verschlossen werden, wodurch das Blut noch vor dem nachfolgenden Kapillarbett direkt auf die venöse Seite des Kreislaufs umgeleitet wird. Die entstehende Ischämie eröffnet die betroffenen Arteriolen allerdings jeweils für eine ausreichend lange Zeit, bevor Gewebeschäden entstehen können.

Kaliberschwankungen der beiden Gefäßnetze im oberen und tiefen Corium beeinflussen die Hautfarbe. Bei ihrer **Erweiterung** erscheint die Haut rot; es kommt zum **Erythem**. Der sympathische **Verschluss** der Arteriolen macht die Haut **blass und kalt**. Gleichzeitig wird sie durch sympathische Stimulation der Schweißdrüsen **feucht**. Eine übermäßige Aktivierung des Sympathikus kann u.a. an der „kaltschweißigen Haut" erkannt werden.

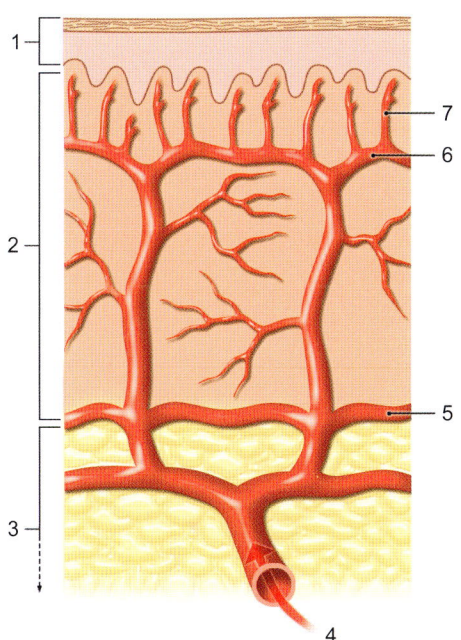

Abb. 1.16 Arterielle Versorgung. 1 = Epidermis, 2 = Corium, 3 = Subkutis, 4 = Arterie, 5 = tiefer Gefäßplexus, 6 = oberflächlicher Gefäßplexus, 7 = Arteriolen und Kapillaren des Stratum papillare. [12]

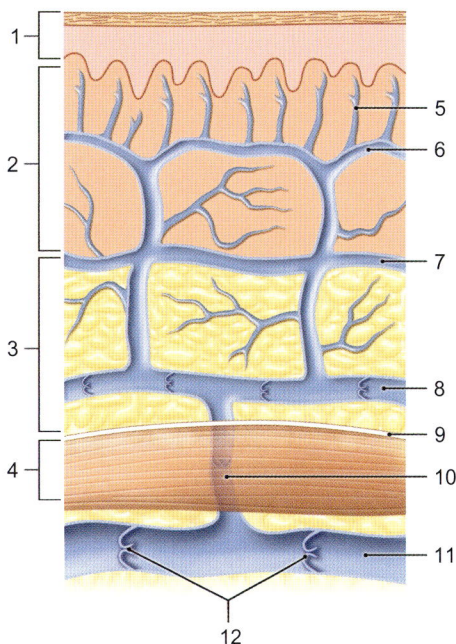

Abb. 1.17 Venöser Abfluss. 1 = Epidermis, 2 = Corium, 3 = Subkutis, 4 = Muskulatur, 5 = Kapillaren, 6 = oberflächlicher Plexus, 7 = tiefer Plexus, 8 = epifasziale Stammvene, 9 = Faszie, 10 = Perforansvenen, 11 = tiefe subfasziale Vene, 12 = Venenklappen. [12]

Epidermis
- **Schichten:** Stratum basale, Stratum spinosum, Stratum granulosum, (Stratum lucidum), Stratum corneum
- **Mechanorezeptoren:** Merkel-Zellen und Tastscheiben
- **sensible Rezeptoren:** freie Nervenenden für Schmerz, Kaltempfindung und Juckreiz
- **Gefäße:** Ernährung aus dem Stratum papillare durch Diffusion
- **Hautanhangsgebilde:** Nägel, Haarschäfte, Poren der ekkrinen Schweißdrüsen
- **Funktion:** Barriere gegenüber Mikroorganismen, chemisch-physikalischen Noxen und gegenüber einem Flüssigkeitsaustausch mit der Umgebung (einschließlich Wasserverlust). In den basalen Anteilen wird bei Sonneneinstrahlung Vitamin D gebildet (➤ Fach Stoffwechsel).

Corium (Lederhaut)
- **Schichten:** Stratum papillare (zugelastisch), Stratum reticulare (sehr fest); bei der Frau etwas dünner als beim Mann
- **Mechanorezeptoren:** Meissner-Tastkörperchen (unbehaarte Haut) oder Haarfollikelrezeptoren (behaarte Haut) für Berührung und Kitzel, Ruffini-Körperchen (Druck), Krause-Endkolben an den Schleimhäuten (Druck)
- **sensible Rezeptoren:** freie Nervenenden für Schmerz, Warmempfindung und Juckreiz (Stratum papillare)
- **Gefäße:** tiefer und oberflächlicher Gefäßplexus, Lymphgefäße
- **Hautanhangsgebilde:** ekkrine Schweißdrüsen, Talgdrüsen, Haarwurzeln
- **Funktion:** mechanische Stabilisierung der Körperoberfläche, Sinnesorgan, Thermoregulation (Durchblutung, Schweiß)

Subkutis
- **Schichten:** Fettläppchen ohne weitere Schichtung; bei der Frau größer als beim Mann
- **Mechanorezeptoren:** Vater-Pacini-Körperchen für Vibration und Tiefensensibilität
- **sensible Rezeptoren:** freie Nervenenden für die Schmerzempfindung
- **Gefäße:** große zu- und abführende Gefäße, reichlich ausgebildetes Kapillarnetz, Lymphgefäße
- **Hautanhangsgebilde:** Haarwurzeln (Terminalhaare), apokrine Schweißdrüsen
- **Funktion:** thermische Isolierung, mechanische Polsterung, Nahrungsreserve für Wochen bis Monate (je nach persönlicher Vorsorge)

1.5 Schleimhaut (Mucosa)

Auch die Schleimhäute stehen über die Luft, die Nahrung oder weitere Medien (Flüssigkeiten, genitale Kontakte) in Berührung mit der Außenwelt. Im Gegensatz zur Oberhaut sind sie normalerweise keinem mechanisch-schädigenden Einfluss ausgesetzt. Dafür haben sie zumeist physiologische oder pathologische Stoffe an ihren Oberflächen zu transportieren (Nahrung, mit der Atemluft eingedrungene Fremdkörper, Flüssigkeiten). Sie kleiden also Körperhöhlen aus, die mit der Außenwelt in Kontakt stehen, aber durch mehr oder weniger verschließbare Öffnungen keinen direkten, mechanisch schädigenden Einflüssen unterworfen sind: Atemwege, Nasen-Rachen-Raum, Magen-Darm-Trakt, Mittelohr, Auge und Urogenitalsystem.

Die mechanisch sowie vor Austrocknung schützende Komponente der Epidermis besteht v.a. aus der **Hornschicht**. Diese ist auf den Schleimhäuten **nicht erforderlich** und nicht vorhanden (Ausnahme: vordere ⅔ der Zungenoberseite). Dafür besitzen sie **Drüsen** wie die Schleim- oder Speicheldrüsen und Zellen wie die Becherzellen, die sie durch Abgabe schleimiger Sekrete an ihre Oberfläche gleitfähig und feucht halten (*Schleim*haut). Der **Aufbau der Schleimhaut** ist ansonsten demjenigen der Epidermis recht ähnlich. Unter einem Epithelgewebe befindet sich eine Bindegewebsschicht sowie, anstelle der Subkutis, eine Muskelschicht.

Das **Oberflächenepithel** besteht dort aus mehreren Schichten, wo noch ein eingeschränkter mechanischer Schutz erforderlich ist wie z.B. in der Mundhöhle, in der Vagina oder am Anus. Fällt diese mechanisch beanspruchende Komponente völlig weg wie u.a. im gesamten Magen-Darm-Trakt ab dem Magen, besteht das Oberflächenepithel nur noch aus einer einzigen Zellschicht. Hier nehmen die Zellen darüber hinaus aufgrund spezieller Aufgaben eine andere Form an und werden zylindrisch oder hochprismatisch, während z.B. das einschichtige Epithel des Peritoneums aus flachen Zellen besteht.

Eine Sonderform stellt das **Übergangsepithel** von Nierenbecken, Ureter, Harnblase und Anfangsteil der Urethra dar, weil dort umfangreiche Lumenänderungen dieser Hohlorgane ausgeglichen werden müssen (➤ Fach Histologie, ➤ Fach Urologie).

Die **Bindegewebsschicht** unterhalb des Oberflächenepithels heißt bei der Schleimhaut nicht Corium bzw. Lederhaut, sondern **Lamina propria**; sie ist deutlich weicher und lockerer als das Corium, weil sie keine mechanisch-stabilisierende Funktion besitzt.

Die wärmeisolierende, mechanisch schützende, Unebenheiten ausgleichende Fettschicht der Subkutis ist auf den Schleimhäuten nicht erforderlich und wird durch eine sehr dünne Muskelschicht (**Muscularis mucosae**) ersetzt.

Insgesamt besteht die **Schleimhaut (Mukosa)** also wie die Haut aus **3 Schichten**, deren einzelne Bestandteile sich den veränderten Bedingungen angepasst und andere Benennungen erhalten haben: Auf das ein- oder mehrschichtige, nicht verhornende Oberflächenepithel folgt das Bindegewebe der Lamina propria und abschließend die dünne Muscularis mucosae.

2 Physiologie

Einführung

Die Haut schützt vor der Umwelt einschließlich physikalischer (z.B. UV-Strahlen), chemischer (z.B. Säuren) und mikrobieller (z.B. Bakterien) Noxen. Sie dient der Wärmeregulation des Körpers mittels Durchblutungsänderungen und Flüssigkeitsabgabe (Schweiß) sowie der Aufnahme und Weiterleitung von Sinnesreizen (Tast-, Schmerzgefühl, Juckreiz und Temperaturempfinden). Der Kontaktaufnahme zur Umwelt dienen Duftstoffe, die sie in ihren Drüsen produziert. Durch die Zusammensetzung des Schweißes nimmt sie Einfluss auf den Elektrolythaushalt. Die Epidermis ist eine weitgehend wasserdichte Barriere, die den Organismus vor einem unkontrollierten Austausch von Wasser, wasserlöslichen Molekülen und Ionen mit der Umwelt schützt und damit sein Milieu erhält. Die Synthese des Vitamin D als Vorstufe des D-Hormons macht aus der Haut eine „endokrine Drüse". Schließlich wird in ihrer untersten Schicht (Subkutis) noch der Reservebrennstoff des Organismus in Form der Triglyceride gespeichert.

MERKE

Funktionen der Haut:
- Schutzfunktion (mechanisch, chemisch, physikalisch, immunologisch)
- Wärmeregulation
- Elektrolytregulation
- Sinnesorgan (Kontaktaufnahme zur Umwelt)
- Synthese von Hormonvorstufen
- Fettspeicherung

2.1 Sensibilität

Unter **Sensibilität** wird nicht nur das Fühlen, also der Tastsinn verstanden, sondern als nach außen gerichtete „Sinne" auch der Temperatursinn und das Schmerzempfinden. Auch nach innen ist der Körper sensibel, indem er z.B. die aktuelle Haltung der Gelenke oder Bewegungen der Extremitäten registriert (Propriozeption) oder den Zustand der inneren Organe wahrnimmt, also u.a. den Blutdruck, das Blutvolumen oder die Zusammensetzung der Blutgase misst (Enterozeption). Im Zusammenhang mit der Haut sind insbesondere Tast-, Temperatur- und Schmerzsinn von Bedeutung.

Die Haut des Menschen wird von so vielen Nerven sensibel innerviert, wie es der Anzahl seiner Spinalnerven entspricht. Dabei erfolgt die Innervation **segmental**, d.h., jedes Rückenmarksegment versorgt ein zugehöriges Hautareal, das im Bereich des Stamms in etwa auf derselben Höhe liegt wie die zugehörige Nervenwurzel an ihrem Austritt aus dem Rückenmark. Am Kopf und an den Beinen ist dies naturgemäß nicht möglich. Die Kopfhaut wird über **Hirnnerven** versorgt, die Hautareale der Beine durch Nerven, die aus den Segmenten der LWS und des Sakrums stammen und nach distal in die Beine laufen.

Dermatome überlappen sich (**>** Abb. 2.1), d.h. ein Dermatom wird hauptsächlich durch einen Nerv versorgt, in kleinerem Umfang aber auch aus den direkt benachbarten Rückenmarksegmenten. Dies hat zur Folge, dass bei Ausfall des Hauptnervs das zugehörige Dermatom zwar deutlich weniger empfindlich wird, aber kaum jemals ganz ohne Sensibilität bleibt.

Jede Information aus einem **Dermatom** läuft über den zugehörigen **Spinalnerv** sowie über die benachbarten Nerven zum **Hinterhorn** des Rückenmarks. Dort wird sie teilweise auf motorische oder vegetative Nerven umgeschaltet, wodurch u.a. eine vegetative Reaktion auf einen Reiz ausgelöst werden kann. Teilweise laufen die Nervenfasern ohne Umschaltung direkt im Rückenmark nach kranial zum Hirnstamm, in dem sie weiterverarbeitet werden. Die sensiblen Nerven, welche die Haut der Zehen versorgen, sind die längsten Zellen des menschlichen Körpers.

Die meisten Informationen, die das Gehirn erhält, gelangen nicht ins Bewusstsein. Erst stärkere oder wiederholte oder die Integrität bedrohende Reize werden bewusst wahrgenommen.

2.1.1 Tastsinn

Grundsätzlich kann man beim Tastsinn, also der Mechanorezeption, die **Empfindungsqualitäten** der Berührung, des

Drucks, der Vibration und des Kitzels unterscheiden. Diese Qualitäten werden überwiegend durch unterschiedliche Rezeptoren (**>** 1.3), teilweise aber auch durch unterschiedlich starke Reizung derselben Rezeptoren vermittelt. Die Rezeptoren reagieren auf einen bestimmten Reiz mit der Auslösung von **Aktionspotenzialen**, die in Richtung Rückenmark weitergeleitet werden. Dabei unterscheidet man zwischen **Rezeptoren**, die **rasch adaptieren**, d.h. trotz weiter einwirkendem Reiz relativ schnell aufhören, Aktionspotenziale zu erzeugen, und solchen, die **langsam adaptieren**, d.h. ihre Aktionspotenzialfrequenz nicht oder nur wenig verändern (**>** Abb. 2.2).

Kitzel

Kitzel entsteht bei besonders leichtem Streichen über die Haut; im Extremfall genügt zu seiner Auslösung bereits das Krabbeln eines winzigen Insekts, das mit dem Auge kaum noch wahrgenommen werden kann. Besonders kitzelempfindlich sind die Hand- und Fußflächen, Ohren und Lippen. Empfangen und weitergeleitet wird der Kitzel von freien Nervenenden in der Epidermis, aber auch durch die Haarfollikelrezeptoren der Dermis.

Berührung

Das Gefühl der Berührung entsteht in der unbehaarten Haut bei einer Reizung der Meissner-Körperchen. Sie liegen im Stra-

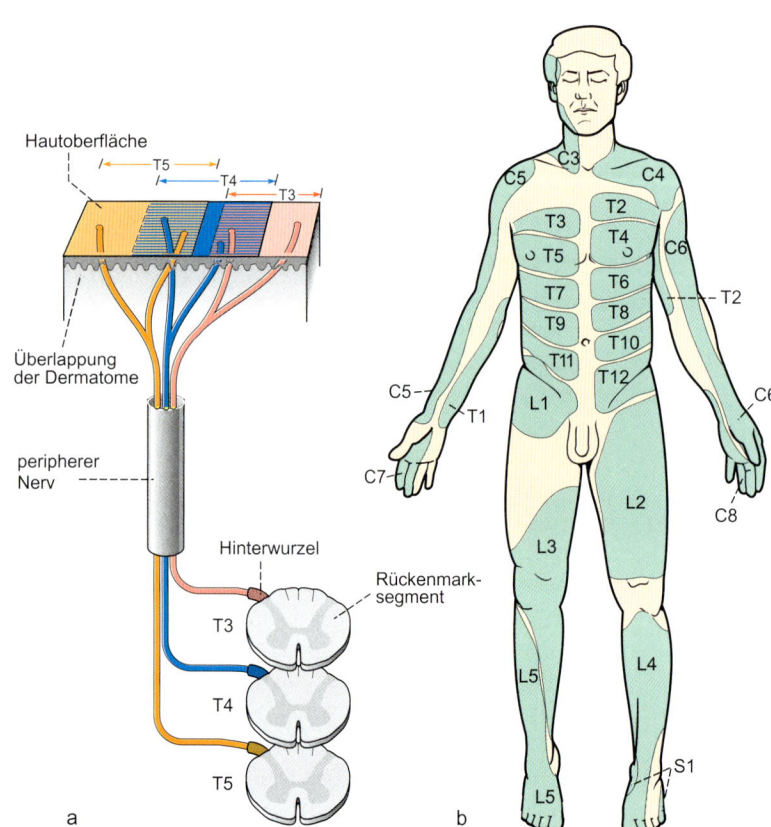

Abb. 2.1 Dermatome und ihre Überlappungen. **a** Thorakaler Hautbereich mit den zugehörigen, auf der Höhe von Th3, Th4 und Th5 in das Hinterhorn des Rückenmarks mündenden somatosensorischen Afferenzen. Die Farbcodierung verdeutlicht die Überlappung der Dermatome. **b** Dermatome des menschlichen Körpers. Zur Verdeutlichung der Überlappung sind die Dermatome seitenalternierend dargestellt. [13]

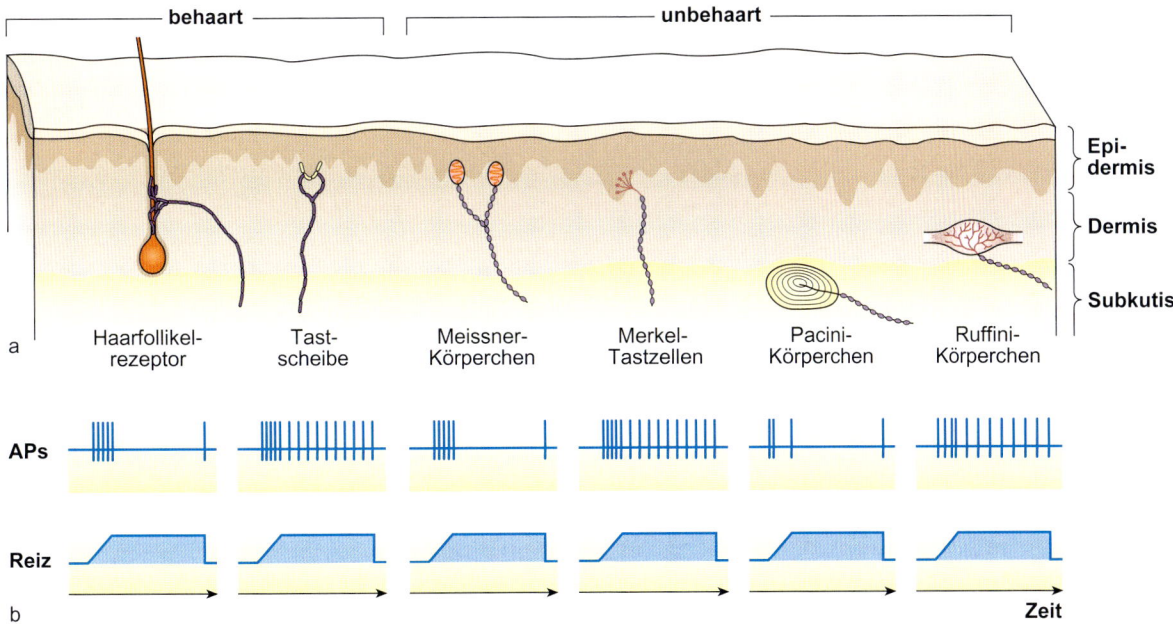

Abb. 2.2 Mechanorezeptoren der behaarten und unbehaarten Haut und ihre Entladungsmuster. **a** Berührungs- und Druckrezeptoren der Haut. **b** Aktionspotenziale (APs) bei konstanter Reizung (jeder senkrechte Strich entspricht einem Aktionspotenzial). [13]

tum papillare direkt unterhalb der Epidermis. An der behaarten Haut wird der Berührungsreiz von den Haarfollikelrezeptoren übertragen, die sich ebenfalls im Corium befinden. Beide Rezeptorarten adaptieren rasch.

Druck

Die Druckempfindung wird von den Merkel-Zellen im Stratum basale der Epidermis sowie von den Ruffini-Körperchen des tiefen Coriums übertragen. Sie adaptieren nur langsam, sodass ein Druckgefühl, das über eine leichte Berührung hinausgeht, längere Zeit wahrgenommen werden kann.

Vibration

Das Gefühl der Vibration oder auch eines stärkeren Drucks wird von den Vater-Pacini-Körperchen der Subkutis ausgelöst. Diese Rezeptoren adaptieren sehr schnell, sodass nur eine sich ständig in ihrer Frequenz oder Stärke verändernde Vibration wahrgenommen wird.

2.1.2 Diskrimination

Für alle Mechanorezeptoren gilt, dass sie nicht gleichmäßig in der Haut verteilt sind. Die **räumliche Diskrimination**, also die Fähigkeit, zwei nebeneinanderliegende Berührungsreize unterscheiden zu können, ist an Lippen, Zungenspitze und Fingerbeeren besonders gut. Dort können Reize als getrennt wahr-

genommen werden, die lediglich einen Millimeter auseinanderliegen. Dagegen müssen an Rücken und proximalen Extremitäten zwei zeitgleiche Berührungsreize mindestens vier Zentimeter auseinanderliegen, um getrennt wahrgenommen zu werden (> Abb. 2.3).

Ebenso wird an der Zunge oder im Gesicht noch ein Gegenstand mit einem **Gewicht** von lediglich einem Milligramm erkannt, während es z.B. an der Großzehe mindestens 200 Milligramm sein müssen, um überhaupt wahrgenommen zu werden.

2.1.3 Schmerzempfindung

Schmerzempfindung wird auch **Nozizeption** genannt. Der Schmerz ist ein Alarmsignal und wird durch freie Nervenenden in allen 3 Schichten der Haut dann ausgelöst, wenn dem Gewebe eine Schädigung droht. Auch stärkere Drücke, hohe Temperaturen oder chemische Substanzen können die Nozizeptoren reizen und haben damit Warnfunktion.

Nach wiederholten Reizen ausreichender Stärke erhöhen die Schmerzrezeptoren ihre Empfindlichkeit, sodass dann auch schwächere Reize Schmerzen auszulösen vermögen. Im Gegensatz zur Adaptation anderer Rezeptoren kommt es hier also zur **Sensibilisierung**.

An der Haut (wie auch am übrigen Körper) können zwei **Schmerzqualitäten** unterschieden werden (> Abb. 2.4):

• Die punktförmige, tiefer reichende Verletzung der Haut führt zu einem sofort einsetzenden, gut lokalisierbaren, spitzen bzw. **stechenden Schmerz**, der schnell wieder abklingt.

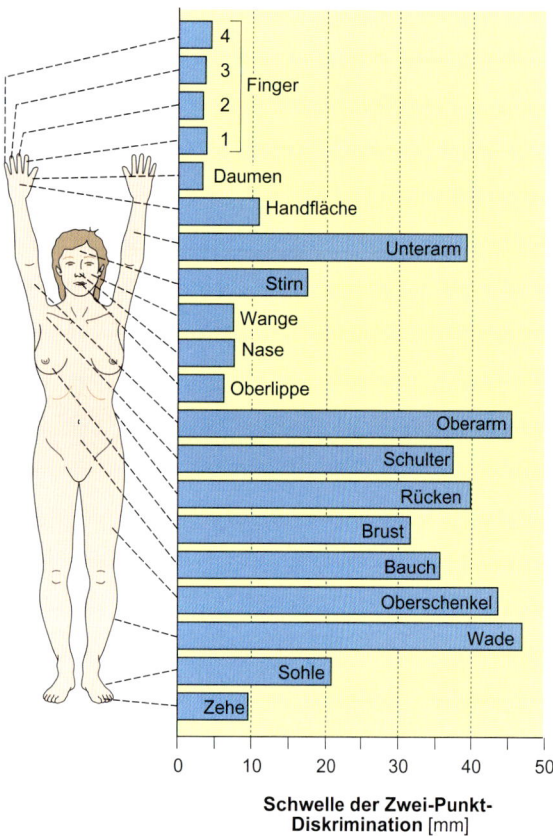

Abb. 2.3 Zwei-Punkt-Diskrimination [13]

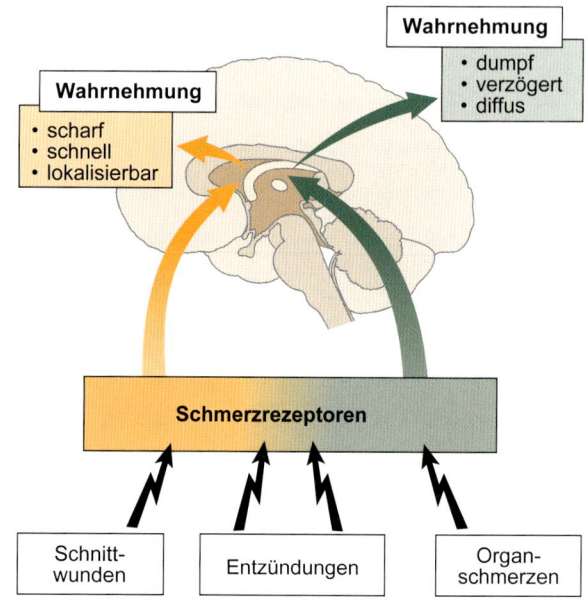

Abb. 2.4 Schmerzwahrnehmung

- Erst 1–2 Sekunden nach der Verletzung folgt ein **dumpfer, brennender Schmerz**, der schlecht lokalisierbar und wesentlich unangenehmer ist als der erste und auch langsamer abklingt. Dieser unscharfe Schmerz wird v.a. bei Schädigungen aller tiefer gelegenen Strukturen, wie z.B. den Organen in Thorax und Abdomen, ausgelöst (> Fach Neurologie).

Die beiden Schmerzqualitäten werden von den Nervenenden verschiedener, teils markhaltiger und teils markloser Nerven in unterschiedliche Thalamusanteile übertragen.

2.1.4 Temperaturempfindung

Thermorezeptoren sind überwiegend freie Nervenenden im oberen Corium, an der Grenze zwischen Epidermis und Stratum papillare.

Warmrezeptoren reagieren auf einen Temperaturbereich von etwa 30–45 °C. Einzelne Rezeptoren sprechen aber erst bei Temperaturen von mehr als 45 °C an und leiten diese Temperaturen dann zusätzlich als Schmerz zum Gehirn. Unter 30 °C übertragen Warmrezeptoren keine Impulse, was damit zusammenhängt, dass der unbekleidete Körper diese Temperaturen nicht als warm empfinden kann, weil die Wärmeerzeugung des Grundumsatzes gerade eben ausreicht, um noch nicht zu frieren: Bei < 28 °C beginnt bereits das Kältezittern.

Kaltrezeptoren übertragen die Abkühlung der Haut. Bei anhaltender, unveränderter Kühlung sind sie nicht mehr aktiv. Einige Kaltrezeptoren reagieren auch auf eine Überwärmung mit der Aussendung von Impulsen, sodass dann eine paradoxe Kaltempfindung resultiert. Einzelne Kaltrezeptoren reagieren zusätzlich auf chemische Substanzen wie z.B. Menthol, wodurch eine Kälteempfindung beim Auftragen solcher Substanzen zustande kommt.

2.2 Wärmeaustausch

2.2.1 Wärmebildung

Auch in körperlicher Ruhe entsteht als Folge und Nebenprodukt der Energiegewinnung in jeder einzelnen Körperzelle ständig Wärme, die den Körperkern bei seiner Solltemperatur von knapp 37 °C hält (> Abb. 2.5). Bei körperlicher Arbeit entsteht ein Überschuss an Wärme, der laufend nach außen abgegeben werden muss. Die Haut als Grenzfläche zwischen Organismus und Außenwelt ist das einzige Organ, über das Wärme aufgenommen oder abgegeben werden kann. Abgesehen von der durch den Stoffwechsel entstehenden Körperwärme ist eine zusätzliche Wärmebildung (> Abb. 2.6) durch drei Mechanismen möglich:

- willkürliche Muskelbewegungen
- Kältezittern (Muskelzittern, Schüttelfrost)
- zitterfreie Wärmebildung durch Aktivierung von Sympathikus und Schilddrüsenhormonen, beim Säugling zusätzlich im braunen Fettgewebe.

Kälte- oder Muskelzittern beginnt beim unbekleideten Menschen etwa ab einer anhaltenden Umgebungstemperatur von weniger als 28 °C. Gesteuert wird es reflektorisch durch das Temperaturzentrum im Hypothalamus.

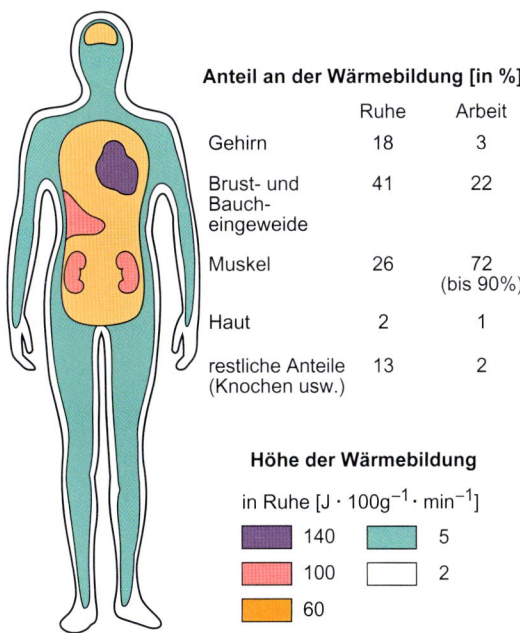

Anteil an der Wärmebildung [in %]		
	Ruhe	Arbeit
Gehirn	18	3
Brust- und Bauch-eingeweide	41	22
Muskel	26	72 (bis 90%)
Haut	2	1
restliche Anteile (Knochen usw.)	13	2

Höhe der Wärmebildung

in Ruhe [J · 100g^{-1}· min^{-1}]

▩	140	▩	5
▩	100	▢	2
▩	60		

Abb. 2.5 Wärmebildung in Körperkern und Körperschale. Die Ruhe-Energieumsätze der verschiedenen Organgebiete sind mit unterschiedlichen Farben dargestellt. Die prozentuale Beteiligung der verschiedenen Organe an der Gesamtwärmebildung in Ruhe und bei Arbeit ist tabellarisch aufgeführt. [13]

Die **zitterfreie Wärmebildung** wird durch Sympathikus und Schilddrüsenhormone bewirkt, u.a. als Folge einer Intensivierung des Stoffwechsels in Leber und Muskelzellen. Daneben erzeugt der Sympathikus in Kooperation mit motorischen Nerven Wärme durch Tonisierung der Muskulatur, die vom Ausmaß her noch nicht dazu ausreicht, ein Zittern zu erzeugen. Gleichzeitig werden die Wärmeverluste durch Engstellung der Hautgefäße nach außen verringert. Die Schilddrüsenhormone sind für die Funktion der Atmungskette von essenzieller Bedeutung. Ihre Mehrproduktion im Rahmen der zitterfreien Wärmeerzeugung stimuliert die Atmungskette der Mitochondrien in größerem Umfang als üblich, wodurch es zu einer Verschiebung (Entkopplung) zwischen ATP- und Wärmeproduktion zugunsten der Wärmeerzeugung kommt. Vor allem der **Säugling** verfügt noch über **braunes Fettgewebe** (an Hals, oberem Thorax einschließlich Thymus und im Retroperitonealraum), in dem eine zusätzliche zitterfreie Wärmebildung möglich ist. Braune Fettzellen enthalten mehrere Vakuolen und sind durch Einlagerung von Lipochromen bräunlich verfärbt. Bei der Verbrennung von Fettsäuren in Zitratzyklus und Atmungskette erzeugen sie hauptsächlich Wärme ohne wesentliche ATP-Produktion.

P A T H O L O G I E

Sobald die **Schilddrüsenhormone** T3 und T4 im Übermaß gebildet werden, führen sie letztendlich in den Mitochondrien jeder Körperzelle zum selben Ergebnis wie bei der zitterfreien Wärmebildung: Sie entkoppeln die Wärme- von der ATP-Produktion, erzeugen also zusätzliche Körperwärme. Umgekehrt wird die Atmungskette bei

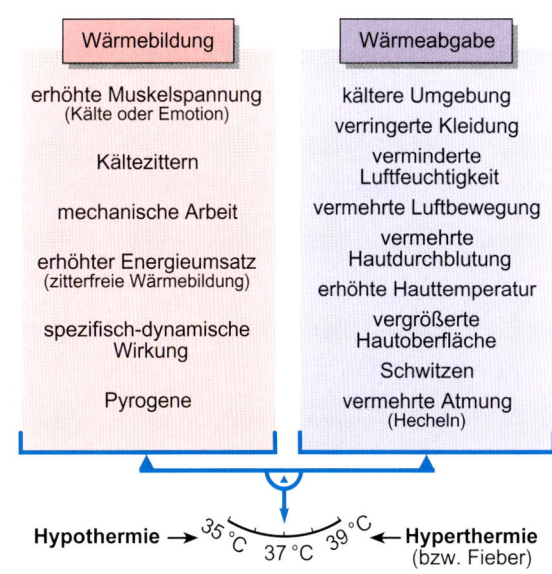

Abb. 2.6 Temperaturregulation [13]

einem Mangel an Schilddrüsenhormonen heruntergefahren, sodass die Hypothyreose u.a. an der Untertemperatur des Körpers (mit Kälteintoleranz) erkennbar wird.

M E R K E

Bei angestrengter körperlicher Tätigkeit wird der Hauptanteil der erzeugten Körperwärme von der Muskulatur erzeugt, in körperlicher Ruhe dagegen im Körperkern.

2.2.2 Wärmeabgabe

Im Wesentlichen bedient sich der Körper für die Abgabe überschüssiger Wärme dreier Mechanismen:
- Konvektion (Strömung)
- Strahlung an die Umgebung
- Verdunstungskälte des gebildeten Schweißes.

Konvektion und Abstrahlung der Wärme können durch die Veränderung der Hautdurchblutung geregelt werden, die erforderliche Verdunstungskälte durch die Menge des gebildeten Schweißes (> Abb. 2.6).

Konvektion

Das Prinzip der Konvektion ist das eines Heizkörpers oder eines -lüfters: Zunächst wird die **Umgebungsluft erwärmt** und erst über diese Luft schließlich die Gegenstände bzw. Personen des Raums. Die Konvektion ist demnach umso wirksamer, je größer die Temperaturdifferenz zur umgebenden Luft ist und je mehr diese Luft bewegt wird, je stärker also z.B. der Wind über unbekleidete Hautteile weht. Sommerhitze wird dann erträglich, wenn es windig ist und wenn dieser Wind möglichst kühl ist.

Strahlung

Das Prinzip der Wärmestrahlung ist das der Sonne oder eines Heizstrahlers: Es wird nicht die Luft, sondern direkt der **angestrahlte Gegenstand erwärmt**, erst später und sekundär auch die Luft des jeweiligen Raums. Für die Wirksamkeit der Abstrahlung von Körperwärme ist die Differenz zu den Wänden und Gegenständen – nicht zur Umgebungsluft – von Bedeutung. Während also für eine wirksame Konvektion bewegte Luft benötigt wird, bedarf es für das Wirksamwerden einer Abstrahlung überschüssiger Wärme kälterer Gegenstände oder auch Lebewesen in unmittelbarer Nähe.

Die Aufnahme (Sonne) oder Abgabe (kalte Wände) von Strahlungswärme kann erhebliche Ausmaße erreichen, was man gut im Winter bei Minustemperaturen erkennen kann: Selbst in Badeutensilien kann es dabei in der Mittagssonne gemütlich sein. In körperlicher Ruhe und in einem geschlossenen Raum stellt die Strahlung sogar den prozentual größten Anteil an den Wärmeverlusten des Körpers (➤ Abb. 2.7).

Schweiß

Die **Verdunstung von Flüssigkeit** auf der Haut ist der **effektivste Mechanismus** der Wärmeabgabe. Die Verdunstung von einem Liter Wasser respektive Schweiß entzieht dem Körper 586 kcal Wärme. Dies entspricht immerhin etwa 25% der Wärme bzw. Gesamtenergie, die bei mittelschwerer Arbeit an einem ganzen Tag gebildet werden. Bei einstrahlender Sommersonne bleibt, abgesehen von der Konvektion an bewegte Luft, ohnehin keine weitere Möglichkeit zur Abkühlung übrig (➤ Abb. 2.8).

Die Abgabe von Flüssigkeit durch die Haut ist unabhängig von den Schweißdrüsen (Verdunstung aus dem Stratum corneum) und in kleinen Mengen unmerklich (= Perspiratio insensibilis) oder gebunden an die Schweißdrüsen und in größeren Mengen (Perspiratio sensibilis) möglich.

Perspiratio insensibilis

Die Perspiratio insensibilis umfasst nicht nur die normale Flüssigkeitsabgabe **über die Haut**, sondern auch die Menge, die über die Schleimhäute, also überwiegend **mit der Atmung** aus der wasserdampfgesättigten Luft der Lungenalveolen und Atemwege, abgegeben wird. Sie beträgt insgesamt etwa 500–800 ml/Tag; knapp die Hälfte entfällt auf die Atmung.

P A T H O L O G I E
Eine gewisse Bedeutung hat die Perspiratio insensibilis für den Wassergehalt der Haut. Sinkt dieser im Bereich der Hornschicht auf weniger als 10%, wird die Haut spröde und rissig.

Perspiratio sensibilis

Die Perspiratio sensibilis ist durchschnittlich mit etwa 1–2 Liter Schweiß/Tag definiert. Bei schwerer körperlicher Arbeit kann sie weit darüber hinausgehen und mehr als 1 Liter pro Stunde betragen. Andererseits fällt die erkennbare Schweißabgabe bei sitzender Tätigkeit und in kühler Umgebung auf nahezu null.

H I N W E I S   D E S   A U T O R S
Männer schwitzen mehr als Frauen, weil sie einen größeren Muskelanteil haben als Frauen und weil Androgene die Schweißdrüsen stimulieren. Auch die Wärme produzierenden Organe des Körperkerns (beispielsweise Herz oder Leber) sind beim Mann etwas größer als bei der Frau.

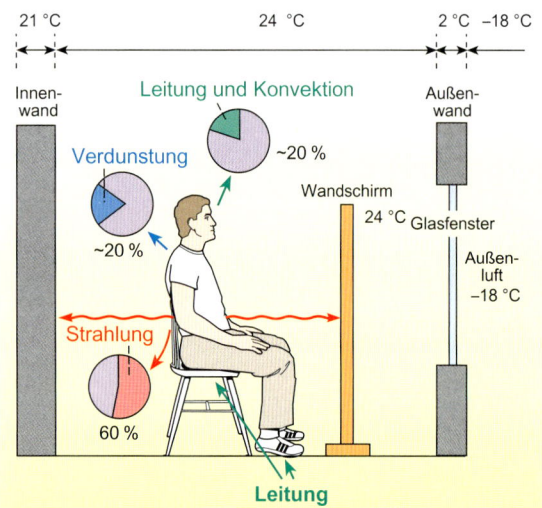

Abb. 2.7 Leitung und Konvektion (grün), Strahlung (rot) und Verdunstung (blau) bei einer Raumtemperatur von 24 °C (thermische Neutralbedingungen). Ein Wandschirm vermindert den Wärmeverlust durch Strahlung. [13]

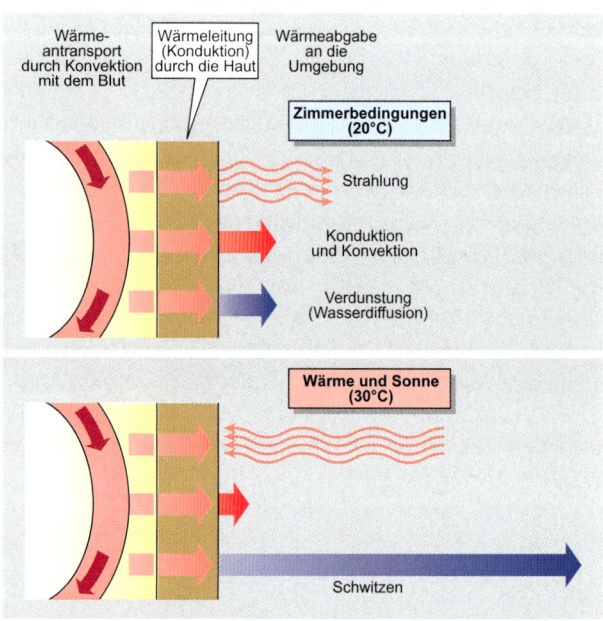

Abb. 2.8 Wärmeströme im Körper und Wärmeabgabe von der Haut an die Umgebung bei durchschnittlicher Zimmertemperatur und leichter Bekleidung (oben) bzw. warmer Umgebung und Sonneneinstrahlung (unten). [6]

Die **apokrinen Schweißdrüsen** der Axillen und des Genitalbereichs reagieren weniger auf Überhitzung, sondern mehr auf vegetative Reize. Sie würden aber auch im anderen Fall wenig zur Thermoregulation beitragen, weil Schweiß, der nicht auf der Haut verdunstet, sondern von ihr abtropft, „wertlos" ist, weil er keine Verdunstungskälte erzeugt. Auch die **ekkrinen Schweißdrüsen** der Handflächen und Fußsohlen reagieren mehr auf Sympathikusreize (kalte, schwitzige Hände bei Aufregung). Es sind v.a. die ekkrinen Schweißdrüsen an Gesicht und Körperstamm, die für die Thermoregulation bedeutsam sind, wobei allerdings auch hierbei der Sympathikus an der Regulation beteiligt ist. Die steuernden Zentren befinden sich im Hypothalamus.

Mechanismus der Verdunstungskälte

In einem Gefäß mit Wasser bewegen sich die einzelnen H_2O-Moleküle exakt mit der Geschwindigkeit in dem zur Verfügung stehenden Raum, die ihrer Temperatur entspricht (Temperatur = kinetische Energie = Geschwindigkeit). Beim **absoluten Nullpunkt von -273 °C** hat jede **Bewegung** der Moleküle eines beliebigen Stoffes **aufgehört**; diese Temperatur ist *absolut* und kann nicht unterschritten werden, denn weniger als keine Bewegung ist nicht möglich. Je mehr die Temperatur einer wässrigen Flüssigkeit ansteigt, umso schneller sausen die Moleküle in ihr herum, prallen gegeneinander, auf die umgebenden Wände und gelangen je nach dem Winkel, in dem sie beim Aufprall abgelenkt werden, auch zur Wasseroberfläche. Dort werden sie von den Anziehungskräften der umgebenden H_2O-Moleküle daran gehindert, den Verbund zu verlassen und in den umgebenden Raum zu fliegen, sofern sie dazu noch zu kalt, also zu langsam sind. Je schneller sie allerdings werden, desto eher vermögen sie diese Anziehungskraft zu überwinden. Bei **100 °C** sind alle Wassermoleküle so schnell geworden, dass aus der Flüssigkeit des kochenden Wassers **gasförmiger Wasserdampf** entsteht.

Nun sind bei einer gemessenen Temperatur von z.B. 30 °C nicht alle Moleküle dieser Flüssigkeit gleich schnell. Es handelt sich vielmehr um einen Mittelwert, der von etlichen Molekülen unter- und von anderen überschritten wird. Nur die schnellsten können den Verbund verlassen, sobald sie an die Wasseroberfläche gelangen, während die langsamen (= kalten) zurückbleiben. Das bedeutet, dass eine wässrige Flüssigkeit, die in einem offenen Gefäß bei Raumtemperatur aufbewahrt wird, von der Menge her zunehmend kleiner wird und sich dabei gleichzeitig abkühlt. Dies ist das **Prinzip der Verdunstung** und es gilt gleichermaßen für die Hautoberfläche. Benetzen der Haut mit Wasser bzw. die Schweißbildung kühlen in ihrer Verdunstung die Haut und damit den gesamten Körper.

Zusammensetzung des Schweißes

Der Schweiß der ekkrinen Drüsen ist gegenüber dem Blutplasma **hypoton**. Er besteht zu ca. **99% aus Wasser**, in dem **NaCl** (jeweils knapp 50 mmol Na^+ und Cl^-), Harnstoff, Harnsäure,

Cholesterin, IgA und kurzkettige Fettsäuren wie Buttersäure und Milchsäure gelöst sind, die ihm einen schwach **sauren pH** von etwa 5,5 verleihen. 2002 wurde an der Universität Tübingen als weiterer Inhaltsstoff ein Antibiotikum (Dermicidin) entdeckt, sodass der ekkrine Schweiß durch seinen Gehalt an Säure, IgA und Dermicidin sehr ausgeprägte immunologische Funktionen erfüllt.

Daneben enthält er – neben Calcium, Zink und **Magnesium** – auch **Kalium**, was v.a. dann an Bedeutung gewinnt, wenn große Mengen Schweiß gebildet werden. Aldosteron, ein Hormon der Nebennierenrinde, wirkt v.a. an der Niere, aber auch auf die Schweißdrüsen (und am Darm). Dadurch sinkt die Natriumausscheidung und Kalium wird angereichert. Urin und Schweiß (und Stuhl) werden durch seine Wirkung also kaliumreicher. Gerade bei Flüssigkeitsverlusten durch vermehrtes Schwitzen wird durch die entstehende Hypovolämie auch verstärkt Aldosteron ausgeschüttet. Als Folge kann so viel Kalium über Nieren, Schweiß und Stuhl verloren gehen, dass eine Hypokaliämie entsteht, evtl. mit der Folge einer metabolischen Alkalose (➤ Fach Urologie).

Natrium, Kalium und Magnesium sind also die wesentlichen Ionen, die dem Körper bei übermäßigem Schwitzen verloren gehen und ersetzt werden müssen. Andererseits ist jedoch die Elektrolytregulation über die Schweißdrüsen zu gering, um eine Niereninsuffizienz auszugleichen.

PATHOLOGIE

Der Schweiß entsteht im Drüsenkörper und ist zunächst mit dem Serum isoton. Durch die Epithelien der Ausführungsgänge wird ihm dann aktiv Natrium (und Chlorid) entzogen. Diese Rückresorption ist bei der **zystischen Fibrose** gestört, sodass der letztlich sezernierte Schweiß weniger hypoton ist als üblich (➤ Fach Stoffwechsel).

MERKE

Schweiß
- **Zusammensetzung:**
  - Ionen wie Kalium, Calcium, Magnesium und Zink etwa in der Konzentration des Serums; Natrium und Chlorid in hypoosmolarer Konzentration (50 mmol)
  - kleine Serummoleküle wie Harnstoff, Cholesterin, Buttersäure, Milchsäure
  - Immunfaktoren: IgA, Säure, Dermicidin
- **Funktionen:**
  - immunologischer Schutz – gemeinsam mit dem Fett der Talgdrüsen
  - Temperaturregulation
  - Elektrolytregulation
  - Begünstigung sozialer und sexueller Kontakte

2.2.3 Temperaturregulation

Die **Körpertemperatur** ist eine **konstante Größe**, die selbst bei stark wechselnden Umweltbedingungen oder im Rahmen sehr unterschiedlicher körperlicher Aktivitäten in einem ganz engen Rahmen einreguliert wird. Anderseits wurde in vielen Millionen Jahren evolutionärer Entwicklung das Prinzip des Fiebers gefunden, das in erster Linie der immunologischen Abwehr von Mikroorganismen dient (➤ Fach Immunologie). Als Kontrollinstanz für die Überwachung der physiologischen Körpertemperatur, gleichzeitig auch als Taktgeber für die Fiebererzeugung, dient das Thermoregulationszentrum (Temperaturzentrum) im Hypothalamus (Teil des Zwischenhirns, ➤ Fach Neurologie).

Fieber

Beim Fieber wird zunächst der Sollwert der Temperatur im Thermoregulationszentrum nach oben verstellt (➤ Abb. 2.9). Dementsprechend ist der Organismus nun zu kalt, woraufhin die Mechanismen zur Temperatursteigerung in Gang gesetzt werden: Die Haut ist kalt und blass, das Frösteln führt zur Suche nach wärmeren Orten oder nach wärmender Kleidung, die aktivierten Mechanismen der zusätzlichen Wärmeproduktion werden am Muskelzittern erkennbar („Schüttelfrost"). Bei Fortfall der fiebererzeugenden Ursachen (Pyrogene, ➤ Fach Immunologie) wird der Sollwert im Hypothalamus wieder auf normale Werte gestellt, sodass der Organismus nun seine überschüssige Wärme loswerden muss. Dazu stimuliert er die Schweißdrüsen und stellt gleichzeitig die Hautgefäße weit, damit die Verdunstungskälte des Schweißes durch Konvektion und Strahlung aus der überwärmten Haut zur Umgebung unterstützt werden kann. Die Haut ist warm und feucht.

Sauna

In einer **Dampfsauna** besteht keinerlei Möglichkeit der Wärmeabgabe (➤ 2.2.2):
- **Konvektion:** Die Umgebungsluft ist deutlich wärmer als der Körper, heizt ihn also immer noch weiter auf anstatt seine überschüssige Wärme abzuführen.
- **Strahlung:** Die Temperatur der Gegenstände des Raums liegt weit oberhalb der Körpertemperatur. Auch Strahlungswärme wird demzufolge nicht abgegeben, sondern aufgenommen.
- **Schweiß:** Eine Verdunstung des Schweißes ist nur möglich, wenn die Luft der Umgebung nicht mit Wasserdampf gesättigt ist. Gerade das ist aber in einer Dampfsauna der Fall. Dementsprechend wird der Schweiß zwar massenhaft gebildet, perlt aber wirkungslos ab.

In einer Dampfsauna mit Temperaturen bis 80 °C steigt die Temperatur des Körperkerns innerhalb von 10 Minuten auf etwa 39 °C. Eine solche Erhöhung der Körpertemperatur ohne gleichzeitige bzw. verursachende Verstellung des Sollwertes im Hypothalamus ist begrifflich kein Fieber, sondern eine **Hyperthermie** (Überwärmung). Die Hyperthermie verursacht eine maximale **Weitstellung der Hautgefäße** mit einer Durchblutung bis zu 5 Litern/Minute (normal 5% des HZV = 250 ml) und mit resultierender **Hypovolämie** des restlichen Organismus. Die Folge ist eine **Sympathikusaktivierung** mit Tachykardie auf mehr als

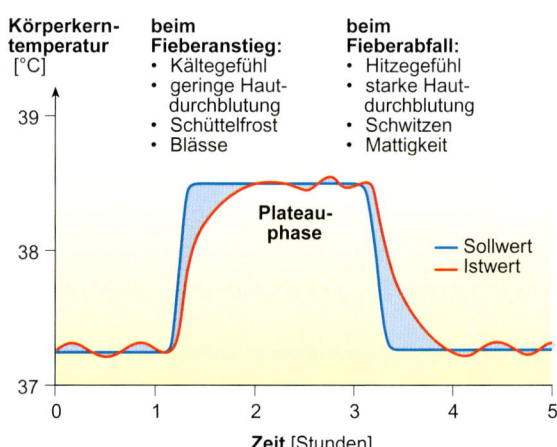

Abb. 2.9 Beim Fieber kommt es zunächst zu einer Sollwertverstellung (hellgraue Linie) der Körperkerntemperatur im vorderen Hypothalamus (Thermoregulationszentrum). Der Istwert (dunkelgraue Linie) folgt mit zeitlicher Verzögerung (Fieberanstieg). In der Plateauphase sind Ist- und Sollwert gleich. Der Fieberabfall wird durch eine Verstellung des Sollwertes auf eine niedrigere Körpertemperatur eingeleitet, dem wiederum der Istwert zeitlich verzögert folgt. Die typischen physiologischen Begleiterscheinungen beim Fieberanstieg und Fieberabfall sind in der Abbildung aufgeführt. [13]

100 Schläge/Minute und Rekrutierung von Zusatzvolumen aus den venösen Kapazitätsgefäßen (➤ Fach Herz-Kreislauf-System). Das Herzzeitvolumen (HZV) wird insgesamt beinahe verdoppelt. Der *systolische* Blutdruck steigt an, während der *diastolische* Blutdruck infolge der Gefäßerweiterung in der gesamten Haut eher etwas abfällt. Es kommt zu einer **großen Blutdruckamplitude** von z.B. RR 170/70 – entsprechend den Verhältnissen bei der Hyperthyreose, bei der auch ständig die vermehrt gebildete Körperwärme nach außen abgegeben werden muss. Insgesamt resultiert eine erhebliche **Mehrbelastung des Herzens**, woran bei herzinsuffizienten Patienten zu denken ist.

Reichen die Mobilisierung des Sympathikus und des Blutvolumens aus den Kapazitätsgefäßen allerdings nicht aus, droht der gegenteilige Effekt eines **Kreislaufkollapses** spätestens dann, wenn eine Aufrichtung zum Stehen erfolgt und ein Teil des Blutvolumens in den erweiterten Gefäßen der Beine versackt. Beschleunigt wird dieser Mechanismus durch den Flüssigkeitsverlust infolge des gebildeten Schweißes.

Dieselben Mechanismen gelten grundsätzlich auch in einer **Sauna mit trockener Luft** bzw. bei sonstigen extremen Umgebungstemperaturen mit dem Unterschied, dass hier wegen der kühlenden Schweißabgabe der Körperkern nicht so massiv überhitzt (➤ Abb. 2.10). Eine mäßige Steigerung des HZV mit Belastung des Herzens ist allerdings auch unter diesen Bedingungen zu erwarten.

2.3 Hautdurchblutung

Die Widerstandsgefäße der Haut reagieren v.a. auf Wärme und Kälte (➤ Abb. 2.11) sowie auf die Einflüsse des Sympathikus. Darüber hinaus ist die physiologische Mediatorsubs-

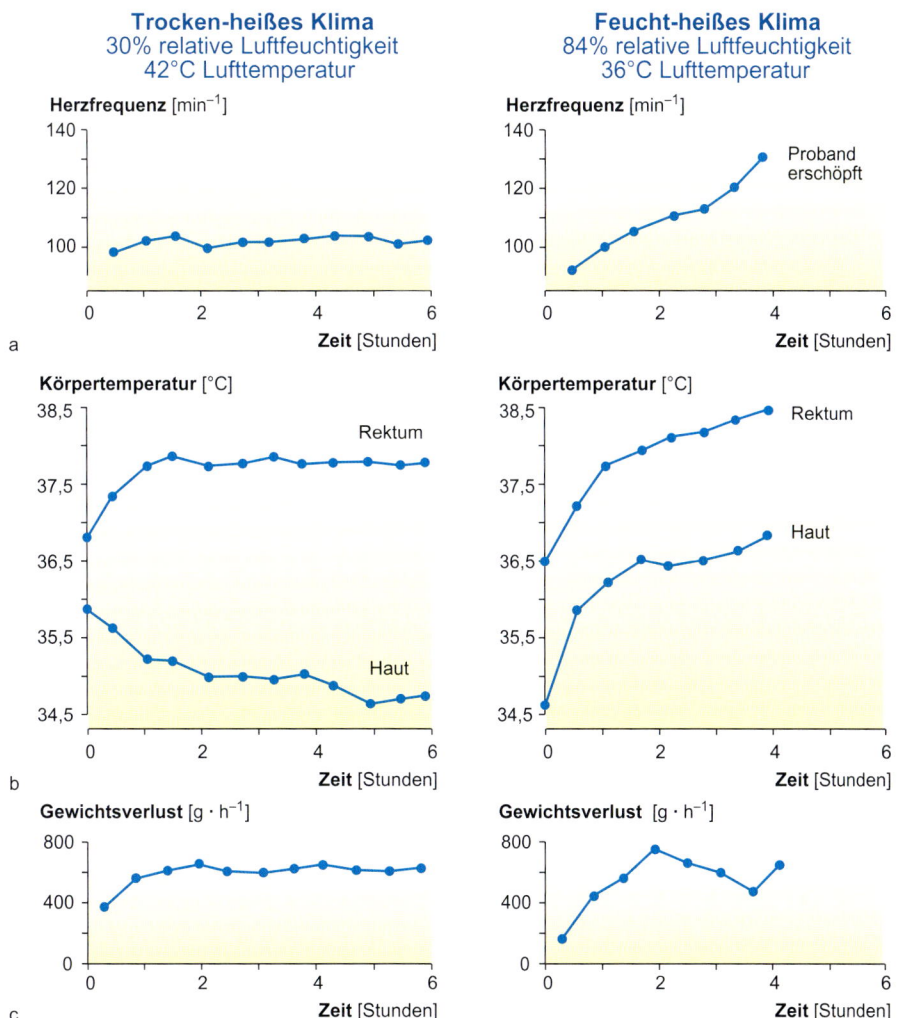

Abb. 2.10 Einfluss der Luftfeuchtigkeit auf die Temperaturregulations- und Arbeitsfähigkeit des Menschen bei mehrstündiger leichter Arbeit (3,5 km/h Gehen in der Ebene) in warmer Umgebung bei 2 verschiedenen Klimazuständen. **a** Verlauf der Herzfrequenz. **b** Rektal- und Hauttemperatur. **c** Gewichtsverlust durch Schwitzen. [13]

tanz **Bradykinin** von Bedeutung, deren Abgabe an die Schweißsekretion gekoppelt ist – zumindest, soweit dieselbe durch eine Überwärmung erzwungen wurde. Das bedeutet, dass jede **Überproduktion von Wärme**, die zum vermehrten Schwitzen führt, gleichzeitig auch die Arteriolen und kleinen Arterien erweitert. Der gefäßverengende Einfluss des Sympathikus, z.B. bei seiner Aktivierung in der Sauna, wird dadurch an der Haut überspielt.

Kältereize führen zu einer **Vasokonstriktion** – im Extremfall bis zur weitgehenden Unterbrechung der Durchblutung an den Akren (Finger, Zehen, Nase), was durch arteriovenöse Anastomosen ermöglicht wird.

Kohlendioxid führt an den Hautgefäßen, wie überall im Körper, zur **Gefäßerweiterung**. Dies kann man sich mit CO_2-Sprudelbädern zunutze machen, bei denen das recht gut durch die Epidermis diffundierende Kohlendioxid denselben Effekt hat wie das, was üblicherweise aus den Zellen ins Blut übertritt und hier, je nach der gebildeten Menge, einen Sau-

erstoffmangel signalisiert. Zugeführtes CO_2 simuliert also einen Sauerstoffmangel und verbessert dadurch die Hautdurchblutung. Im Alltag muss das allerdings reine Theorie bleiben, denn man badet gemeinhin nicht in kaltem Wasser, in dem der Effekt zum Tragen käme, sondern in Wasser > 37 °C, in dem die Hautgefäße ohnehin schon maximal erweitert sind.

2.4 Immunfunktion der Haut

Sämtliche äußeren und inneren Körperoberflächen sind einem ständigen Invasionsbestreben zahlreicher Mikroorganismen (überwiegend Bakterien) ausgesetzt. Die erste Schutzbarriere hiergegen bildet neben dem **mechanischen Schutz** durch die Epidermis der **Säuremantel der Haut** mit einem pH-Wert von ca. 5–6. Dieser entsteht einmal durch den sauren Schweiß der ekkrinen Schweißdrüsen. Zum anderen werden die Triglyceri-

Lufttemperatur

20 °C   35 °C

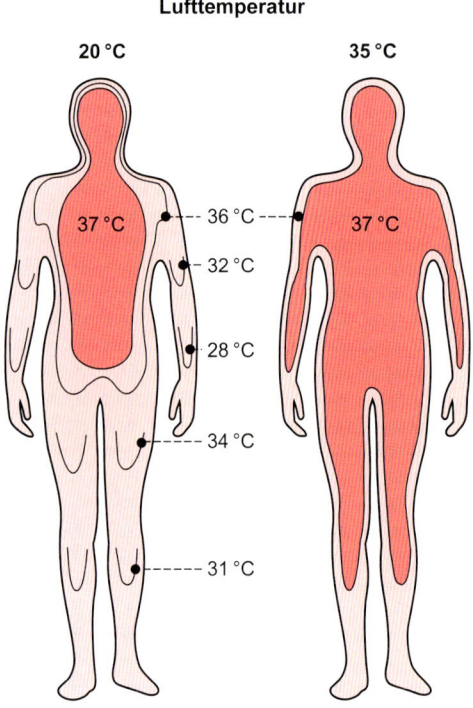

37 °C ----●--- 36 °C ---●   37 °C

●- 32 °C

●- 28 °C

●----- 34 °C

●----- 31 °C

Abb. 2.11 Anpassung an die Umgebungstemperatur beim ruhenden, unbekleideten Menschen bei 20 und bei 35 °C Lufttemperatur. Bei niedriger Lufttemperatur ist der Körperkern verkleinert (dunkelrot), und es bilden sich radiale und axiale Temperaturgradienten in der verbreiterten Körperschale aus (hellrot). [13]

de aus dem Talg der Talgdrüsen von der physiologischen Keimflora der Haut zersetzt, wobei Fettsäuren entstehen. Schließlich bildet die **normale Keimflora** selbst einen Schutz: Wo der Platz bereits besetzt ist, tun sich Eindringlinge schwer. Inzwischen hat man im Schweiß ein antibiotisch wirkendes Peptid (**Dermicidin**) entdeckt, das gegen zahlreiche Bakterien wirksam ist.

ACHTUNG

Zu häufige Hautreinigungen mit ungeeigneten Mitteln berauben die Haut nicht nur ihres Säureschutzes und Fettfilms, sondern vermindern auch die Menge an schützendem Dermicidin.

Mikroorganismen, die diese Barrieren überwunden haben, werden von den **Langerhans-Zellen** des Stratum spinosum erkannt (➤ Abb. 2.12). Schließlich befinden sich im Bereich der Blutgefäße des Coriums zahlreiche immunkompetente Zellen.

An den Schleimhäuten ist der mechanische Schutz weit weniger ausgeprägt, doch ist hier das diffuse Lymphgewebe sehr kräftig entwickelt (➤ Fach Immunologie).

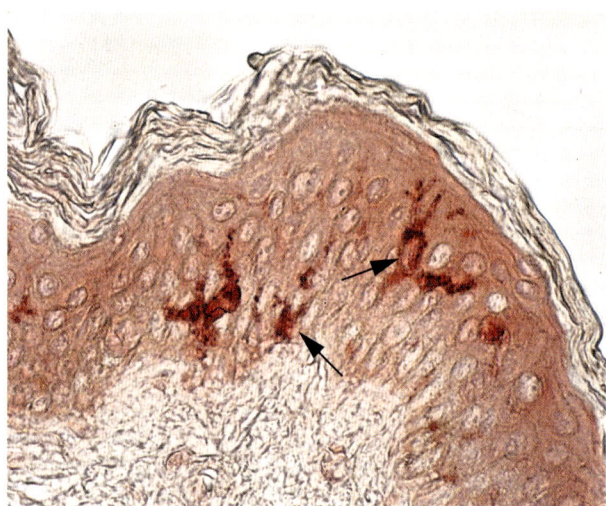

Abb. 2.12 Langerhans-Zellen (Pfeile). [14]

2.5 Lichtfilterung

UV-Licht

Das UV-Licht der Sonne ist Teil des elektromagnetischen Wellenspektrums (➤ Abb. 2.13). Es wird zwar durch die Ozonschicht der Erdatmosphäre teilweise abgefangen (v.a. kurzwellige Strahlen wie Röntgenstrahlen und UV-C, ➤ Abb. 2.14), was aber bis zur Erdoberfläche gelangt, hat immer noch eine aggressive und potenziell schädigende Wirkung:

- Die kurzwelligen **UV-C**-Strahlen mit einer Wellenlänge von ca. 100–290 nm werden, soweit sie überhaupt auf die Erdoberfläche gelangen, von der Hornsubstanz des Stratum corneum weitgehend herausgefiltert.
- Längerwellige Strahlen (**UV-A, UV-B**) werden vom Melanin der tieferen Epidermis absorbiert. Gleichzeitig wird dessen Synthese durch diese Strahlung angeregt, wodurch die Haut bräunt. Die vermehrte Bildung von Melanin setzt allerdings erst im Verlauf von Tagen ein, sodass bis dahin ein Sonnenbrand droht.

Auch Hypophysenhormone (ACTH bzw. v.a. MSH) bewirken eine Stimulation der Melanozyten.

HINWEIS DES AUTORS

Wie sinnvoll im Laufe der Evolution selbst die kleinsten Dinge geregelt wurden, ersieht man daraus, dass das **Melanin** nicht nur über die dendritischen Ausläufer der Melanozyten zu den Nachbarzellen gebracht wird (1 Melanozyt versorgt etwa 10 Nachbarzellen), sondern sich in denselben auch schwerpunktmäßig **wie eine Kappe über die Zellkerne** mit ihren mutationsgefährdeten Chromosomen legt.

Dunkelhäutige Menschen unterscheiden sich in der prozentualen Anzahl der Melanozyten nicht wesentlich von hellhäutigen, jedoch ist ihre Melanin-Basisproduktion deutlich gesteigert. **Rothaarige** produzieren ein Melanin, das in seiner biochemischen Zusammensetzung leicht verändert ist. Solche

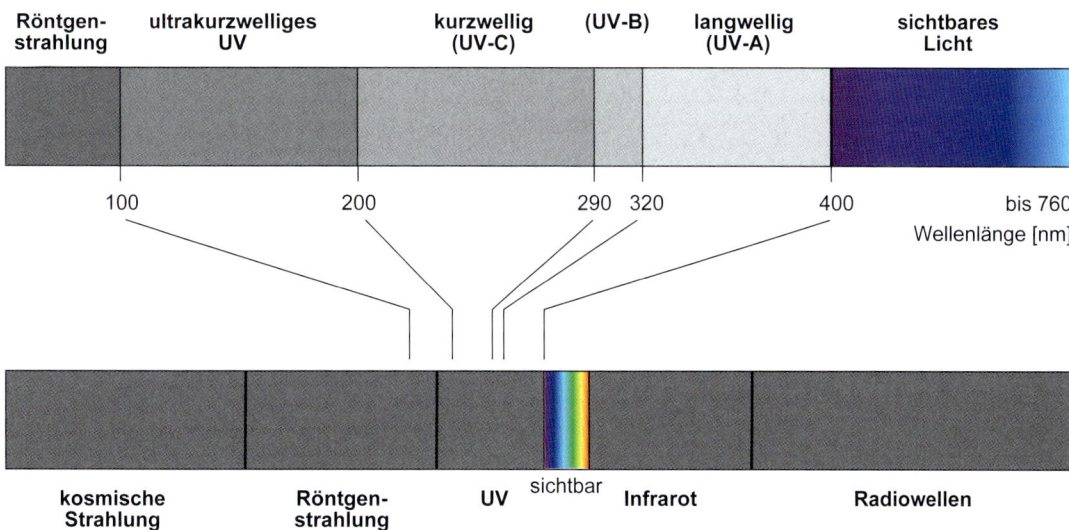

Abb. 2.13 Wellenlängen des Lichts. Das elektromagnetische Wellenspektrum umfasst die sehr kurzwelligen kosmischen Strahlen, γ-Strahlen, Röntgenstrahlen, sichtbares Licht (400–760 nm), Infrarot-/Wärmestrahlen und Radiowellen. Die Wellenlängen des UV-Lichts reichen von 200 nm bis 400 nm, die des sichtbaren Lichts von 400–760 nm.

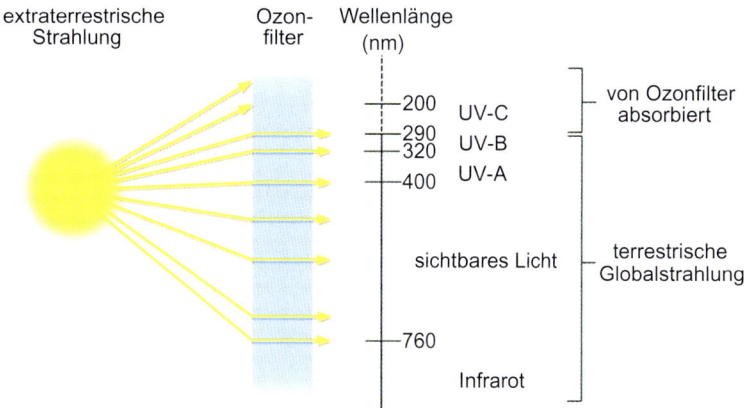

Abb. 2.14 Sonnenstrahlung. Die atmosphärische Ozonschicht filtert die Wellenlängen < 290 nm heraus. [12]

Molekülabwandlungen gelten grundsätzlich für alle Haarfarben außerhalb des Spektrums blond bis schwarz.

Wirkungen des UV-Lichts

Regelmäßige Sonnenbestrahlungen bewirken durch UV-Strahlung aller 3 Bereiche eine Verdickung der Haut, von der v.a. die Epidermis betroffen ist. Dies wird als **Lichtschwiele** bezeichnet.

In den tieferen Lagen der Epidermis wird **Vitamin D$_3$** durch Einwirkung von UV-B-Strahlen aus Cholesterin gebildet und ans Blut abgegeben. Verstärkte Melaninbildung beeinträchtigt diese Synthese, doch wird dies bei Schwarzafrikanern durch die verstärkte Sonneneinstrahlung kompensiert. Braun gebrannte Europäer erleiden ebenfalls keinen Mangel, denn sie wurden von der Sonne braun gebrannt. Inuit gleichen den Mangel an Sonne durch ihre Ernährung aus. Am häufigsten entstehen Mangelzustände bei Europäern, die ganzjährig geschlossene Kleidung tragen oder dem kleinsten Sonnenstrahl mit Sonnencremes mit hohem Lichtschutzfaktor begegnen, weil die Sonne inzwischen nach übereinstimmender Meinung „ungesund" geworden ist.

2.6 Durchlässigkeit für chemische Substanzen

Die Hornschicht mitsamt ihrem Fettfilm auf der Oberfläche der Haut ist eine sehr gute **Barriere für Wasser** und hydrophile (wasserlösliche) Substanzen. Diese Barriere wirkt in beiden Richtungen; entfernt man das Stratum corneum mit seiner Fettschicht, wie dies z.B. bei **Verbrennungen** geschieht, verdunstet eine vergleichsweise so große Menge Flüssigkeit, sodass dies, sofern zumindest 10% der Hautoberfläche betroffen sind, bereits zu einer gefährlichen **Hypovolämie** führen kann. Bei großflächigen Verbrennungen ist deshalb eine Volumensubstitution erforderlich. Ist die Hautoberfläche intakt und ohne Veränderungen z.B. durch nässende Ekzeme, ist sie für hydrophile Substanzen vollkommen undurchlässig.

Fettlösliche Substanzen diffundieren vergleichsweise gut durch die Epidermis. Man nutzt dies zum Einbringen von Medikamenten in die oberen Hautschichten oder sogar in den systemischen Kreislauf, indem man eine entsprechende (Salben-) Grundlage oder ein Pflaster mit geeignetem Trägermaterial wählt. Wird nur eine Wirkung *in* der Haut gewünscht, ist je nach Salbengrundlage an eine systemische Nebenwirkung zu denken (z.B. bei kortikoidhaltigen Salben), sofern größere Hautareale behandelt werden.

2.7 Wundheilung

2.7.1 Phasen der Wundheilung

Eine Wunde ist ein traumatischer Gewebedefekt oder eine Zusammenhangstrennung, z.B. durch einen Schnitt. Die Wundheilung verläuft in **vier Schritten**:
- exsudative Phase
- resorptive Phase
- reparative Phase
- Narbenbildung.

Unmittelbar nach dem Entstehen der Wunde wird der Defekt aus den verletzten Gefäßen im Corium und, je nach Tiefe auch in der Subkutis, mit Blut gefüllt, das in der Folge gerinnt und damit einen ersten provisorischen Wundverschluss bildet (**exsudative Phase**, ➤ Abb. 2.15a). In den verletzten Kapillaren und Arteriolen bilden sich Thromben, wodurch größere Blutverluste verhindert werden.

Bereits wenige Stunden später wandern aus dem umliegenden gesunden Gewebe Granulozyten und Makrophagen in das geronnene Blut ein und schließen mit ihren fibrinolytischen Enzymen das Gerinnsel auf. Daneben phagozytieren sie Gewebetrümmer (**resorptive Phase**, ➤ Abb. 2.15b).

Etwa am dritten Tag sprossen vom Rand her Kapillaren, Histiozyten (= Makrophagen) und Fibroblasten ein, wodurch ein sehr aktives, ungewöhnlich gut durchblutetes Gewebe entsteht. Dieses Ersatzgewebe nennt man **Granulationsgewebe**. Es füllt schließlich den ganzen Gewebedefekt aus. Sobald das Granulationsgewebe bis an die Hautoberfläche gelangt ist, wird es aus der umliegenden, gesunden Epidermis überhäutet. Erst hierdurch wird die Wunde endgültig verschlossen und die Infektionsgefahr gebannt (**reparative Phase**, ➤ Abb. 2.15c).

Zuletzt wird von den Fibroblasten zunehmend kollagenes Bindegewebe gebildet, also Grundsubstanz mit reichlichen Mengen an Kollagen. Je dichter dieses wird, desto weniger Kapillaren, Histiozyten und Fibroblasten bleiben bestehen, sodass schließlich ein faserreiches, derbes und zellarmes Gewebe entsteht, das **Narbengewebe** (➤ Abb. 2.15d). Die Rückbildung der Kapillaren und Zellen führt im Verein mit dem hohen Kollagenanteil und dem reduzierten Wassergehalt des Narbengewebes zu einer zunehmenden Schrumpfung, die zu einem Einziehen der Hautoberfläche führt.

Zugrunde gegangene **Hautanhangsgebilde** können **nicht regenerieren**. Eine Narbe enthält also weder Haare noch Talgdrüsen noch Schweißdrüsen noch sensible Strukturen. Die Epidermis ist im Bereich der Narbe verdünnt und in ihrer typischen Zellstruktur verändert. Eine Verhornung findet nicht mehr statt. Die typische Narbe ist schließlich von grau-weißer Farbe, sehr derb (unelastisch), zugfest und an ihrer Oberfläche etwas eingezogen.

2.7.2 Wundheilung und Wundversorgung

Grundsatz der **Wundversorgung** ist, dass jede frische Wunde primär durch eine **Naht** verschlossen werden sollte. Zum einen ist damit die Infektionsgefährdung offener Wunden gebannt, zum anderen wird die entstehende Narbe hierdurch sehr schmal und kosmetisch wenig störend (primäre Wundheilung). Liegt die Verletzung allerdings länger als 6–8 Stunden zurück, ist dies nicht mehr möglich, weil die Wundränder dann nicht mehr so ohne Weiteres zusammenwachsen. Dasselbe gilt für infizierte Wunden wie z.B. Bisswunden, die von vornherein nicht genäht werden sollten. Sie werden lediglich desinfiziert und steril verbunden. Die Wundheilung erfolgt damit sekundär.

Der wesentliche Unterschied zwischen der primären und sekundären Wundheilung besteht im Umfang der entstehenden Narbe und im Heilungsverlauf, z.B. im Hinblick auf eine Infektionsgefährdung. Bei der **sekundären Wundheilung** entspricht das narbige Resultat im Wesentlichen dem Umfang der Verletzung. Der direkte Kontakt der Wunde zur Außenwelt begünstigt bakterielle Infektionen, die den Heilungsfortschritt aufhalten und komplizieren. Beim Verschluss der Wunde durch eine sog. **Primärnaht** dagegen wird das Wundgebiet nicht nur von der Außenwelt abgeschirmt, sondern auch wesentlich verkleinert. So versorgte Wunden heilen schneller und ergeben sehr viel kleinere, kosmetisch und funktionell weniger störende Narben.

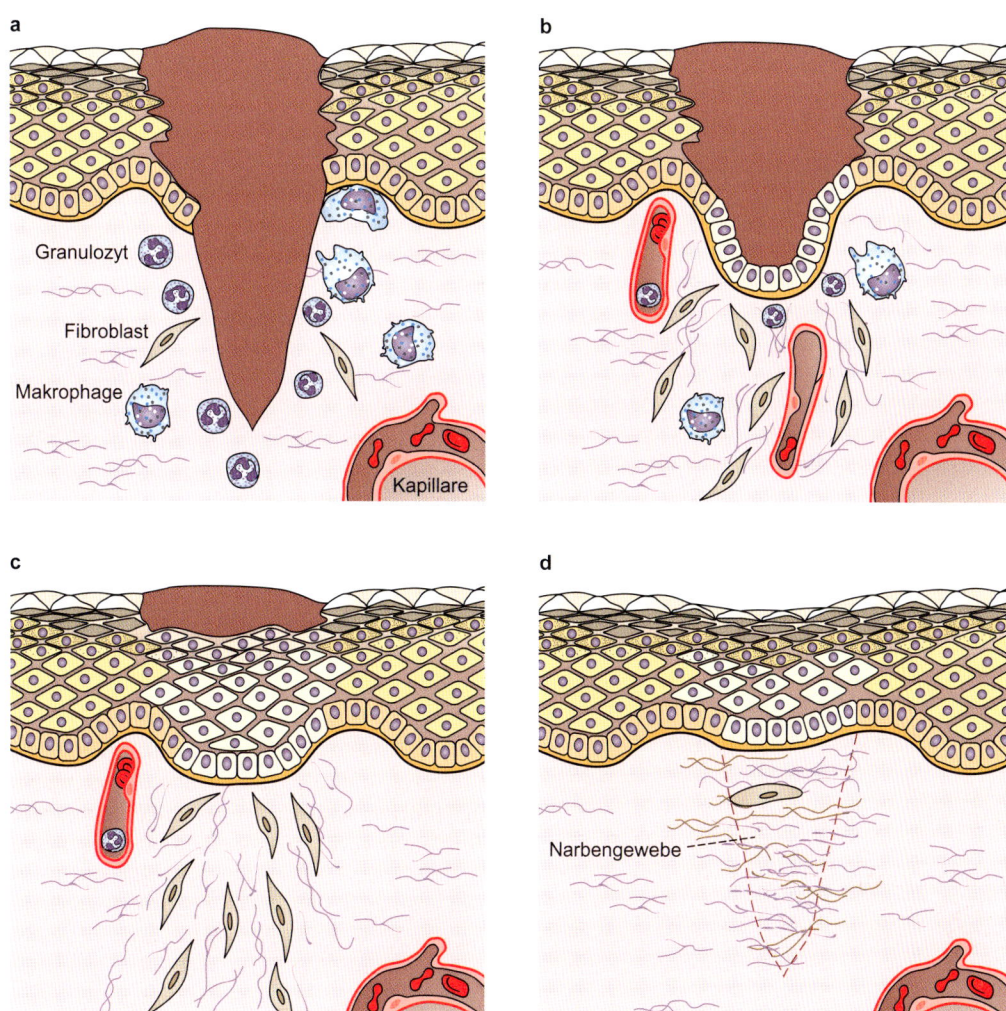

Abb. 2.15 Wundheilung einer Hautwunde. **a** Exsudative Phase. Der Wundspalt wird mit koaguliertem Blut und Fibrinbestandteilen aufgefüllt (Blutschorf). **b** Resorptive Phase. Makrophagen resorbieren das Blutkoagel. Im Randbereich entwickelt sich ein Granulationsgewebe. **c** Reparative Phase. Sie ist durch die Bildung von Narbengewebe aus Granulationsgewebe gekennzeichnet. Gleichzeitig kommt es vom basalen Epithel durch Proliferation zur Regeneration des Plattenepithels an der Oberfläche. **d** Hautnarbe. In der Endphase dieses Prozesses entsteht an der Oberfläche ein wenig differenziertes Plattenepithel. Zur Tiefe hin hat sich eine Narbe gebildet. [1]

PATHOLOGIE

Mögliche **Ursachen von Wundheilungsstörungen** sind:
- hohes Alter
- Diabetes mellitus
- Immunschwäche: HIV, angeborene Defekte, Agranulozytose
- immunsuppressive Therapie: Zytostatika, Glukokortikoide
- Mangel an essenziellen Nahrungsfaktoren, Nikotinabusus
- Wundinfektionen
- Nahtmaterial

Im Alter verläuft die Wundheilung verzögert. Auch Eiweiß- oder Vitaminmangelzustände können genauso wie Kortikoidtherapien oder ein Diabetes mellitus die Heilung erschweren. Bei Leukosen, Agranulozytosen oder einem fortgeschrittenen Diabetes mellitus wird wenig oder kein Granulationsgewebe gebildet, sodass keine Heilung möglich ist. Es resultiert ein chronisches Geschwür (Ulkus). Des Weiteren können bakterielle Entzündungen die Heilung stören, wie dies auch durch Fremdkörper (z.B. Splitter oder Fadenmaterial) geschieht.

3 Untersuchung

Einführung

Die Dermatologie hat eine ganz eigene, beschreibende Sprache. Dies rührt daher, dass kein anderes Organ dem direkten diagnostischen Blick derart gut zugänglich ist, dass aber gleichzeitig die verschiedensten Krankheiten scheinbar ganz ähnliche, nur in Nuancen unterschiedliche und unterscheidbare Erscheinungen hervorrufen. Schließlich fehlen auch mit Ausnahme der manchmal hilfreichen Hautbiopsie oder der Auflichtmikroskopie weiterführende Untersuchungsmöglichkeiten. Die Mehrzahl der Hautkrankheiten muss also allein durch den diagnostischen Blick erkannt werden, unter Zuhilfenahme der Anamnese.

3.1 Vorgehen

Ein mögliches Vorgehen bei der dermatologischen Untersuchung ist in ➤ Abb. 3.1 dargestellt.

Die **Anamnese** wird sich häufig nicht nur auf den Patienten und seine Beschwerden, sondern auch auf seine **Familie** erstrecken müssen: Bei einem unsicheren Verdacht auf Schuppenflechte ist es hilfreich zu erfahren, dass auch Opa und Tante darunter leiden bzw. gelitten haben. Ebenso hilft es weiter, wenn man bei einem Kind mit nicht ganz typischer Neurodermitis erfährt, dass es als Säugling Milchschorf hatte und dass der eine Onkel an Heuschnupfen leidet und der andere an Asthma bronchiale. Ansonsten gelten die üblichen Regeln einer sinnvollen Anamnese natürlich auch für dermatologische Krankheitsbilder. Man wird also nach dem **zeitlichen Beginn** und dem **Zeitrahmen** der Veränderungen fragen, nach dem möglichst genauen **Aussehen** und der **Lokalisation** der ersten Effloreszenzen und eventuell nachfolgender Veränderungen. Beispielsweise beginnen Hauterkrankungen durch Herpesviren häufig in der Form gruppiert stehender (in Gruppen beieinanderliegender) Bläschen, die allerdings sekundär zerfallen und sich flächig ausbreiten können, sodass der anfänglich typische Aspekt nicht mehr erkennbar ist. Bei einer eventuell nicht ganz typischen Impetigo contagiosa erhält man Rückschlüsse durch den Hinweis, dass zunächst einzelne Bläschen auf entzündlich geröteten Flecken zu erkennen waren. Beim dyshidrotischen Handekzem, das in fortgeschrittenen Stadien fast re-

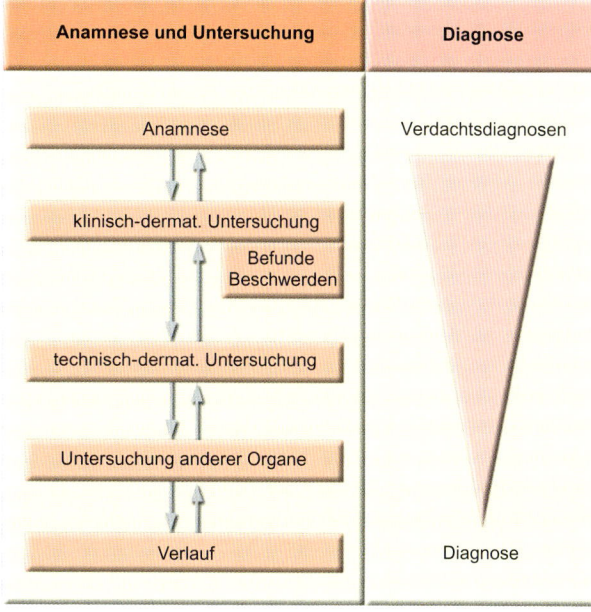

Abb. 3.1 Dermatologische Anamnese und Untersuchung. [12]

gelhaft mit einem atopischen Ekzem verwechselt wird, kann die korrekte Diagnose bereits aus der Anamnese gestellt werden: Es beginnt mit seitlich an den Fingern aufschießenden Bläschen, die wegen des massiven Juckreizes umgehend zerkratzt werden.

Gerade der **Juckreiz** ist ein weiteres anamnestisches Kriterium besonderer Bedeutung. Beispielsweise jucken die Bläschen des dyshidrotischen Ekzems auffallend heftig, diejenigen der Impetigo nur wenig und die Effloreszenzen der Psoriasis so gut wie überhaupt nicht. Dagegen erzeugen die Bläschen der Herpes-Erkrankungen eher brennende Schmerzen als Pruritus.

Bei den **Begleitumständen**, an die sich der Patient im zeitlichen Zusammenhang mit den dermatologischen Veränderungen erinnert, ist eher Zurückhaltung angezeigt. Ein jeder erinnert sich im Rahmen persönlicher Ursachenerforschung an subjektiv empfundene Auffälligkeiten, die allerdings zumeist vollkommen neben der Sache liegen. Wenn z.B. die Nase läuft, überlegt der Laie, wer welches Fenster wie lange geöffnet hatte, womit Ursache und Schuldzuweisung auf der Hand zu liegen scheinen. Er weiß nichts davon, dass Viren nicht durch geöffnete Fenster fliegen und er denkt nicht an den Nachbarn, dem er die Hand geschüttelt hat, um die aufgenommenen Erkältungsviren anschließend auf seine eigenen Nasenschleimhäute zu übertragen. Man kann aber den Patienten durch gezieltes Nachfragen dorthin führen, wo Zusammenhänge möglich werden. So ist z.B. an Medikamente zu denken sowie an allergisierende Substanzen in Schmuckgegenständen, Kosmetika, Kleidung oder Lebensmitteln. Berufliche Expositionen oder Sexualkontakte können von Bedeutung sein, ganz besonders auch begleitende Symptome wie Störungen des Allgemeinbefindens oder Hinweise auf Infektionen im zeitlichen Zusammenhang mit dem Auftreten der Effloreszenzen.

Weil die Haut nur ein begrenztes Spektrum an Veränderungsmöglichkeiten aufweist, erfordern dermatologische Krankheitsbilder eine besonders exakte **Betrachtung ihrer Erscheinungsformen**. Sie steht im Mittelpunkt der Untersuchung. Die auf den ersten Blick scheinbare Ähnlichkeit und Verwechselbarkeit zahlreicher Hautkrankheiten ist auf den zweiten oder dritten Blick häufig nicht mehr gegeben. Wichtiges Hilfsmittel der Untersuchung ist ein Glasspatel, mit dem man einen Druck auf die Haut und ihre Gefäße hervorrufen, also beispielsweise erweiterte Gefäße komprimieren und gleichzeitig deren Beteiligung bzw. die eigentliche Farbe eines pathologischen Infiltrats beobachten kann. Ein weiteres Hilfsmittel ist ein Spatel (Holzmundspatel) zum Abkratzen oberflächlicher Schichten oder Auslösen eines Dermographismus. Das wichtigste „Instrument" aber bleibt nach wie vor das Auge.

Eher technischer Art ist die **weiterführende Untersuchung** mit einer Wood-Lampe (UV-A-Strahlung) oder der Auflichtmikroskopie. Mit Hautbiopsien ist es möglich, tiefere Schichten in ihrer Beteiligung und Veränderung zu erfassen. Beim Verdacht auf systemische Grunderkrankungen, die sich häufig auch an der Haut manifestieren, sind ergänzende Laboruntersuchungen angezeigt.

3.2 Effloreszenzen

3.2.1 Grundlagen

Primäreffloreszenzen

Die wesentlichen Effloreszenzen („Hautblüten", Hauterscheinungen) sind:
- Fleck (Macula)
- Papel (Papula)
- Knötchen (Nodulus)
- Knoten (Nodus oder Tumor)
- Quaddel (Urtika)
- Bläschen (Vesicula) bzw. Blase (Bulla)
- Eiterbläschen (Pustula).

Dies alles sind sog. Primäreffloreszenzen, weil sie primär durch die zugrunde liegende Erkrankung verursacht werden und nicht erst sekundär als Folge einer sonstigen Veränderung entstehen.

Sekundäreffloreszenzen

Sekundäreffloreszenzen sind:
- Schuppe (Squama)
- Kruste (Crusta)
- Schürfung bzw. Schürfwunde (Erosion)
- Geschwür (Ulkus)
- Schrunde bzw. Riss (Rhagade, Fissur)
- Hautverdünnung (Atrophie)
- Narbe (Cicatrix).

Die Einteilung in primäre und sekundäre Effloreszenzen ist nicht immer nachvollziehbar. Beispielsweise kann ein Eiterbläschen (häufig!) *sekundär* aus einem Bläschen entstehen, und eine Schürfwunde wird eigentlich *primär* durch ein entsprechendes Trauma verursacht.

Effloreszenzen der Schleimhaut

Schleimhautspezifische Effloreszenzen sind Aphthe (Erosion bzw. Geschwür der Schleimhaut) und Leukoplakie (sog. Weißschwielenkrankheit).

3.2.2 Beschreibung der Effloreszenzen

Effloreszenzen werden nach Größe, Form, Begrenzung, Anordnung und Ausdehnung beschrieben (> Abb. 3.2). Die einzelne Effloreszenz kann in ihrem **Aussehen** anulär (ringförmig), polyzyklisch (vielbogig), linear (linienförmig), gyriert (gewunden), nummulär (münzförmig) oder landkartenartig sein. Sie kann regelmäßig oder unregelmäßig, scharf oder unscharf begrenzt sein. In ihrer **Verteilung auf der Haut** können die Effloreszenzen gruppiert (in einer Gruppe beieinander liegend), diffus (großflächig), zirkumskript (auf eine Stelle beschränkt, umschrieben),

Kriterium	Beispiel		Erläuterung
Größe			2 x 1,3 cm
Form	1		1 regelmäßig
	2		2 unregelmäßig
Begrenzung	1		1 scharf
	2		2 unscharf
Anordnung	1		1 disseminiert (ausgesät)
	2		2 gruppiert
	3		3 konfluierend
Ausdehnung	1		1 lokalisiert, regionär
	2		2 generalisiert, universell

Abb. 3.2 Beschreibung der Effloreszenzen. [12]

regionär (auf eine Körperregion beschränkt), disseminiert (unregelmäßig verteilt) oder generalisiert (die ganze Haut befallend) sein. Sie können einzeln und gut abgegrenzt nebeneinanderliegen oder miteinander verschmelzen (konfluieren).

3.2.3 Primäreffloreszenzen

Fleck

Der Fleck (Macula; ➤ Abb. 3.3) ist definiert als **Veränderung der Hautfarbe** ohne Veränderung der Hautkonsistenz. Es gibt braune Flecken aufgrund einer umschriebenen Hyperpigmen-

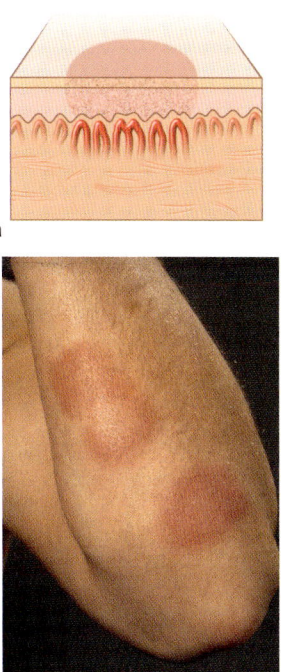

a

b

Abb. 3.3 Fleck. **a** Herdförmiger Veränderung der Hautfarbe ohne Veränderung der Hautkonsistenz. **b** Rötliche Flecke (Erytheme) am rechten Unterarm beim Erysipeloid. [12]

tierung, weiße bei der sog. Weißfleckenkrankheit (Vitiligo), rote bei umschriebener Hyperämie oder auch blaue bei einem Hämatom der Subkutis. Oft treten sie gemeinsam mit anderen Effloreszenzen, z.B. mit einer Papel, auf.

Quaddel

Die Quaddel (Urtika; ➤ Abb. 3.4) ist eine **flüchtige**, plateauartig **über das Hautniveau erhabene**, rote bzw. zumeist blasse Veränderung mit **gerötetem Randsaum**. Flüchtig heißt, dass sie zumeist nur über Minuten oder Stunden bestehen bleibt und danach wieder verschwindet. In der Regel besteht **starker Juckreiz**. Das Aussehen der Quaddeln folgt aus einer massiven Erweiterung der Gefäße im oberen Corium mit Ödembildung im Bereich der Papillarkörper. Weil das Ödem wegen der Straffheit des Coriums nicht so schnell ablaufen kann, verursacht es nicht nur die kissenartige Schwellung, sondern komprimiert auch die lokalen Blutgefäße, woraus die Blässe der Quaddeln resultiert. Im Randbereich des Ödems werden die Blutgefäße nicht komprimiert, sodass es dort zur Rötung kommt.

Quaddeln sind eine Reaktionsweise der Haut bzw. ihrer Gefäße auf innerliche oder äußerliche **Allergene** (Urtikaria ➤ 4.7.4) und in aller Regel ein Hinweis auf eine allergische **Reaktion vom Typ I**, bei dem v.a. die IgE-vermittelte Histaminausschüttung aus den Mastzellen innerhalb weniger Minuten (Sofortreaktion) umschriebene oder generalisierte Ödeme verursacht.

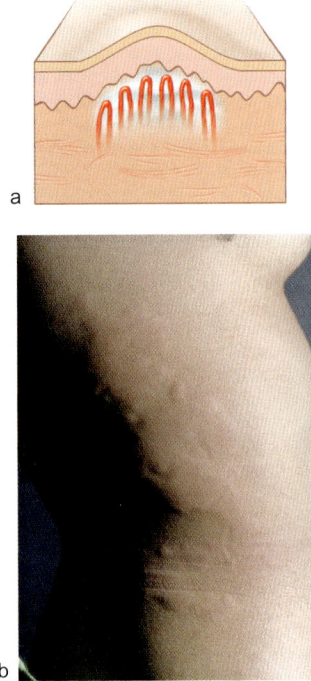

Abb. 3.4 Quaddel. **a** Plateauartig über das Hautniveau erhabene Veränderung, die durch ein umschriebenes Ödem im Bereich der Papillarkörper verursacht wird. **b** Mehrere, zum Teil einzeln stehende, zum Teil konfluierende, hautfarbene Quaddeln bei Urtikaria. [12]

Bläschen und Blase

Flüssigkeitsgefüllte Hohlräume bis 5 mm heißen Bläschen (Vesicula; ➤ Abb. 3.5); oberhalb dieser Größe spricht man von Blasen (Bulla). *Intra*epidermale Bläschen entstehen zumeist in der Stachelzellschicht durch Auflösung der Desmosomen (Akantholyse) oder durch Zugrundegehen der Zellen. *Sub*epidermale Bläschen oder Blasen liegen unterhalb der Basalmembran und können durch Beimischung von Blut auch hämorrhagisch sein.

EXKURS

Zysten sind mit Epithel ausgekleidete Hohlräume, die einen mehr oder weniger flüssigen Inhalt besitzen (Atherom, Retentionszyste). Flüssigkeitsgefüllte Hohlräume ohne Wandepithel heißen **Pseudozysten**. Sie entstehen z.B. aus der Verflüssigung eines Hämatoms oder einer Nekrose (➤ Fach Allgemeine Pathologie).

Eiterbläschen

Eiterbläschen (Pustula; ➤ Abb. 3.6) sind entsprechend ihres Namens **mit Eiter gefüllte Bläschen**. Sie können sich aufgrund einer bakteriellen Superinfektion aus Bläschen entwickeln. Die im Corium befindlichen, also subepidermalen Pusteln gehen im Allgemeinen von den Haarfollikeln aus wie bei der Follikulitis, beim Furunkel oder den Vorstufen der Schweißdrüsenabszesse.

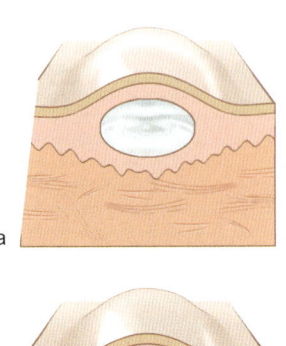

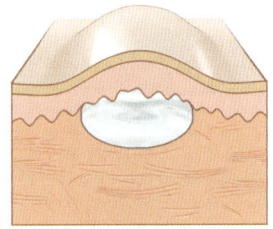

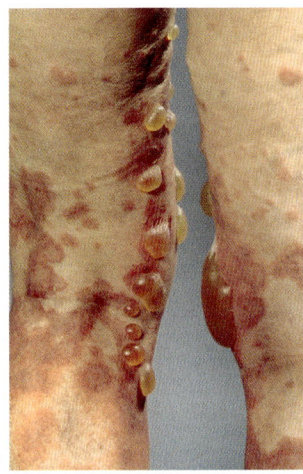

Abb. 3.5 Bläschen und Blase. **a** Intraepidermales Bläschen. **b** Subepidermales Bläschen. **c** Rote Flecke an beiden Beinen, zum Teil mit prallen Bläschen bzw. Blasen bei bullösem Pemphigoid. [12]

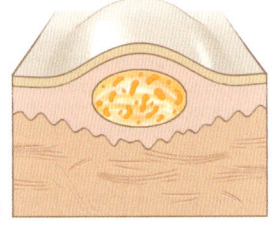

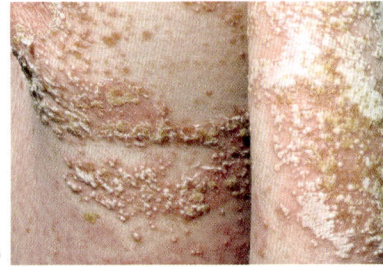

Abb. 3.6 Pustel. **a** Mit Eiter gefüllter, sichtbarer Hohlraum der Haut. **b** An Rumpf und linkem Arm sind zahlreiche, dicht stehende, teils konfluierende Pusteln auf Erythemen zu sehen. [12]

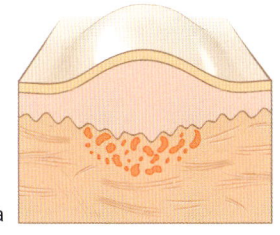

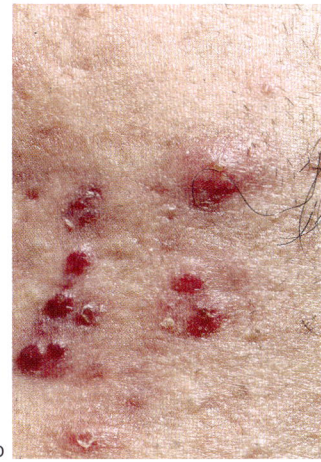

Abb. 3.7 Papel. **a** Umschriebene, feste Verdickung der Haut durch Zellvermehrung oder Ablagerung fester Substanzen. **b** An der Wange gerötete Knötchen unterschiedlicher Größe mit vereinzelter beginnender Schuppen- bzw. Krustenbildung bei papulöser Acne vulgaris. [12]

Knötchen und Knoten

Die Papel (Papula, Knötchen oder Nodulus; ➤ Abb. 3.7) ist eine bis zu 5 mm große **Gewebevermehrung** – entweder der Epidermis, der Hornschicht oder des Coriums. Zusammengesetzte Papeln zeigen oft eine verbreiterte Epidermis sowie ein entzündliches Infiltrat im oberen Corium. Die Psoriasis (Schuppenflechte) besteht aus nebeneinanderliegenden, konfluierenden Papeln, wodurch ganze Herde (Plaques) entstehen. Der Knoten (Nodus, Tumor) ist praktisch „die Fortsetzung der Papeln", also eine wenig bis deutlich größere (> 5 mm), umschriebene, solide Gewebevermehrung.

3.2.4 Sekundäreffloreszenzen

Kruste

Die Kruste (Crusta; ➤ Abb. 3.8) bildet sich **nach oberflächlichen Hautdefekten** und besteht aus eingetrocknetem Blut oder Plasma mit darin enthaltenen Zelltrümmern. Zumeist entsteht sie in der Folge einer Erosion oder einer Wunde.

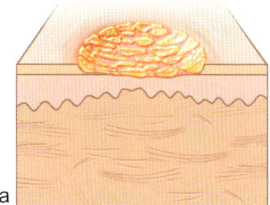

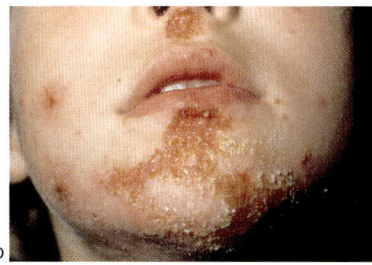

Abb. 3.8 Kruste. **a** Die Kruste ist eingetrocknetes Sekret und entsteht meist auf Erosionen. Je nach Beimengung können sich auch gelblich-eitrige bzw. hämorrhagische Krusten bilden. **b** In der unteren Gesichtshälfte sind gelbliche Krusten durch eingetrocknetes Sekret auf Erosionen zu sehen. [12]

Schuppe

Die Schuppe (Squama; ➤ Abb. 3.9) bildet sich aufgrund einer **Verhornungsstörung** – entweder als fest haftende orthokeratotische Schuppe mit regulärer, aber verbreiterter Hornschicht (z.B. Schwiele) oder als überstürzte und fehlerhafte parakeratotische Schuppe, die sich dann wie bei der Schuppenflechte relativ leicht ablösen lässt.

EXKURS

Eine **Keratose** oder **Hyperkeratose** ist eine Verhornungsstörung der Haut, bei der es zu einer Verdickung der Hornschicht kommt. Es bilden sich fest haftende Auflagerungen von Hornzellen, die flächenhaft, umschrieben oder auch follikulär angeordnet sein können (➤ Abb. 3.10).

Schürfung

Die Schürfwunde (Erosion; ➤ Abb. 3.11) ist definitionsgemäß ein **Hautdefekt**, der **auf die Epidermis beschränkt** ist. Trotz aller Definitionen zeigt sie aber doch zumeist kleine, punktförmige Blutungen, die beweisend dafür stehen, dass das Corium im Bereich der Papillarkörper in Mitleidenschaft gezogen worden ist. Schürfwunden **heilen ohne Narbenbildung**, weil die Neubildung der Epidermis durch das im Wesentlichen unversehrte Stratum basale regelrecht erfolgen kann.

EXKURS

Man kann der Erosion die **Exkoriation** gegenüberstellen, bei der die Schürfung eindeutig bis in den Bereich der Papillen reicht. Hier finden sich zahlreiche punktförmige Blutungen neben Bezirken, die oberhalb der Basalmembran getroffen wurden und daher keinen Blutaustritt aufweisen. Auch Exkoriationen heilen üblicherweise ohne Narbenbildung.

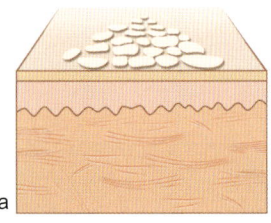

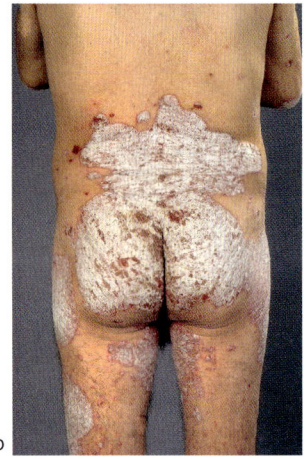

Abb. 3.9 Schuppen. **a** Schuppen sind Auflagerungen aus ablösbaren bzw. sich selbst ablösenden Hornzellkomplexen in unterschiedlichen Formen und Größen. **b** An Rumpf und Extremitäten haben sich bei einer Psoriasis vulgaris scharf begrenzte Herde mit weißlicher, plättchenförmiger Schuppung auf durchscheinendem geröteten Grund gebildet. [12]

Geschwür

Das Geschwür (Ulkus; ➤ Abb. 3.12, ➤ Abb. 3.13) bezeichnet einen **größeren Defekt** mit breiter **Eröffnung des Coriums** oder sogar der Subkutis. Die Epidermis fehlt, sodass das coriale bzw. subkutane Gewebe frei und ungeschützt ist. Die Folge ist stets eine bakterielle Besiedelung, sodass der Geschwürsgrund schmierig-eitrig belegt und teilweise nekrotisch ist (➤ Fach allgemeine Pathologie). Das erste therapeutische Ziel besteht darin, die Wunde, z.B. mit Iodsalbe, sauber zu bekommen, sodass sich ein ungestörtes Granulationsgewebe bilden kann (➤ Fach allgemeine Pathologie). Die optimierte Behandlung eines Unterschenkelgeschwürs (Ulcus cruris) mit Varidase®, Zucker und Kompressionsverband wird im ➤ Fach Herz-Kreislauf-System besprochen. Geschwüre heilen immer unter **Narbenbildung**.

E X K U R S

Der grundlegende **Unterschied** zwischen einer **Wunde** und einem **Geschwür** besteht darin, dass die Wunde durch ein Trauma im Bereich einer gesunden, nicht vorgeschädigten Haut entsteht, während das Geschwür aus einer Wunde in vorgeschädigter Haut oder sekundär durch die bakterielle Infektion einer Wunde entsteht oder dadurch, dass ein Hautbezirk aufbricht, weil er nicht mehr durchblutet wird oder auf andere Art geschädigt ist. Wunden durch tiefe Verbrennungen oder durch Verätzungen mit Laugen oder starken Säuren führen immer zu Ulzerationen, bevor sie unter Narbenbildung abheilen.

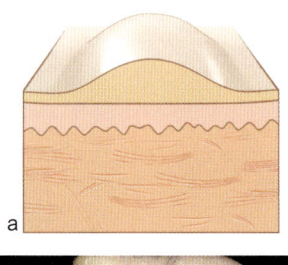

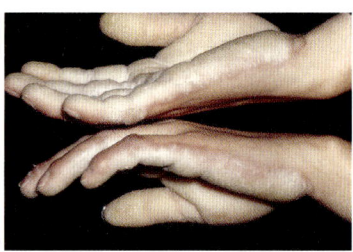

Abb. 3.10 Keratose. **a** Fest haftende Auflagerung von Hornzellen. **b** An Handinnenflächen und seitlichen Hand- bzw. Fingerkanten flächenhafte, weißliche Keratose mit rötlichem Randsaum bei Keratoma palmoplantare. [12]

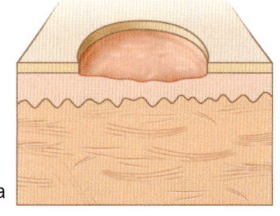

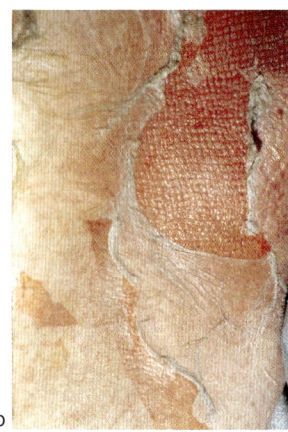

Abb. 3.11 Erosion. **a** Der epidermale Substanzdefekt kann einige oder alle Schichten der Epidermis umfassen. **b** Großflächige Erosionen am Rumpf, die zum Teil noch von der abgelösten und zusammengeschobenen Epidermis bedeckt sind. [12]

Schrunde, Rhagade und Fissur

Schrunden oder Rhagaden (➤ Abb. 3.14) sind **spaltförmige Risse** in Epidermis und Corium einer vorgeschädigten bzw. besonders trockenen Haut, aus denen es bluten kann. In diesem Fall bildet sich eine hämorrhagische Kruste. An nicht verhornenden Haut- bzw. Schleimhautregionen wird ein solcher Riss als Fissur bezeichnet.

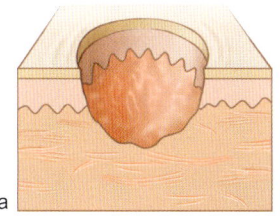

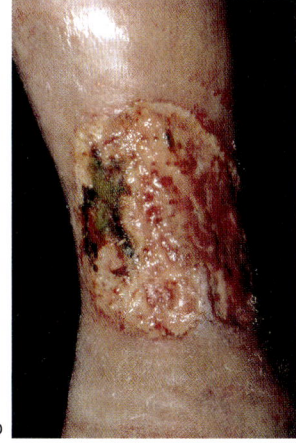

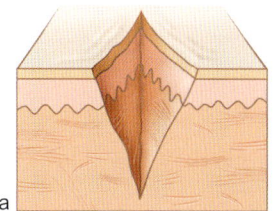

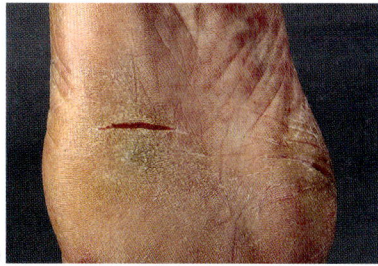

Abb. 3.14 Rhagade. **a** Schmerzhafter Einriss gedehnter, aber unelastischer, meist stark verhornter Haut, der bis in die Dermis reicht. **b** Schnittförmiger, bis ins obere Corium reichender Einriss der stärker verhornten, hyperkeratotischen Haut. [12]

Abb. 3.12 Geschwür. **a** Tief reichender Substanzdefekt der vorgeschädigten Haut mit schlechter Heilungstendenz. **b** Großflächiges Ulkus an der Vorderseite des Unterschenkels mit leicht gerötetem Rand und zum Teil rötlichem, zum Teil schmierig-gelblich belegtem oder schwärzlich-nekrotischem Ulkusgrund. [12]

EXKURS

Fisteln sind Verbindungsgänge zwischen Hohlorganen oder Körperhöhlen (innere Fisteln) oder zwischen einem Organ bzw. Hohlraum und der Körperoberfläche (äußere Fistel). Sie können angeboren oder, z.B. infolge Eiterungen oder Tumoren, erworben sein.

Narbe

Narben (Cicatrix; ➤ Abb. 3.15) entstehen aus traumatischen Hautdefekten (➤ 2.6) oder aus heilenden Geschwüren oder nach tief reichenden und gewebezerstörenden Entzündungen, z.B. durch Bakterien. Ein Defekt wie die Erosion, bei der die Basalzellschicht intakt bleibt, heilt ohne Narbenbildung. Ist die **Basalzellschicht zerstört**, bildet sich immer eine Narbe, weil hier keine reguläre Epidermis und kein reguläres Corium nachgebildet werden kann. Narben bestehen aus einem Bindegewebe mit wenig Grundsubstanz und damit auch wenig Wassergehalt und einem besonders großen Anteil an Kollagenfasern. Sie sind sehr derb und widerstandsfähig.

HINWEIS DES AUTORS

Narben können je nach ihrer Einbindung in den Verlauf eines Meridians schwere Störungen des Allgemeinbefindens verursachen. Man sollte daran denken und z.B. einen Versuch durch „Ausspritzen" mit Lokalanästhetika unternehmen. Intrakutane Injektionen mit niedrig konzentrierten Lokalanästhetika sind dem Heilpraktiker erlaubt.

EXKURS

Caro luxurians („wildes Fleisch") ist die Bezeichnung für eine **überschießende Bildung von Granulationsgewebe** über das Hautniveau hinaus. Es kann vom umgebenden Epidermisgewebe nicht mehr überhäutet werden. Dieses überschießende Gewebe muss entfernt werden, damit eine endgültige Überhäutung und Heilung möglich wird. Dies geschieht bevorzugt mittels Ätzstiften (Silbernitrat), die das überschießende Gewebe regelrecht „verkochen". Ungeachtet der heftigen Lokalreaktion und des Geruchs nach verkohltem Gewebe entstehen für den Patienten keine Schmerzen, weil Granulationsgewebe nicht innerviert ist.

Aus einer entstehenden Narbe heraus kann sich ein sog. **Keloid (= Wulstnarbe)** entwickeln. Das Keloid gehört zu den (systemi-

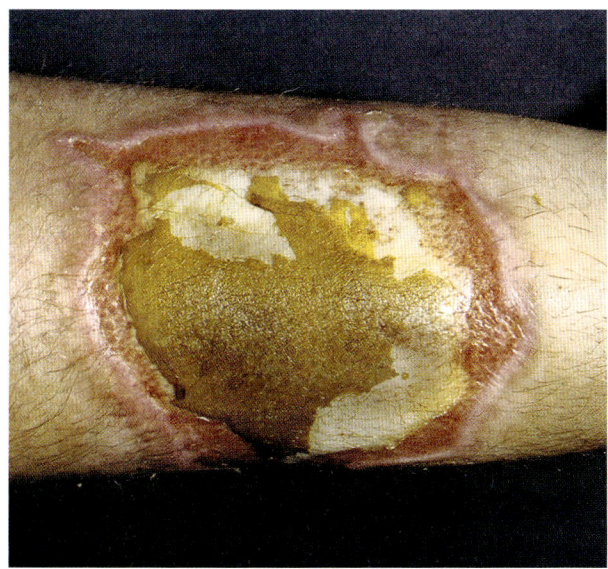

Abb. 3.13 Handtellergroßes, scharf begrenztes Ulkus am linken Unterarm mit entzündlich infiltriertem Rand, anschließender Granulationszone und zentraler bräunlicher Nekrose (Koagulationsnekrose) mit aufgelagerten weiß-gelben Gewebsresten nach Verätzung mit Salpetersäure. [12]

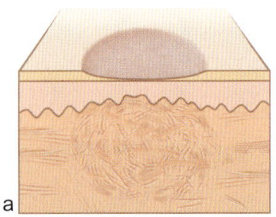

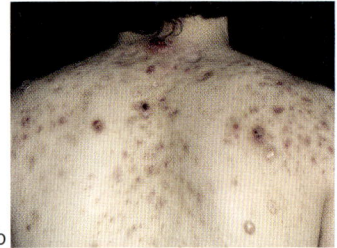

Abb. 3.15 Narbe. **a** Defektheilung, zum Teil mit Atrophie (atrophische Narbe), zum Teil mit Hypertrophie (hypertrophische Narbe). **b** Zahlreiche disseminierte, meist bräunlich gefärbte Närbchen, daneben entzündliche Papeln und hautfarbene Knoten bei Acne conglobata. [12]

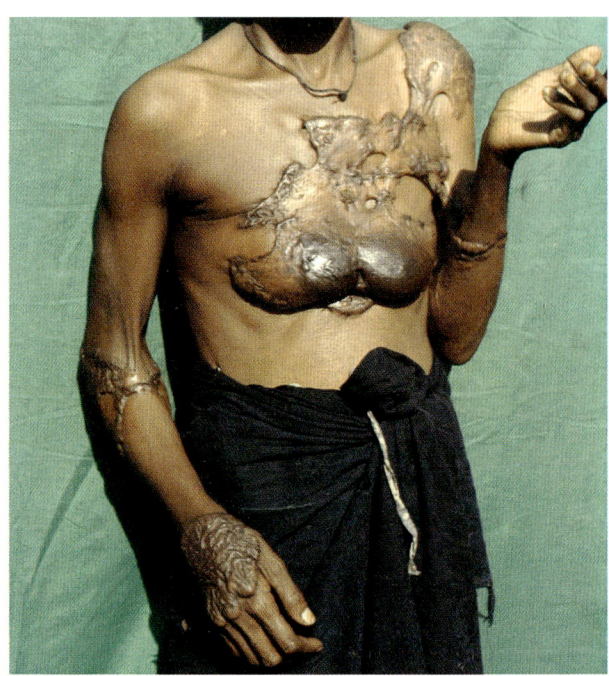

Abb. 3.17 Keloid nach Verbrennung. Ausgedehnte Keloidbildung an Oberkörper und Armen mit narbiger Fixierung des linken Arms am Thorax, plattenartiger Verwachsung beider Mammae, Streckhemmung im rechten Ellenbogengelenk und plattenartigem Keloid am rechten Handrücken. [12]

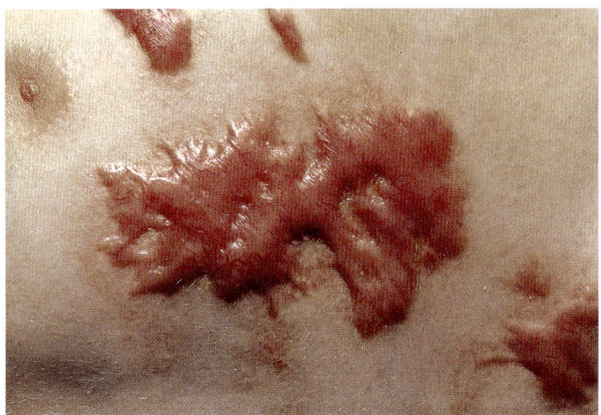

Abb. 3.16 Keloide nach Verbrennung. Scharf, aber unregelmäßig-bizarr begrenzte Streifen bzw. plattenartige, verdickte, gerötete Hautherde im Brust- und Prästernalbereich mit deutlichem Berührungs- und Druckschmerz. [12]

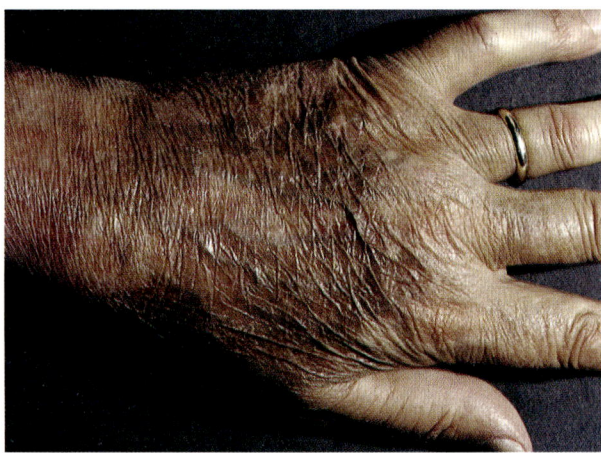

Abb. 3.18 Hautatrophie nach (oraler) Kortikoidtherapie. Extrem ausgeprägte Hautatrophie mit zigarettenpapierartiger Fältelung sowie hyper- und hypopigmentierten Arealen am Handrücken. [12]

schen) **Wundheilungsstörungen** und ist eine Wucherung aus Bindegewebe über das Hautniveau hinaus, die auch zuvor unbeteiligtes Gewebe im Randbereich der Narbe einbeziehen kann (➤ Abb. 3.16, ➤ Abb. 3.17). Es gibt ganze Familien oder Volksstämme, aber auch einzelne Menschen, die zu einer Keloidbildung, u.a. aus einer Operationsnaht heraus, neigen. Andererseits gibt es Verletzungsarten wie Brandwunden oder Verätzungen durch Säuren oder Laugen, die auch ohne entsprechende Veranlagungen besonders häufig Keloide nach sich ziehen.

Atrophie

Eine Hautatrophie (➤ Abb. 3.18, ➤ Fach Allgemeine Pathologie) ist eine **Verdünnung der Haut** bzw. ihrer Schichten. Sie betrifft entweder die Epidermis oder die tieferen Schichten einschließlich der Anhangsgebilde oder beide. Eine Abflachung der Epidermis tritt meist im Alter ein. Krankheiten wie die Sklerodermie führen zu einem Schwund und zu einer Umwandlung des Bindegewebes. Auch ein Dauerdruck (Gips, Bettlägerigkeit) oder eine länger dauernde lokale bzw. hochdosierte systemische Kortikoidtherapie können zur Atrophie führen.

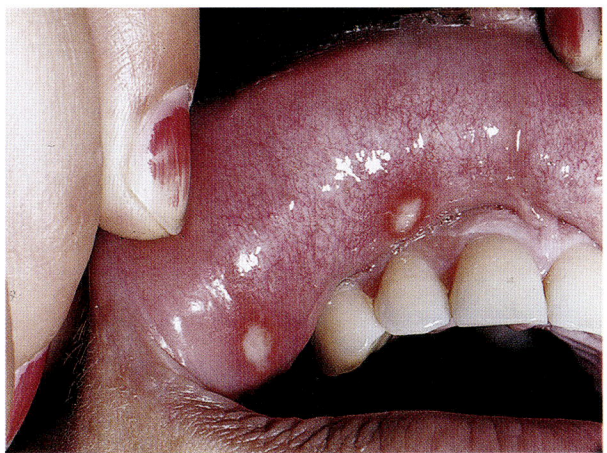

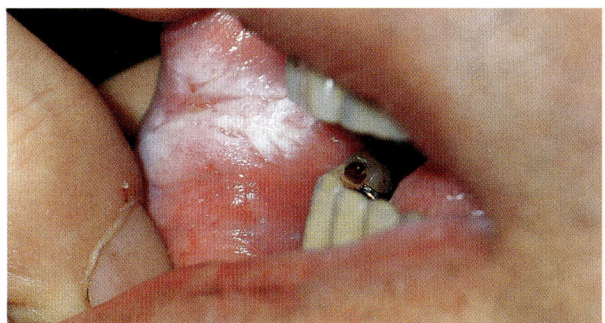

Abb. 3.20 Leukoplakie. Scharf begrenzter, dreieckiger, nicht abstreifbarer weißlicher Herd an der rechten Mundwinkelinnenseite, im vorderen Teil flach, im hinteren Teil unregelmäßig erhaben. [12]

Abb. 3.19 Aphthen. Zwei etwa linsengroße gelbliche Herde mit gerötetem Hof an der Innenseite der Oberlippe. [12]

3.2.5 Effloreszenzen der Schleimhäute

Aphthen

Aphthen (➤ Abb. 3.19) sind **flache Geschwüre oder Erosionen** der Schleimhäute, zumeist des Mundes. Ihre Größe liegt bei 2–5 mm. Der Geschwürsgrund ist gelblich-fibrinös belegt. Die Umgebung ist entzündlich gerötet. Zumeist sind sie sehr schmerzhaft. Da sie nicht sehr weit in die Tiefe reichen, heilen sie im Allgemeinen ohne Narbenbildung.

Leukoplakie

Unter Leukoplakie (➤ Abb. 3.20) versteht man eine **weiße** (leukos) **Platte** (Plakos) auf einer Schleimhaut. Sie stellt eine Metaplasie, also **Präkanzerose** dar – d.h., es besteht eine gewisse Wahrscheinlichkeit einer späteren malignen Entartung. Leukoplakien sollten also immer exzidiert oder zumindest abgeklärt und beobachtet werden.

Leukoplakien sind Schleimhautbereiche, die „regelwidrig" verhornen. Es handelt sich zumeist um ein chronisch gereiztes Schleimhautareal, z.B. bei Pfeifenrauchern in der Mundschleimhaut, das sich durch eine Umwandlung und Hornbildung gegen die chronische Druckbelastung „zur Wehr" setzt. Von der Candidose der Schleimhaut lässt sich die Leukoplakie dadurch abgrenzen, dass der weiße Belag mit dem Spatel nicht abgestreift werden kann.

3.3 Hauttonus und Hautturgor

Weitere Beurteilungsmöglichkeiten der Haut bzw. auch des Allgemeinbefindens liefern Hauttonus und Hautturgor.

Hauttonus

Mit Tonus meint man die **Spannung im Gewebe**, die v.a. vom Zustand des Coriums abhängt. Aufgebaut wird sie durch Anordnung und relative Menge zwischen kollagenen und elastischen Fasern.

Hautturgor

Der Turgor ist überwiegend vom Wassergehalt des Gewebes abhängig. Die **Exsikkose** führt zur Austrocknung des Gewebes, die u.a. daran erkennbar wird, dass eine abgehobene Hautfalte an Arm oder Bauch nur langsam wieder verstreicht. Die Augen sind wegen des wasserarmen Gewebes (auch retrobulbär) haloniert (eingesunken und von ringförmigen Schatten umgeben).

ACHTUNG

Auch eine atrophierte, an elastischen Fasern verarmte Haut kann das Stehenbleiben einer abgehobenen Hautfalte bewirken, sodass Tonus und Turgor in ihrer Beurteilbarkeit nicht immer gut voneinander zu trennen sind.

KAPITEL

4 Krankheitsbilder

In ➤ Tab. 4.1 sind die Hauterkrankungen nach Prüfungs- und Praxisrelevanz eingestuft.

Tab. 4.1 Bedeutung der dermatologischen Krankheitsbilder für Prüfung und Praxis.

Besonders prüfungsrelevant	Prüfungsrelevant	Etwas prüfungsrelevant	Praxisrelevant
Angeborene Hauterkrankungen (➤ 4.1)			
		• Ichthyosis • Morbus Recklinghausen	• Ehlers-Danlos-Syndrom
Viruserkrankungen der Haut (➤ 4.2)			
• Varizellen • Herpes zoster	• Herpes simplex		• Warzen
Bakterielle Hauterkrankungen (➤ 4.3)			
• Impetigo contagiosa • Erysipel	• Abszess • Furunkel	• Karbunkel • Phlegmone	• Erysipeloid • Panaritium, Paronychie • Erythrasma • Hauttuberkulose
Hautmykosen (➤ 4.4)			
	• Candidose		• Pityriasis versicolor • Dermatomykosen • seborrhoisches Ekzem
Parasitosen der Haut (➤ 4.5)			
• Skabies (Milben) • Borreliose (Zecken)	• Läuse		• Flöhe • Wanzen
Hautschäden durch Wärme oder Kälte (➤ 4.6)			
• Verbrennung			• Sonnenbrand • Erfrierung • polymorphe Lichtdermatose
Toxische und allergische Ekzeme (➤ 4.7)			
		• atopisches Ekzem (Neurodermitis) • Urtikaria/Dermographismus	• Kontaktekzem • dyshidrotisches Ekzem
Hauterscheinungen bei Stoffwechselkrankheiten (➤ 4.8)			
		• Xanthome, Xanthelasmen • Myxödem • Necrobiosis lipoidica	
Entzündliche, hyperkeratotische Hauterkrankungen (➤ 4.9)			
• Psoriasis			• Pityriasis rosea
Papulöse Hauterkrankungen (➤ 4.10)			
			• Rosazea/Rhinophym • periorale Dermatitis
Erkrankungen des Bindegewebes (➤ 4.11)			
		• Sklerodermie	• Lupus erythematodes
Erkrankungen der Nägel (➤ 4.12)			
			x
Erkrankungen der Talgdrüsen (➤ 4.13)			
		• Acne vulgaris	

Tab. 4.1 Bedeutung der dermatologischen Krankheitsbilder für Prüfung und Praxis. (Forts.)

Besonders prüfungsrelevant	Prüfungsrelevant	Etwas prüfungsrelevant	Praxisrelevant
Erkrankungen der Schleimhäute (➤ 4.14)			
	• Aphthen	• Mundwinkelrhagaden	
Tumoren und Fehlbildungen der Haut (➤ 4.15)			
• Basaliom • malignes Melanom		• Nävus • Spinaliom • Fibrom • Hämangiom	• Lipom • Vitiligo • aktinische Keratose • Alterswarze (seborrhoische Warze)
Cellulite (➤ 4.16)			
			x
Dekubitus (➤ 4.17)			
		x	

4.1 Angeborene Hauterkrankungen

4.1.1 Ichthyosis

Die Ichthyosis ist durch eine **verzögerte Hornabstoßung** gekennzeichnet. Es gibt verschiedene Formen. Die häufigste ist die Ichthyosis vulgaris (Fischschuppenkrankheit), welche gleichzeitig die häufigste angeborene Hauterkrankung überhaupt darstellt. In Deutschland sind mehr als 300.000 Menschen betroffen.

Krankheitsentstehung

Die Erkrankung wird **autosomal dominant** vererbt. Dies bedeutet, dass die Mutation auf einem der 22 „Nicht-Geschlechtschromosomen-Paare" (= Autosomen) liegt und bereits dann in Erscheinung tritt, wenn nur eines der beiden Chromosomen defekt und das andere vollkommen gesund ist.

Histologisch besteht ein **Defekt in der Bildung des Keratohyalins**, sodass in der Epidermis das Stratum granulosum infolge der fehlenden Granula nicht erkennbar ist.

Symptomatik

Die Reaktion der Epidermis besteht in einer **Hyperkeratose**, wodurch die fehlerhaften Hornlamellen vermehrt gebildet werden, gleichzeitig aber auch nicht so leicht abgestoßen werden können (➤ Abb. 4.1). Die Haut der Patienten ist übersät mit gelblich-bräunlichen Schuppenplatten, wobei die Beugeseiten der Extremitätengelenke teilweise ausgespart bleiben. Auch die Talg- und Schweißsekretion ist gestört, wodurch es an heißen Sommertagen zur **Hyperthermie** bis hin zum Kreislaufkollaps kommen kann. Patienten mit Ichthyosis leiden sehr häufig gleichzeitig an einer Atopie.

Therapie

Die rein symptomatische Therapie besteht in einer hochdosierten **Vitamin-A-Zufuhr** bzw. äußerlich in **schuppenlösen-**

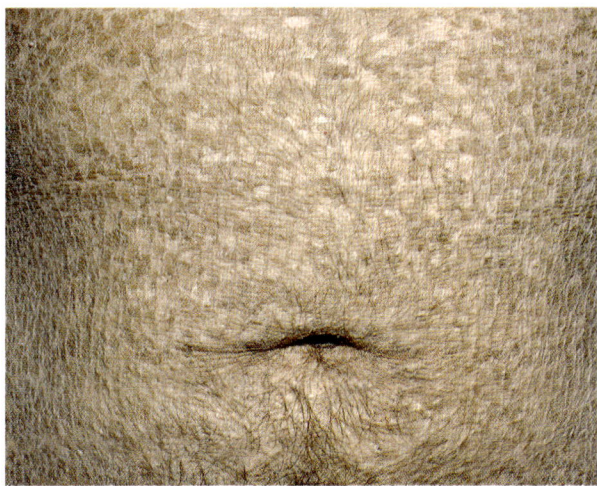

Abb. 4.1 Ichthyosis vulgaris. Gelblich-bräunliche, zentral fest haftende, schildförmige Schuppen mit abgehobenem Schuppenrand. Flächenhafter Befall der gesamten Haut mit Ausnahme von Gesicht, Gelenkbeugen, Handflächen und Fußsohlen. [12]

den Salben mit konzentriertem Harnstoff, Salizylsäure, Kochsalz oder Milchsäure sowie Bädern mit Kleie, Kochsalz oder Badeölen. Zusätzlich lassen sich die Schuppen beim Baden mechanisch durch Schwämme oder Mikrofasertücher entfernen.

Zusammenfassung
Ichthyosis vulgaris: häufigste kongenitale Hauterkrankung
• **Ursache:** Bildung von fehlerhaftem Keratohyalin
• **Symptome:**
  – Hyperkeratose mit gelblich-bräunlichen, fest haftenden Schuppenplatten
  – Störung der Talg- und Schweißproduktion → Hyperthermie
• **Therapie:** schuppenlösende Externa

4.1.2 Ehlers-Danlos-Syndrom

Das Ehlers-Danlos-Syndrom ist eine angeborene **Erkrankung des Bindegewebes**, von der es diverse Untertypen gibt. Allen gemeinsam ist eine verdünnte Haut mit Verarmung an Kollagenfasern und kompensatorischer **Vermehrung der elastischen Fasern**. Besonders die Fibrillenbildung des Kollagens ist gestört.

Symptomatik

Das sichtbare Resultat besteht in einer massiv **überdehnbaren Haut** (➤ Abb. 4.2), **überstreckbaren Gelenken** (➤ Abb. 4.3), schlechter Heilungstendenz bei Hautwunden sowie Erkrankungen des Bewegungsapparats infolge allgemeiner „Nachgiebigkeit" (Kyphose, Skoliose, Senk-Spreiz-Füße).

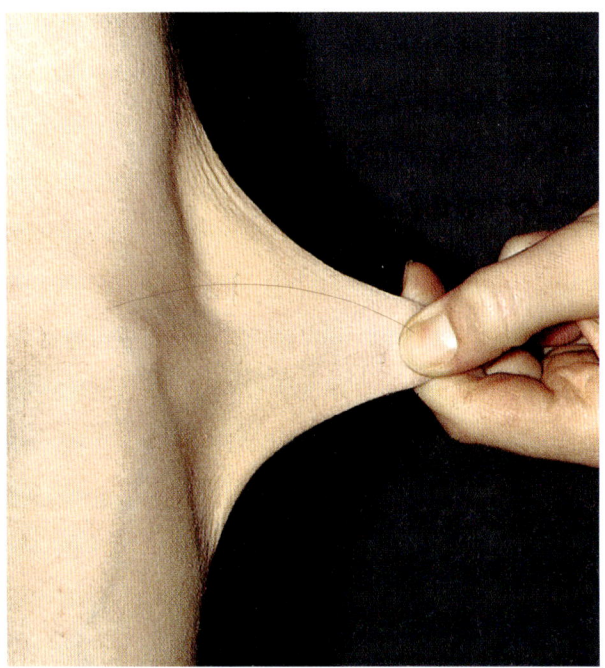

Abb. 4.2 Ehlers-Danlos-Syndrom mit abnormer Dehnbarkeit der Haut. [12]

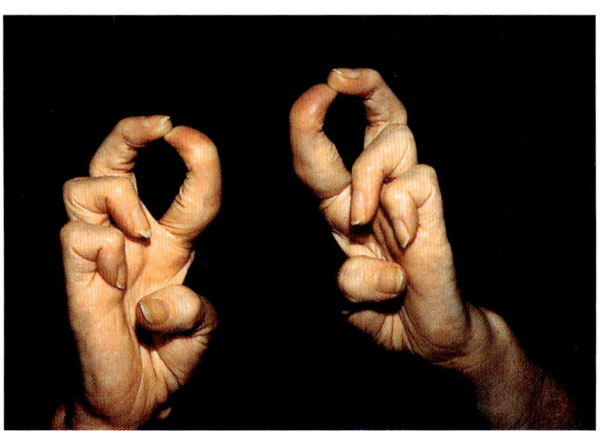

Abb. 4.3 Ehlers-Danlos-Syndrom mit Überstreckbarkeit der Gelenke. [11]

Therapie

Die Ursache der Erkrankung kann **nicht therapiert** werden.

Zusammenfassung

Ehlers-Danlos-Syndrom: angeborener Kollagendefekt
- **Symptome:**
  - überdehnbare Haut
  - überstreckbare Gelenke
  - Wundheilungsstörungen
- **Therapie:** ursächlich nicht möglich

4.1.3 Morbus Recklinghausen (Neurofibromatose Recklinghausen)

Die Recklinghausen-Krankheit (Neurofibromatose Recklinghausen bzw. Neurofibromatosis generalisata) wird **autosomal dominant vererbt** und kommt gar nicht so selten vor (1 : 3000 Geburten). Häufig entsteht sie aber auch als Neumutation. Es gibt diverse Untertypen. Die häufigste Form betrifft einen Defekt auf Chromosom 17.

Allen gemeinsam ist der **generalisierte Befall des Nervensystems und der Haut**. Auch Knochen und Augen zeigen häufig Veränderungen. Gehirntumoren sind möglich (z.B. Akustikusneurinome). Erkrankungen, die u.a. **Haut und Nervensystem** betreffen, werden ganz allgemein zu den **Phakomatosen** gerechnet. Phakomatosen wie die Neurofibromatosis generalisata sind also genau genommen keine Haut-, sondern **systemische Erkrankungen**.

HINWEIS PRÜFUNG

Die Neurofibromatose Recklinghausen hat mit dem Morbus Recklinghausen des Knochens (= Osteodystrophia fibrosa generalisata) bei Hyperparathyreoidismus nichts zu tun (➤ Fach Stoffwechsel).

Symptomatik

Die Haut ist übersät mit **braunen Flecken** – Nävuszellnävi, Café-au-lait-Flecken („Milchkaffeeflecken") und anderen. Daneben entstehen zumeist erst ab der Pubertät zahlreiche **Hauttumoren** – Hämangiome, Lymphangiome und v.a. kleine bis riesengroße, hautfarbene bis bläuliche, breitbasige oder gestielte Neurofibrome (➤ Abb. 4.4). Diese **Neurofibrome** gibt es auch an inneren Organen einschließlich der Nervenwurzeln, bei denen sie neurologische Symptome verursachen. Die Tumoren nehmen im Lauf des Lebens an Zahl und Größe zu (➤ Abb. 4.5). Primär sind sie benigne, doch gibt es speziell bei den Neurofibromen ein Risiko von ca. 5% für eine Entartung zum Neurofibrosarkom.

Die häufigste Begleitkomplikation des Morbus Recklinghausen besteht in einer **Lernschwäche** der betroffenen Kinder.

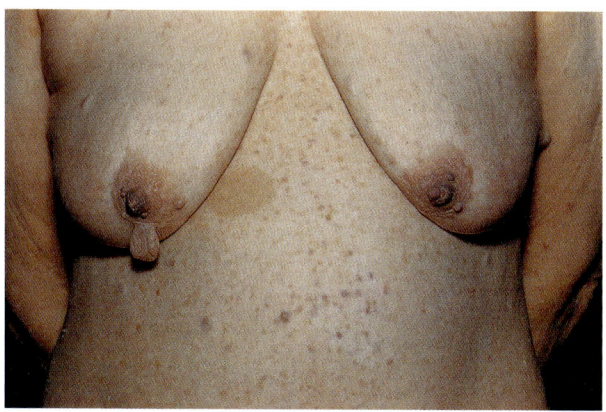

Abb. 4.4 Neurofibromatose Recklinghausen mit Neurofibromen und Café-au-lait-Fleck. [5]

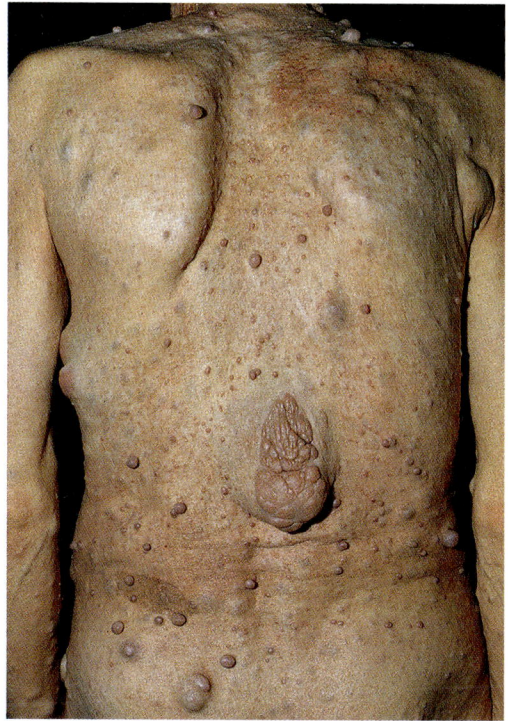

Abb. 4.5 Bei der Neurofibromatose Recklinghausen finden sich am gesamten Körper mit Betonung des Rumpfes zahlreiche disseminierte Neurofibrome, kleinpapulös bis tumorös, bräunlich bis bläulich durchschimmernd. [12]

Therapie

Eine Therapie gibt es nicht. Die besonders störenden oder potenziell gefährlichen Tumoren können **exzidiert** werden.

Zusammenfassung

Morbus Recklinghausen: häufige, autosomal dominant vererbte Systemerkrankung von Haut, Nervensystem und Knochen

- **Symptome:**
  - Café-au-lait-Flecken
  - Neurofibrome mit Risiko maligner Entartung

- Hämangiome, Lymphangiome
- nervale Störungen
- Lernschwäche im Kindesalter
- **Therapie:** Exzision der Tumoren

4.2 Viruserkrankungen der Haut

4.2.1 Warzen

Krankheitsentstehung

Warzen entstehen durch eine Infektion mit dem **humanen (menschlichen) Papilloma-Virus (HPV)**, von dem zahlreiche unterschiedliche Typen bekannt sind, die durchnummeriert werden (nicht prüfungsrelevant): Vulgäre Warzen werden von HPV 2, 4, 26, 28 usw. verursacht, plane Warzen von HPV 3, 10 und 27, Dornwarzen von HPV 1, 2 und 4 und spitze Kondylome u.a. von HPV 6, 11, 40 und 42. Ausnahme sind die **Dellwarzen**, die nicht durch HP-Viren, sondern durch ein **Virus** aus der **Pockengruppe** hervorgerufen werden.

HINWEIS PRÜFUNG

Welcher HPV-Typ welche Warzen hervorruft, braucht niemand auswendig zu lernen.

Übertragen werden die Viren durch **direkten Kontakt** mit der Haut oder Schleimhaut – entweder über Mikrotraumen oder sogar über die unverletzte Haut. Sie vermehren sich dann bevorzugt in den Zellen des Stratum basale.

EXKURS

Karzinome an Gebärmutterhals, Vulva und Penis werden durch einzelne Subtypen von **HP-Viren** verursacht. Seit 2006 gibt es einen Totimpfstoff (Gardasil®) gegen die HPV-Subtypen 6, 11, 16 und 18, der seit Sommer 2007 als empfohlene vorbeugende **Impfung** im STIKO-Impfkalender enthalten ist (zunächst nur für Mädchen zwischen 12 und 17 Jahren). Der alternativ empfohlene Impfstoff Cervarix® enthält lediglich die beiden wichtigsten Subtypen 16 und 18. HPV 16 und 18 sind für rund 70% der Zervixkarzinome verantwortlich. Dies bedeutet, dass etwa 30% der Karzinome durch die aktuellen Impfstoffe nicht vorgebeugt wird, die **Vorsorge also weiterhin dringend notwendig** ist.

Symptomatik

Allgemein verursachen HP-Viren eine Akanthose, Papillomatose und Hyperkeratose der Haut. In zahlreichen Epidermiszellen finden sich Vakuolen. **Akanthose** ist eine Verdickung des Stratum spinosum, **Papillomatose** bedeutet Verdickung von Epidermis und Corium insgesamt. Warzen sind also Papeln oder Tumoren, die aus verdickten und vermehrten Epidermisschichten und corialem Bindegewebe bestehen und an ihrer Oberfläche **hyperkeratotisch** sind. Sie unterscheiden sich im Aussehen und der bevorzugten Lokalisation (➤ Tab. 4.2).

Vulgäre Warzen

Vulgäre Warzen (Verrucae vulgares; ➤ Abb. 4.6, ➤ Abb. 4.7) besitzen eine zunächst glatte und später höckerige Oberfläche. Sie finden sich solitär oder multipel v.a. an **freien Hautpartien** wie Händen und Füßen sowie im Gesicht.

Plane Warzen

Plane Warzen (Verrucae planae juveniles; ➤ Abb. 4.8) sind hautfarben oder bräunlich und sehr flach, sie überragen kaum das Hautniveau. Bevorzugt kommen sie bei **Kindern und Jugendlichen** im Gesicht und am Handrücken vor.

Gestielte Warzen

Die gestielten, filiformen Warzen sind eine Sonderform, die besonders am **Hals** auftritt und mit einem Fibroma pendulans (➤ 4.15.6) verwechselt werden kann.

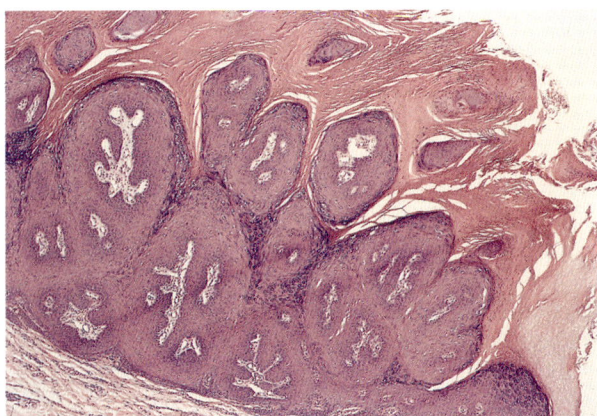

Abb. 4.6 Verruca vulgaris im histologischen Bild. Exophytische papillomatöse Hyperplasie der Epidermis. Die Keratinozyten des Stratum granulosum sind vakuolisiert. Eine mächtige Parahyperkeratose ist aufgelagert. [12]

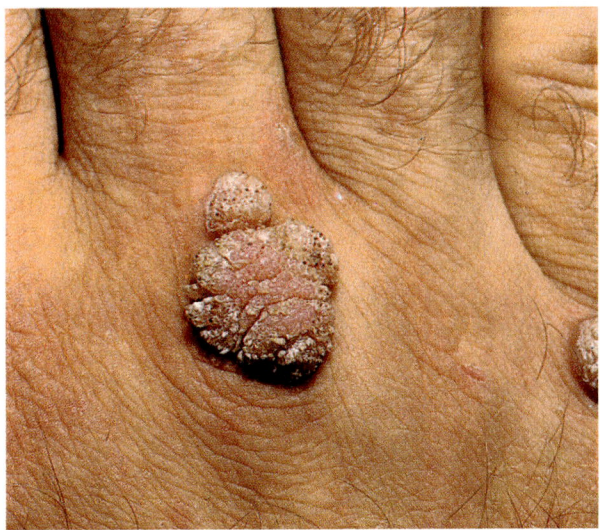

Abb. 4.7 Verruca vulgaris. Etwa 1 × 1,5 cm großer, derber, keratotischer Tumor mit verruköser Oberfläche und punktförmigen Hämorrhagien über dem Grundgelenk des rechten Mittelfingers. Am Bildrand ist ein weiterer Herd zu sehen. [12]

Dornwarzen

Die Dornwarzen (**Plantarwarzen**, Verrucae plantares; ➤ Abb. 4.9) kommen, wie ihr Name besagt, an den **Fußsohlen** (Plantae), sehr selten auch an den Handtellern vor. Sie bilden lange Zapfen („Dornen") in die Tiefe, die man gut tasten kann und die beim Gehen schmerzen.

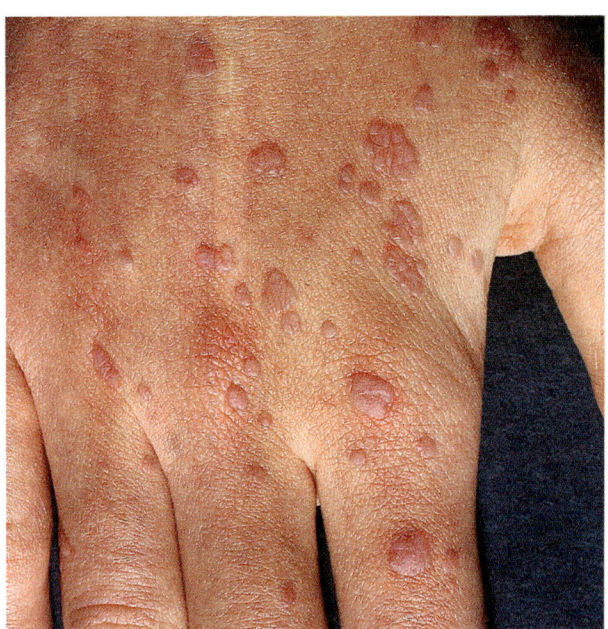

Abb. 4.8 Plane Warzen. Zahlreiche, zum Teil einzeln stehende, zum Teil konfluierende, scharf begrenzte, rosafarbene, plane Papeln mit stumpfer Oberfläche am rechten Handrücken. [12]

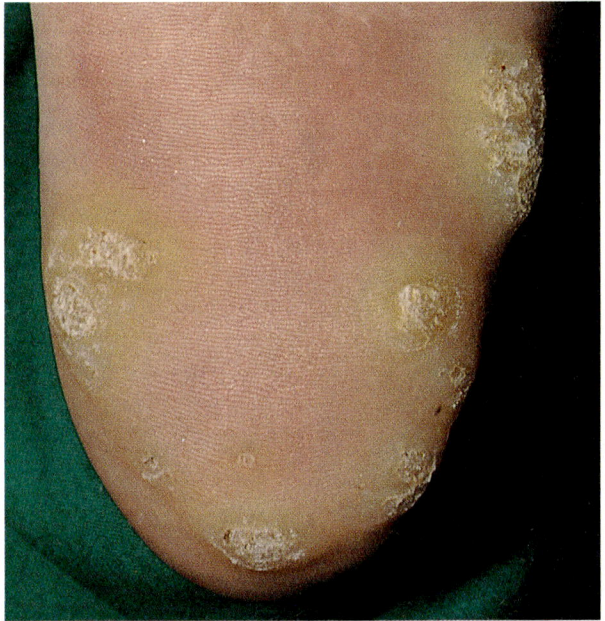

Abb. 4.9 Plantarwarzen. Mehrere linsen- bis zweieurostückgroße, derbe, keratotische verruköse Papeln mit vereinzelten punktförmigen Hämorrhagien an der Ferse und den Fußsohlenrändern, die stechende Schmerzen beim Gehen verursachen (daher auch der volkstümliche Name „Dornwarzen"). [12]

Mosaikwarzen

Mosaikwarzen sind oberflächlicher als Dornwarzen und schmerzlos. Sie sind beetförmig über die **Fußsohlen** ausgestreut.

Feigwarzen

Feigwarzen bzw. **spitze Kondylome** (Condylomata acuminata; ➤ Abb. 4.10) besiedeln das feuchte Milieu des **Anal- und Genitalbereichs**. Es handelt sich um rosafarbene Papeln, die gruppiert stehen und zu blumenkohlartigen Gebilden auswachsen können. Chronischer Fluor vaginalis oder eine Urethritis begünstigen Ansteckung und Wachstum. Nach langem Bestand ist eine maligne Entartung der einzelnen Herde möglich.

Spitze Kondylome dürfen nicht mit den **breiten Kondylomen** (Condylomata lata) der **Syphilis** verwechselt werden, die im selben Bereich vorkommen und der Haut oder Schleimhaut breit bzw. flächig aufsitzen (➤ Fach Infektionskrankheiten).

ACHTUNG

Feigwarzen gehören zu den sexuell übertragbaren Erkrankungen und fallen damit nach § 24 IfSG unter das **Behandlungsverbot** für Heilpraktiker. Das gilt bei entsprechender Lokalisation auch für die – bei Erwachsenen selten vorkommenden – Dellwarzen, die sexuell übertragen werden können.

Dellwarzen

Dellwarzen (Mollusca contagiosa; ➤ Abb. 4.11) werden nicht durch HP-Viren, sondern durch ein Virus aus der Pockengruppe hervorgerufen. Es handelt sich um Papeln, die **zentral** zumeist **eingedellt** sind. In aller Regel treten sie nur bei Kindern auf. Im Erwachsenenalter sind sie selten, können dann aber im Einzelfall auch sexuell übertragen werden (➤ § 24 IfSG).

Therapie

Warzen (außer Feigwarzen) **heilen häufig spontan**. „Gesundbeten" hilft tatsächlich in vielen Fällen. Hilfreich ist das Betupfen mit Essigsäure oder Salizylsäure oder Thuja; Letzteres kann auch eingenommen werden. Dornwarzen kann man mit dem „scharfen Löffel" operativ ausschälen. Gut wirksam ist auch die Kryotherapie (Vereisen in mehreren Sitzungen – z.B. mit Wartner®).

Feigwarzen heilen praktisch nie spontan. Sie werden **chirurgisch entfernt** oder mit **Podophyllin** bzw. Interferon (Fiblaferon® Gel) behandelt. Inzwischen gibt es eine gut wirksame Creme (Aldara® Creme), die auf die Herde aufgetragen wird und die Warzen bzw. die dort enthaltenen Viren nicht direkt abtötet, sondern indirekt das Immunsystem dazu stimuliert.

Ganz allgemein gilt für alle Warzen, dass eine Ausheilung oft schwierig und langwierig ist und von allen Beteiligten Geduld erfordert.

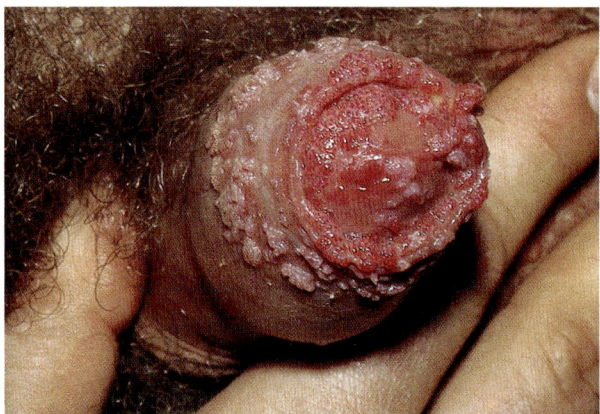

Abb. 4.10 Condylomata acuminata. [12]

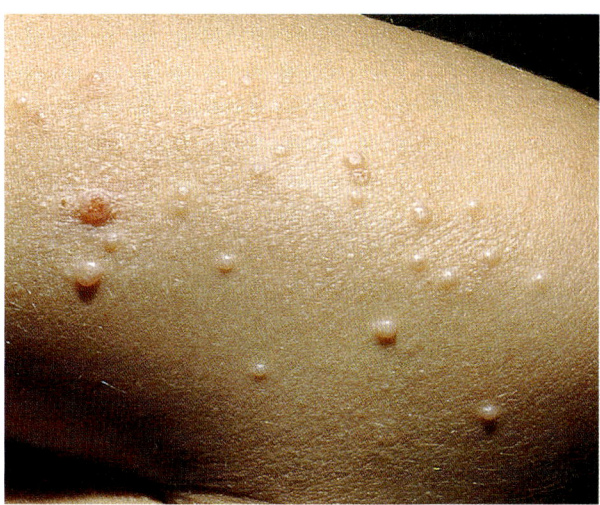

Abb. 4.11 Dellwarzen [12]

HINWEIS DES AUTORS

Warzen haben bestimmte Ursachen, die über die scheinbare Ursache (Ansteckung mit Viren) hinausgehen: Auffallend ist ihr überwiegendes Auftreten bei Kindern und Erwachsenen mit einer atopischen Genese (➤ Fach Immunologie), wobei sich dieselbe teilweise nur an einer trockenen Haut und einem mäßig erhöhten IgE-Spiegel zeigt. Eine Behandlung solcher Patienten mit γ-**Linolensäure** und der Versuch, über **Darmsanierung** und **Ausleitung von Umweltgiften** den ganzen Menschen mitsamt seinem Immunsystem in bessere Harmonie zu bringen, ist im Allgemeinen weit erfolgreicher und auch sinnvoller, als den Warzen mit dem scharfen Löffel hinterherzulaufen: Wo das Immunsystem in Ordnung ist, kann sich keine Warze halten. Als Ausnahme können Feigwarzen gelten.

Zusammenfassung

Warzen:

- **Ursache:** Infektion der Haut durch humane Papillomaviren (HPV), Ausnahme: Dellwarzen (Virus aus der Pockengruppe); einzelne HPV-Subtypen verursachen Karzinome im Genitalbereich – u.a. Zervix-, Vulva-, Peniskarzinome (Impfung für Mädchen empfohlen [STIKO])

Tab. 4.2 Warzen

Typ	Merkmale	Vorkommen	Besonderheiten
vulgäre Warzen	glatte, später höckerige Oberfläche	solitär oder multipel v.a. an freien Hautpartien wie Händen und Füßen sowie im Gesicht	
plane Warzen	hautfarben oder bräunlich und sehr flach	Kinder und Jugendliche im Gesicht und am Handrücken	
gestielte Warzen	gestielt, filiform	besonders am Hals	Verwechslung mit Fibroma pendulans
Plantarwarzen	lange Zapfen ("Dornen") in die Tiefe	Fußsohlen, sehr selten an den Handtellern	beim Gehen schmerzhaft
Mosaikwarzen	oberflächlicher als Dornwarzen	Fußsohlen	
Feigwarzen	rosafarbene Papeln, später blumenkohlartige Gebilde	Anal- und Genitalbereich	maligne Entartung möglich, keine Behandlung durch Heilpraktiker
Dellwarzen	Papeln mit zentraler Eindellung	fast nur bei Kindern	werden durch Virus der Pockengruppe hervorgerufen

- **Symptome:**
  - Akanthose
  - Papillomatose
  - Hyperkeratose
  - abhängig von der Lokalisation und vom Subtyp unterschiedliche Wachstumsformen (> Tab. 4.2)
- **Therapie:**
  - extern: Externa, die z.B. Salizylsäure enthalten, Virustatika (Verrumal®), Kryotherapie (Wartner®); Feigwarzen durch Podophyllin oder Interferon
  - intern: homöopathisches Thuja

4.2.2 Erkrankungen durch Herpesviren

Zur **Gruppe der Herpesviren** (> Tab. 4.3) gehören Herpes-simplex-Viren, Varizellen-Zoster-, Zytomegalie- und Epstein-Barr-Viren. Weitere Herpesviren sind die Typen 6 und 8. Allen Herpes-Viren ist gemein, dass sie nach der Erstinfektion **lebenslang im Körper** bleiben, auch wenn die Akuterkrankungen zumeist schnell und problemlos abheilen oder sogar vollkommen inapparent verlaufen (Herpes simplex, Zytomegalie). Etliche Viren dieser Gruppe lösen **maligne Tumoren** aus. Zweifelsfrei bewiesen ist dies bisher für das Burkitt-Lymphom (Epstein-Barr-Virus), das Nasopharynxkarzinom (Epstein-Barr-Virus) und das Kaposi-Sarkom (Herpesvirus Typ 8). Die Entstehung des Zervixkarzinoms (Herpes genitalis) wird begünstigt, auch wenn die eigentliche Ursache eine Infektion durch HPV darstellt.

Herpesviren sind sehr **kontagiös** (ansteckend). Sie werden durch **direkten Kontakt** übertragen. Die Viren penetrieren durch intakte Epidermisschichten an Haut und Schleimhaut und vermehren sich intraepidermal. Nach der Erstmanifestation verbleibt das Herpesvirus lebenslang in den Spinalganglien. Es „ruht" dort, vermehrt sich also in dieser Phase nicht und verursacht auch keinerlei Krankheitssymptome.

Tab. 4.3 Überblick über die Herpesviren.

Typ	Erkrankung	Bemerkung
Herpes simplex Typ 1	Stomatitis aphthosa, Herpes labialis	Erstinfektion in 99% aller Fälle inapparent
Herpes simplex Typ 2	Herpes genitalis	begünstigt die Entstehung des Zervixkarzinoms
Herpesvirus Typ 6	Exanthema subitum	Kinderkrankheit
Herpesvirus Typ 8	Kaposi-Sarkom	besonders häufig bei AIDS-Patienten
Varizellen-Zoster-Virus	Windpocken, Gürtelrose	Windpocken sind eine Kinderkrankheit
Epstein-Barr-Virus	Mononukleose, Burkitt-Lymphom, Nasopharynxkarzinom, evtl. auch Hodgkin-Lymphom	
Zytomegalie-Virus	Zytomegalie	Erstinfektion in 99% aller Fälle inapparent

Herpes-simplex-Viren: Stomatitis aphthosa, Herpes labialis und Herpes genitalis

Beim Herpes-simplex-Virus lässt sich der Typ 1, welcher Haut und Gesichtsschleimhäute befällt, vom Typ 2, dem sog. Herpes genitalis, unterscheiden.

Krankheitsentstehung

Beim **Typ 1** verläuft die Infektion in 99% der Fälle inapparent, also ohne erkennbare Erkrankung. Entsteht jedoch – selten – eine Erkrankung, handelt es sich um die **Stomatitis aphthosa** (Gingivostomatitis herpetica, Mundfäule). Sie ist also die seltene Erstmanifestation einer Herpes-simplex-Infektion vom Typ 1, in der Regel im Kleinkindalter. Die Herpes-Viren ziehen sich nach der apparenten oder inapparenten Infektion über die sensiblen Nerven in die Spinalganglien zurück, in denen sie bei erneuter Aktivierung dann keine Stomatitis, sondern einen **Herpes labialis** verursachen. Der Herpes labialis ist also keine

Neuansteckung, sondern lediglich eine **Aktivierung** bereits vorhandener, ruhender Viren, die auf einen Reiz hin zur Haut wandern und dort die typischen Symptome verursachen. Auslösende Reize können in einer Sonnenbestrahlung bestehen, in einem (fieberhaften) Infekt oder im Extremfall in der allmonatlichen Menses. Auch Disstress kann Rezidive auslösen oder zumindest begünstigen.

Das Herpes-simplex-Virus **Typ 2** befällt hauptsächlich Haut und Schleimhäute im Genitalbereich und ruft den **Herpes genitalis** hervor.

HINWEIS PRÜFUNG

Im Hinblick auf die Heilpraktikerprüfung ist zu beachten, dass die Infektionen durch das Herpes-simplex-Virus **angeblich keine Immunität** erzeugen, obwohl diese Formulierung im eigentlichen Sinn nicht korrekt ist. Denn Rezidive bzw. Exazerbationen erfolgen stets aus dem eigenen Reservoir, niemals von außen als Zweitinfektion. Es gibt also z.B. keine zweite Gingivostomatitis herpetica, und einen Herpes labialis kann man nicht durch Ansteckung erwerben.

Symptomatik

Bei der **Stomatitis aphthosa** (Gingivostomatitis herpetica) kommt es nach einer Inkubationszeit von 2–7 Tagen zu einer ausgeprägten und sehr schmerzhaften **Gingivitis** (Zahnfleischentzündung) und Stomatitis (Stoma = Mundhöhle) mit intraepidermalen Bläschen, die rasch zu **Aphthen** zerfallen (> Abb. 4.12). Zumeist besteht mäßiges Fieber. Die zervikalen und submandibulären Lymphknoten sind geschwollen.

Der **Herpes labialis** (Herpes simplex, Herpes recidivans) beginnt mit einem **Spannungsgefühl** oder einem **Brennen** an den **Lippen**, dem dann nach Stunden aufschießende, gruppiert stehende **Bläschen** (intraepidermal) folgen. Diese können sich sekundär infizieren und werden dann eitrig (> Abb. 4.13). Sie heilen über Krustenbildung innerhalb von 10 Tagen ab. Teilweise findet man mäßig geschwollene regionäre Lymphknoten.

Der Herpes simplex kommt auch an anderer Lokalisation vor – z.B. im Gesicht einschließlich der Augen (Keratokonjunktivitis), an den Händen oder selten auch einmal generalisiert **(Ekzema herpeticatum)** mit schwersten Krankheitssymptomen, v.a. bei Neugeborenen, Atopikern oder Menschen mit anderweitig geschwächter Immunabwehr, z.B. unter einer immunsuppressiven Therapie.

Beim **Herpes genitalis** sind Haut und Schleimhäute im Genitalbereich betroffen (> Abb. 4.14). Dort findet man **Aphthen** bzw. gruppiert stehende Bläschen.

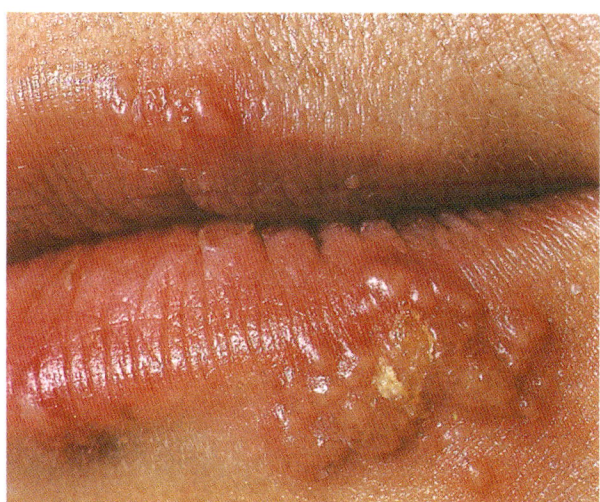

Abb. 4.13 Herpes labialis. [12]

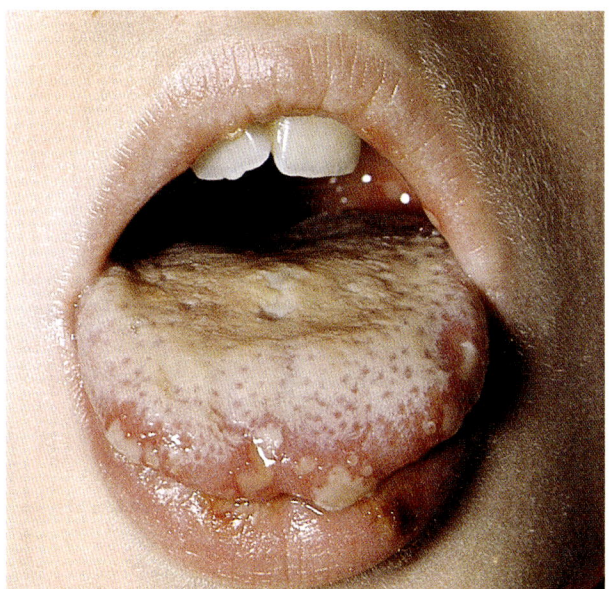

Abb. 4.12 Gingivostomatitis herpetica. Mehrere gruppiert stehende Bläschen am Zungenrand auf gerötetem Grund mit gelblicher Blasendecke, an den Lippen verkrustete Erosionen. Weitere entsprechende Herde an der Gingiva und am Gaumen. Flächenhafter, weißlich-bräunlicher Zungenbelag. Regionäre Lymphknoten druckschmerzhaft angeschwollen. [12]

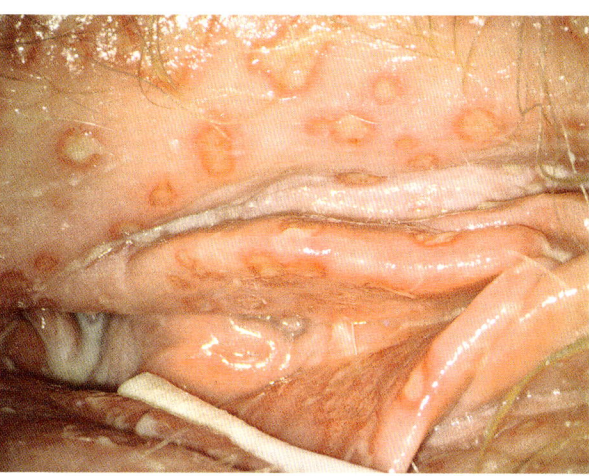

Abb. 4.14 Aphthen der Schleimhaut bei Herpes genitalis (Primärinfekt). [9]

Differenzialdiagnose

Abzugrenzen von der Erstmanifestation einer Stomatitis aphthosa ist die **Hand-Fuß-Mund-Krankheit**, die nicht durch Herpes-, sondern durch Coxsackie-Viren (Typ A 16) verursacht wird. Hier entstehen, zumeist im Kindesalter, neben den Aphthen an der Mundschleimhaut auch Bläschen an Händen und Füßen, verbunden mit leichtem Krankheitsgefühl und evtl. Fieber. Eine Therapie ist nicht erforderlich.

Therapie

ACHTUNG

Für den Heilpraktiker besteht bei der **Stomatitis aphthosa** nach dem Zahnheilkundegesetz, nach dem die Behandlung der Mundhöhle (feuchte Innenseite der Lippen bis zum vorderen Gaumenbogen) Ärzten und Zahnärzten vorbehalten bleibt, **Behandlungsverbot**. Das gilt dementsprechend nicht für den Herpes labialis, da die Erkrankung nicht die Mundhöhle, sondern die trockene Außenseite der Lippen betrifft.
Beim **Herpes genitalis** besteht wiederum ein **Behandlungsverbot**, weil die Viren durch sexuelle Kontakte übertragen werden (§ 24 IfSG).

Die **Stomatitis aphthosa** wird symptomatisch mit Kamillenspülungen oder Schleimhautsalben behandelt, die z.B. Kamille und einen lokalanästhesierenden Zusatz enthalten (Kamistad® Gel). Die Abheilung erfolgt innerhalb von 2–3 Wochen, dauert also länger als üblich.

Beim **Herpes labialis** wird schulmedizinisch meist lokal mit rezeptfreiem Aciclovir (Zovirax® und Generika) behandelt. Ähnlich gut wirksam sind Lomaherpan® (Melissenextrakt) oder Virudermin® (Zinksulfat). Eine wirksame Rezidivprophylaxe ist mit naturheilkundlichen Methoden möglich. Auch hier gilt das, was zur Therapie der Warzen gesagt wurde (➤ 4.2.1).

Zusammenfassung
Herpes-simplex-Virus:
- **Typ 1:**
  - **Stomatitis aphthosa** als Erstmanifestation (selten, meist inapparente Infektion)
  - **Herpes labialis** oder Herpes recidivans anderer Lokalisation (jedes weitere Rezidiv)
- **Typ 2: Herpes genitalis** mit Aphthen der genitalen Schleimhaut, gruppiert stehende Bläschen der genitalen Oberhaut
- **Therapie:**
  - bei Aphthen: lokalanästhesierende Externa
  - bei Bläschen (Rezidiven): Aciclovir, Virudermin®
- **Behandlungsverbot** für Stomatitis aphthosa (Zahnheilkundegesetz) und Herpes genitalis (§ 24 IfSG)

Varizellen-Zoster-Virus: Windpocken (Varizellen) und Gürtelrose (Herpes zoster)

Krankheitsentstehung

Varizellen (Windpocken) und Herpes zoster (Gürtelrose) werden durch dasselbe Virus verursacht. Entsprechend der Erst- und Zweitmanifestation der Herpes-simplex-Erkrankungen sind hier die **Windpocken** die **Erstmanifestation**, der Herpes zoster entsteht dagegen aus dem eigenen Virusreservoir – das **Virus persistiert** nach durchgemachter Varizellen-Erkrankung lebenslang im Körper in den Spinalganglien.

Die Windpocken gehören zu den sog. Kinderkrankheiten, weil sie aufgrund ihrer hohen Kontagiosität fast immer bereits im Kindesalter durchgemacht werden. Der Herpes zoster (Gürtelrose) ist dagegen eine Erkrankung des mittleren oder fortgeschrittenen Lebensalters. Eher selten tritt er bei jungen Erwachsenen auf.

MERKE

Weil der Herpes zoster aus dem eigenen Virusreservoir entsteht, ist eine Ansteckung bei anderen nicht möglich. Nicht Immunisierte (üblicherweise Kinder) können sich jedoch bei einem Zosterkranken mit Varizellen infizieren.

Symptomatik

Bei den **Windpocken** (➤ Fach Infektionskrankheiten) beträgt die Inkubationszeit 2–3 Wochen. Der Allgemeinzustand ist in aller Regel wenig oder gar nicht beeinträchtigt. Über 1–2 Wochen schießen immer neue, **intraepidermale Bläschen** am gesamten Integument einschließlich des behaarten Kopfes und der Schleimhäute auf, die aufplatzen und verkrusten können. Typisch sind daher einzeln stehende Effloreszenzen in **unterschiedlichen Entwicklungsstadien**, vom neu entstandenen Bläschen bis hin zur abheilenden Kruste („**Sternenhimmel**" bzw. Heubner-Sternenkarte). Es besteht starker Juckreiz.

Beim **Herpes zoster** werden die Viren durch lokale oder generalisierte Immunschwächen aktiviert. Sie laufen an ihrem Spinalnerven entlang zu dessen **Dermatom** (zumeist am Stamm, seltener im Gesicht einschließlich des Auges). Dort verursachen sie in aller Regel über 1–2 Tage Brennen oder **Schmerzen** oder Parästhesien, bevor dann anhand der aufschießenden, **gruppiert stehenden, intraepidermalen Bläschen** und der begleitenden entzündlichen Rötung die Diagnose klar wird (➤ Abb. 4.15). Häufig erfolgt in dieser Phase eine Virämie. Die Bläschen enthalten infektiöse Viren, sind also genauso kontagiös wie diejenigen der Windpocken. Eine geringe Hautbeteiligung über das Dermatom hinaus kommt vor. Eine Beteiligung des entsprechenden Dermatoms der anderen Körperseite ist dagegen außerordentlich selten.

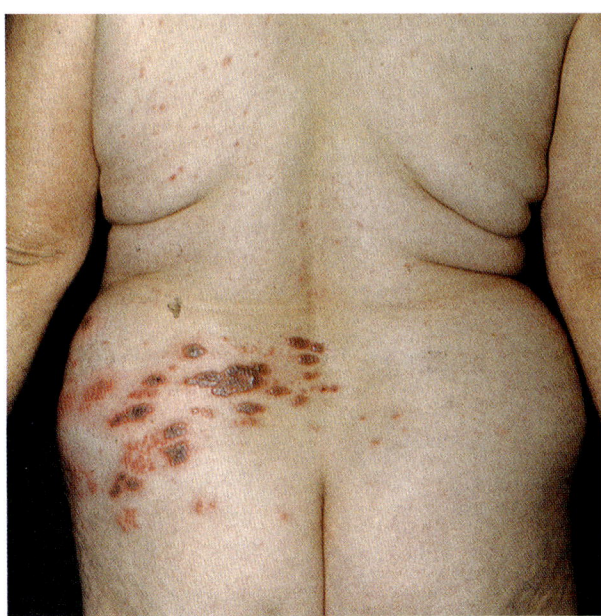

Abb. 4.15 Herpes zoster. [12]

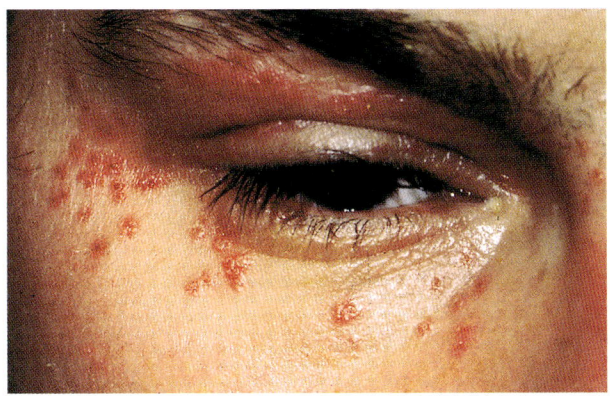

Abb. 4.16 Herpes zoster im 1. Trigeminusast. [11]

MERKE
Der Befall eines Dermatoms einer Körperseite mit Bläschen, Rötung und Schmerzen ist typisch und beweisend für die Gürtelrose.

Aus den Bläschen entstehen durch bakterielle Superinfektion häufig **Pusteln**, in der Folge **Krusten** (➤ Abb. 4.16). Die Abheilung dauert zumindest 2–3 Wochen. Vor allem nach Superinfektionen bilden sich Narben. Bei immunsupprimierten Patienten kann es zu einer Dissemination kommen, manchmal sogar in innere Organe. Oft ist dies auch der erste Hinweis auf einen vorliegenden malignen Tumor.

MERKE
Auch eine typisch lokalisierte Gürtelrose sollte immer Anlass zu einem **Ganzkörperstatus** einschließlich wesentlicher Laborparameter sein. Man kann dabei durchaus einmal einen **Tumor im Frühstadium** entdecken.

Komplikationen

Die häufigste Komplikation der Gürtelrose ist das Anhalten eines äußerst **starken Schmerzes** im Dermatom bzw. gürtelförmig im Verlauf des Nervs lange über die Hauterscheinungen hinaus. Dieser Schmerz kann sich über Monate oder Jahre erstrecken. Gefährlich ist die **Beteiligung des Auges**, wenn der 1. oder 2. Trigeminusast befallen ist (➤ Abb. 4.16). Hornhautnarben oder Erblindungen sind möglich.

Therapie

ACHTUNG
Sowohl die **Varizellen** als auch der **Herpes zoster** fallen nach den §§ 24 und 34 IfSG unter das **Behandlungsverbot** für den Heilpraktiker.

Windpocken und Herpes zoster werden äußerlich mit **Zink-** oder **Gerbstoff-Schüttelmixturen** behandelt.

Beim **Herpes zoster** wird schulmedizinisch **Aciclovir** (verschreibungspflichtig) oral über 1 Woche gegeben. Man kann damit den Krankheitsverlauf durchaus abkürzen und insgesamt günstiger gestalten. **Analgetika** sind fast immer zusätzlich erforderlich. Naturheilkundlich sollten beim Herpes zoster hochdosierte Enzyme (z.B. Wobenzym® oder Karazym®) und homöopathische Mittel (Rhus toxicodendron, falls indiziert) gegeben werden. ASS (Aspirin®) oder Ibuprofen gegen die teilweise unerträglichen Schmerzen stören die Homöopathie nicht.

HINWEIS DES AUTORS
Wichtig ist, dass im zugehörigen **Wirbelsäulensegment** ausnahmslos **Blockaden** bestehen, die entscheidenden Einfluss auf ein evtl. prolongiertes Schmerzgeschehen haben. Eine chirotherapeutische Deblockierung kann daher nach dem Abklingen der Hauterscheinungen sehr hilfreich sein. Eventuell sollte der entsprechende Bereich zuvor geröntgt werden, um keine tiefere Ursache am Entstehungsort der Erkrankung zu übersehen.

Zusammenfassung
Varizellen-Zoster-Virus:
- Erstmanifestation: **Windpocken** (Varizellen; ➤ Fach Infektionskrankheiten)
- Rezidiv aus dem eigenen Reservoir: **Gürtelrose** (Herpes zoster)
- **Symptome der Gürtelrose:**
  - Schmerzen
  - Parästhesien
  - gruppiert stehende, später verkrustende Bläschen in einem Dermatom
- **Komplikationen der Gürtelrose:**
  - Entstehen chronischer Schmerzen
  - Augenbeteiligung

- **Therapie:**
  - Aciclovir, Analgetika wie Ibuprofen, Enzyme
  - lokal mit Schüttelmixturen
- **Behandlungsverbot** nach den §§ 24 und 34 IfSG

Herpes-Virus Typ 6: Exanthema subitum

Auch die Kinderkrankheit Exanthema subitum (Dreitagefieber) wird durch **Herpesviren Typ 6** verursacht. Sie ist charakterisiert durch **hohes Fieber** über 2–3 Tage, dem nach seinem lytischen Abfall ein **generalisiertes makulöses Exanthem** folgt. Die Krankheit ist harmlos und hat vermutlich keine Folgen, wobei man aber diesbezüglich bei Herpes-Viren nie ganz sicher sein kann.

4.3 Bakterielle Hauterkrankungen

Die **Haut** ist physiologischerweise **bakteriell besiedelt**, d.h. sie trägt eine lückenlose Flora aus überwiegend harmlosen Bakterien (**Kommensalen**) wie Staphylococcus epidermidis, Mikrokokken, Korynebakterien und Propionibakterien. Dieselben konzentrieren sich zumeist im Stratum corneum und im Bereich der Haarfollikel.

Die Standortflora ist nicht in allen Körperregionen identisch. Beispielsweise befinden sich in der Axilla Mikrokokken in einer Zahl von 500.000/cm², während es am Unterarm nur ca. 60/cm² sind.

4.3.1 Impetigo contagiosa

Impetigo heißt zunächst nur Hautkrankheit. Im Besonderen sind aber *bakterielle* Hauterkrankungen damit gemeint. Kontagiös heißt ansteckend. Unter Impetigo contagiosa versteht man also eine **ansteckende, bakteriell verursachte Hauterkrankung**. In Übereinstimmung damit spricht man von der Impetiginisierung, wenn eine sonstige Hauterscheinung wie das Ekzem eines Neurodermitikers sich sekundär bakteriell infiziert.

Krankheitsentstehung

Die Impetigo contagiosa (**Borkenflechte, Grindflechte**) ist eine Erkrankung der **Kleinkinder**, kommt also bei Jugendlichen oder Erwachsenen nur äußerst selten vor. Ausgelöst wird sie durch **Staphylokokken** oder durch **Streptokokken der Gruppe A** oder selten auch durch beide. Die Effloreszenzen entstehen zumeist im Gesicht im Bereich des Mundes und der Nase, z.B. im Anschluss an einen eitrigen Schnupfen, und können von dort durch Schmierinfektion an jede Hautstelle, besonders häufig aber auf die Hände übertragen werden.

Symptomatik

Zunächst bilden sich kleine rote **Flecken**, die in **Bläschen** oder Blasen übergehen. Die Bläschen entstehen direkt subcorneal, also zwischen Stratum granulosum und Stratum corneum der Epidermis. Der Bläscheninhalt wird **eitrig** – es entstehen **Pusteln**, die bald darauf platzen. Die entstehenden **Krusten** sind je nach der vorherrschenden Bakterienart von typisch „**honiggelber**" Farbe (➤ Abb. 4.17) oder mehr bräunlich-gelb. Die Areale werden durch sich neu bildende und wieder zerfallende Bläschen in den Randbezirken stetig größer, sodass häufig recht große Hautbezirke befallen sind. Es besteht nur mäßiger Juckreiz.

ACHTUNG
Bei einer großflächigen, schlecht heilenden Impetigo ist daran zu denken, dass daraus extrem selten, analog Angina und Scharlach, auch einmal eine **Glomerulonephritis** entstehen könnte.

Therapie

ACHTUNG
Nach den §§ 24 und 34 IfSG besteht für alle Erkrankungen durch **A-Streptokokken** (Impetigo, Erysipel, Phlegmone, Angina, Scharlach) ein **Behandlungsverbot** für den Heilpraktiker.

Die Therapie erfolgt durch **antibiotische Salben**, bei großflächigen Infektionen auch durch **orale Antibiotika**. Wichtig sind eine gute **Hygiene** sowie ein „Kratzverbot", damit nicht laufend wieder andere Hautbezirke oder auch die Geschwister befallen werden. Weil die Impetigo contagiosa eine sehr oberflächliche Hautkrankheit ist, heilen die Effloreszenzen ohne Narbenbildung.

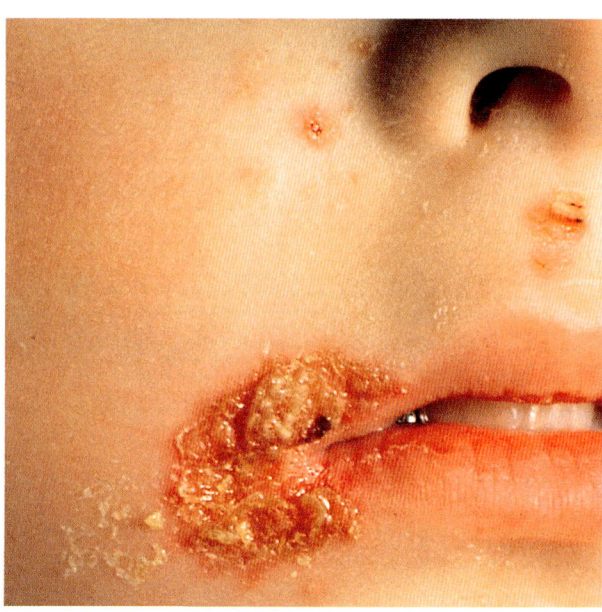

Abb. 4.17 Impetigo contagiosa. Überwiegend konfluierende Erosionen mit Krusten. [11]

Zusammenfassung

Impetigo contagiosa: oberflächliche (subcorneale) Infektion durch A-Streptokokken und/oder Staphylokokken; Erkrankung der Kleinkinder

- **Symptome:**
  - honiggelbe Krusten im Bereich von Mund und Nase
  - geringer Juckreiz
- **Komplikationen:** Gefahr der Entstehung einer Glomerulonephritis (sehr selten)
- **Therapie:** je nach Ausprägung Antibiotikagabe lokal oder systemisch
- **Behandlungsverbot** sämtlicher A-Streptokokken-Erkrankungen nach § 34 IfSG

4.3.2 Erysipel

Krankheitsentstehung

Das Erysipel (Wundrose) entsteht durch den Befall des Coriums mit **Streptokokken** (β-hämolysierende Streptokokken der Gruppe A, zumeist aber andere Subtypen als bei Scharlach bzw. Angina). Es kann an jeder Lokalisation auftreten, an der die Streptokokken über kleine Verletzungen in die Dermis eindringen können. Besonders häufig findet es sich im **Gesicht** (➤ Abb. 4.18) oder am **Unterschenkel** (➤ Abb. 4.19), wo die Bakterien z.B. über Mundwinkelrhagaden, eine erosive Pilzinfektion im Zehenzwischenraum (Tinea pedis; ➤ 4.4.2), ein Ulcus cruris oder eine Paronychie (➤ 4.3.6) Zugang finden.

Symptomatik

Mit der entzündlichen Infektion der Lederhaut entsteht eine sichtbare, **scharf begrenzte, „flammende", ödematöse Rötung** (➤ Abb. 4.18, ➤ Abb. 4.19), die sich aufgrund der Ausbreitungsfaktoren der Streptokokken (u.a. Hyaluronidase) **rasch vergrößert**. Gleichzeitig bestehen **Fieber** und **starkes Krankheitsgefühl**. Die regionären Lymphknoten sind geschwollen. Bei Rezidiven, die wegen unzureichender Immunisierung immer möglich sind, kommt es durch zunehmende Nekrotisierung der Lymphgänge nicht so selten zum chronischen sekundären Lymphödem.

Extrem selten sieht man bei unzureichender Therapie, entsprechend Angina tonsillaris bzw. Scharlach, Nachfolgekrankheiten wie ein rheumatisches Fieber oder eine Glomerulonephritis.

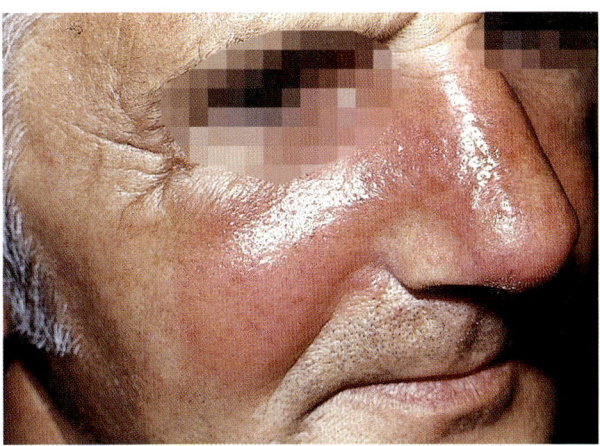

Abb. 4.18 Erysipel. Bilaterale, schmetterlingsförmig angeordnete Rötung und Schwellung der Haut in Nasen- und Wangenregion mit teils scharfer, teils unscharfer Begrenzung. [12]

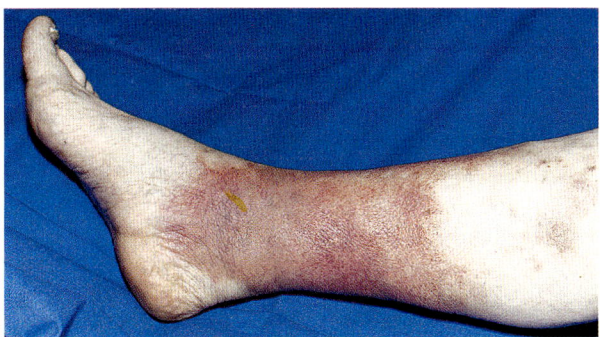

Abb. 4.19 Erysipel. Teils scharf, teils unscharf begrenzter, flächenhafter, dunkelroter Herd mit zahlreichen Hämorrhagien an der rechten Unterschenkelinnenseite. [12]

Therapie

Die Therapie erfolgt mit **Penicillin**. Entsprechend jeder umfangreicheren Entzündung im Bereich der Extremitäten (z.B. Arthritis, Lymphangitis) wird der betroffene Bezirk auch beim Erysipel ruhig gestellt und gekühlt. Für Eiterungen im Gesicht oberhalb der Oberlippe gilt wegen der Gefahr einer Sinus-cavernosus-Thrombose ein Sprech- und Kauverbot (➤ 4.3.5).

4.3.3 Phlegmone

Krankheitsentstehung

Die Phlegmone ist gewissermaßen die Fortsetzung und Steigerung des Erysipels (➤ 4.3.2), sowohl hinsichtlich der Hautschicht (Befall der Subkutis) als auch hinsichtlich des Entzündungsausmaßes. Sie wird durch **Streptokokken** oder (eher selten) Staphylococcus aureus verursacht, die wie beim Erysipel über kleine Verletzungen in die Dermis eindringen können.

Symptomatik

Im weichen Gewebe der Subkutis breiten sich die Erreger schrankenlos aus und verursachen dort Entzündung, ausgeprägte Schwellung, klopfende Schmerzen und vereinzelte Gewebenekrosen. Noch mehr als beim Erysipel kommt es zu **schwerem Krankheitsgefühl** und **hohem Fieber**.

Therapie

Die Phlegmone wird mit **Antibiotika** behandelt. Häufig muss aber inzidiert bzw. drainiert werden.

Zusammenfassung
A-Streptokokken:
- Streptokokkenerkrankung der
  - Epidermis: **Impetigo contagiosa**
  - Lederhaut: **Erysipel**
  - Subkutis: **Phlegmone**
- **Symptome** von Erysipel und Phlegmone:
  - schweres Krankheitsgefühl
  - Fieber
  - Schwellung regionärer Lymphknoten
- **Therapie:** Ruhigstellung, Penicillin
- **Behandlungsverbot** sämtlicher A-Streptokokken-Erkrankungen nach § 34 IfSG

4.3.4 Erysipeloid

Krankheitsentstehung

Das Erysipel*oid* (dem Erysipel *ähnlich*, Rotlauf) wird nicht durch Streptokokken, sondern durch das Bakterium **Erysipelothrix** verursacht. Es wird bevorzugt bei Metzgern oder Tierärzten von verschiedenen Tieren auf Hände oder Unterarme übertragen. Eintrittspforte sind kleine Verletzungen.

Symptomatik

Es entsteht eine **scharf begrenzte, bläulich-rote Verfärbung** und Schwellung (➤ Abb. 4.20), zumeist **ohne Allgemeinsymptome**.

4.3.5 Abszess

Der Abszess ist eine **abgekapselte, eitrige Entzündung** mit Gewebeeinschmelzung. Die entstandene Abszesshöhle wird bei längerem Bestand von einer bindegewebigen Membran ausgekleidet. Typisch für den Abszess ist also die Umhüllung durch eine Membran. Entwickelt sich eine eitrige Entzündung ohne Gewebeeinschmelzung in einem **vorbestehenden Hohlraum** wie dem Pleuraspalt oder der Gallenblase, spricht man

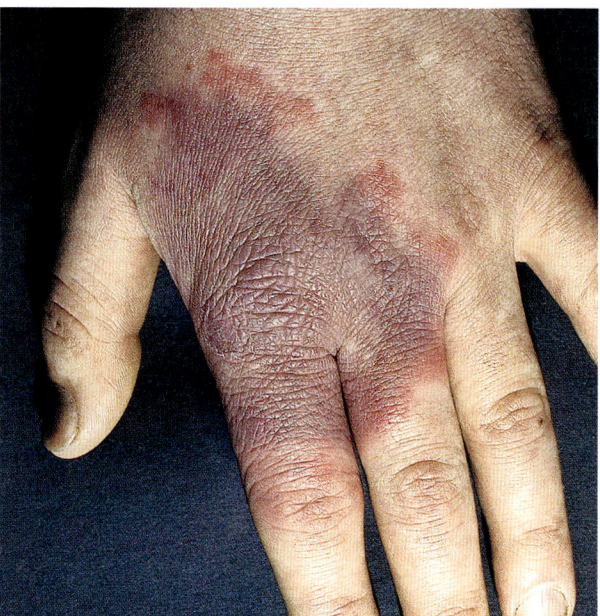

Abb. 4.20 Erysipeloid. Etwa 10 × 6 cm großer, unregelmäßiger, scharf begrenzter Herd an der Radialseite des linken Handrückens mit livid-rotem Zentrum und hellrotem, etwas infiltriertem Rand. [12]

nicht vom Abszess, sondern vom **Empyem** (z.B. Pleuraempyem, Gallenblasenempyem).

Krankheitsentstehung

Verursachende Bakterien sind in aller Regel **Staphylokokken** (Staphylococcus aureus), teilweise auch als Mischinfektion mit Proteus, Streptokokken, Colibakterien oder anderen. Abszesse in der Haut sind in verschiedenen Formen möglich (➤ Tab. 4.4). Sie entstehen aber nicht nur in der Haut, sondern auch in anderen Organen wie Leber, Gehirn, Lunge oder Niere, dort in aller Regel bei Menschen mit geschwächtem Immunsystem.

MERKE
Flächige Pyodermien werden vorrangig durch A-Streptokokken verursacht, umschriebene Eiterungen durch Staphylococcus aureus.

Symptomatik

Der eitrige Inhalt der Abszesshöhle **fluktuiert** unter dem palpierenden Finger. Die Haut ist **gerötet**. Es besteht ein drückender oder auch klopfender **Schmerz**, der mit der Eröffnung der Abszesshöhle durch Inzision umgehend verschwindet.

Komplikationen

Bei einer Eiterung im Gesicht kann eine **eitrige Meningitis** oder ein **Hirnabszess** entstehen. Furunkel bzw. Karbunkel oberhalb der Oberlippe beinhalten zudem die Gefahr einer **Thrombosierung des Sinus cavernosus** (venöser Sinus beiderseits der Sella turcica), weil das venöse Blut des Gesichtes

Tab. 4.4 Eitrige Entzündungen in der Haut.

Form	Lokalisation	Entstehung	Besonderheiten
Schweißdrüsen-abszess	Axilla oder Genitalbe-reich	eitrige Einschmelzung der apokrinen Schweißdrüsen; die Bakterien gelangen durch den Haarfollikel und den Ausführungsgang bis zur subkutanen Drüse	häufig Immunschwäche (z.B. Diabetes melli-tus) oder hygienische Mängel
Follikulitis (> Abb. 4.21)	behaarte Haut	eitrige Entzündung eines Haarfollikels, oberflächlich oder bis in die Hypodermis reichend	narbenlose Abheilung
Furunkel (> Abb. 4.22)	im Bereich der termi-nalen Haarfollikel: Na-cken, behaarter Kopf, Nase oder äußerer Ge-hörgang, axillär oder perigenital	Abszess im Bereich mehrerer benachbarter Haarwur-zeln unter Einschmelzung des dazwischenliegenden Gewebes	Abheilung unter Narbenbildung
Karbunkel		tief reichender Abszess einer ganzen Follikelgruppe, meist inkl. der Talgdrüsen	Allgemeinsymptome mit Krankheitsgefühl und Fieber sind möglich; Abheilung unter Narbenbildung

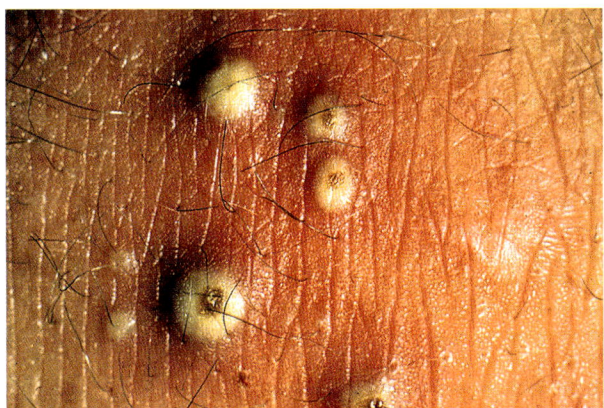

Abb. 4.21 Follikulitis [12]

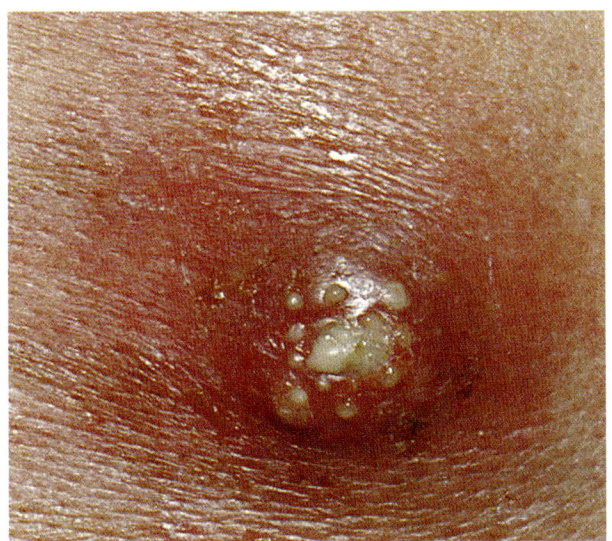

Abb. 4.22 Furunkel. Walnussgroßer, entzündlich geröteter, druckschmerz-hafter Tumor am Rücken. Im Zentrum Eiterpfropf und einige umgebende Pusteln (Follikulitiden). [12]

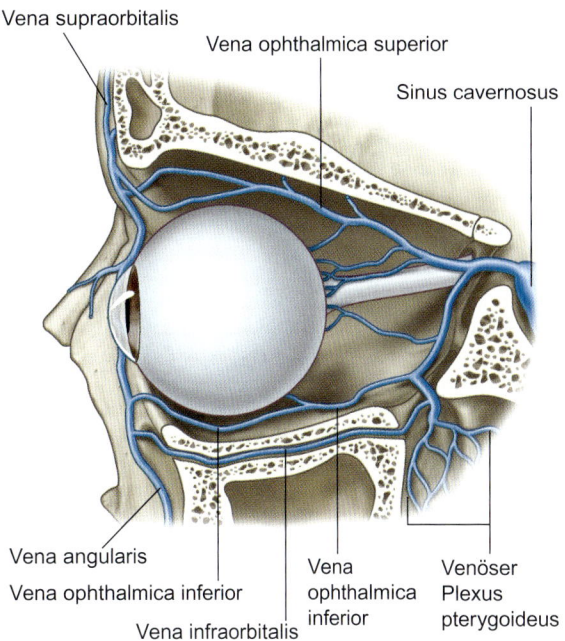

Abb. 4.23 Sinus cavernosus. [3]

Thrombose sind Fieber und Bewusstseinstrübungen, epilepti-sche Anfälle, Ödeme in Lidern und retrobulbärem Gewebe (Protrusio bulbi bzw. Exophthalmus), konjunktivale Einblu-tungen, Ödeme über dem Mastoid und Hirnnervenausfälle, z.B. Augenmuskellähmungen, möglich. Behandelt wird unter Intensivbedingungen mit Antibiotika und Antikoagulanzien bzw. Fibrinolytika.

ACHTUNG

Die Thrombose des Sinus cavernosus ist mit **akuter Lebensgefahr** verbunden.

Therapie

Die Therapie eines Abszesses erfolgt durch **Inzision**, falls mög-lich, sowie durch **lokale Antiseptika**. Ideal geeignet sind Ver-bände mit **Rivanol-Lösung** 1‰ bis 1%. Die Behandlung kann

über die V. facialis sowohl in die V. jugularis interna als auch über die V. angularis des inneren Augenwinkels und die Vv. ophthalmicae ins Schädelinnere zum Sinus cavernosus abfließen kann (> Abb. 4.23). Bei einer Sinus-cavernosus-

auch durch den Heilpraktiker erfolgen, weil für Staphylokokken-Erkrankungen **kein Behandlungsverbot** besteht und Rivanol nicht verschreibungspflichtig ist.

Eine Follikulitis wird mit antibiotischen Salben behandelt, Furunkel und erst recht Karbunkel müssen meist inzidiert werden. Ein Versuch mit Rivanol-Lösung wird allerdings häufig zum Erfolg führen.

Abszessbildungen im Gesicht, zumindest oberhalb des Mundes, bedürfen neben der eigentlichen Therapie auch einer „**Ruhigstellung**", indem der Patient möglichst wenig spricht und isst. Bei einer rezidivierenden Furunkulose (➤ Abb. 4.24) sollte man einen Diabetes mellitus oder anderweitig bedingte Immunschwächen ausschließen.

4.3.6 Panaritium und Paronychie

Das **Panaritium** ist eine Abszessbildung an den Endgliedern der Finger oder Zehen. Überwiegend betroffen ist die Beugeseite oder das Nagelbett. Betrifft die eitrige Entzündung den seitlichen oder auch proximalen Nagelfalz, entsteht sprachlich die Sonderform der **Paronychie.**

Krankheitsentstehung

Eintrittspforte sind stets kleine Verletzungen, bei der Paronychie z.B. durch falsche Nagelpflege oder durch eingewachsene Zehennägel. Verursachende Erreger sind **Staphylokokken** oder **Streptokokken**. Die chronische Paronychie wird des Öfteren nicht bakteriell, sondern durch **Hefepilze** wie Candida albicans verursacht.

Symptomatik

Die Abszesse entstehen in der Dermis oder sogar Hypodermis. Selten ist auch der Knochen mitbetroffen. Wie bei Abszessen anderer Lokalisation entstehen die typischen **Entzündungszeichen** Schwellung, Rötung, Überwärmung und Schmerz, wobei Letzterer oft klopfenden, pulsierenden Charakter hat.

Therapie

Die Therapie besteht in der **Inzision**. Bei einer Paronychie aufgrund eines eingewachsenen Zehennagels muss dieser manchmal unter Mitnahme der Matrix teilentfernt werden (sog. Emmert-Plastik). Paronychien aufgrund kleiner Traumen und dort eingedrungener Bakterien können zumeist mit **Rivanol** zum Abheilen gebracht werden. Im Fall einer Candida-Paronychie sollte der Rivanolbehandlung eine **Pilzsanierung** folgen. Übertriebene Nagelpflege (Zurückschieben der Kutikula) muss unterbleiben.

4.3.7 Syndrom der verbrühten Haut (Lyell-Syndrom)

Krankheitsentstehung

Staphylokokken produzieren verschiedene Toxine, sowohl bei ihrer Vermehrung in Lebensmitteln (Nahrungsmittelintoxikation) als auch bei derjenigen im menschlichen Körper. Die toxinbildenden Staphylokokken befinden sich meist im Nasen-Rachen-Raum.

Symptomatik

Die Toxine können beim Säugling zu einer Nekrotisierung umfangreicher Hautschichten mit intraepidermalen **Blasen** führen. Insgesamt erinnert das Bild an eine Verbrühung (➤ Abb. 4.25).

> **ACHTUNG**
>
> Im Gegensatz zum **toxinbedingten Lyell-Syndrom des Säuglings** (= Dermatitis exfoliativa Ritter von Rittershain) entsteht das **Lyell-Syndrom des Erwachsenen** nicht durch Staphylokokken-Toxine, sondern als **Reaktion auf Arzneimittel** (z.B. Sulfonamide). Die Erkrankung kann sehr schwer verlaufen und innere Organe mit einbeziehen.

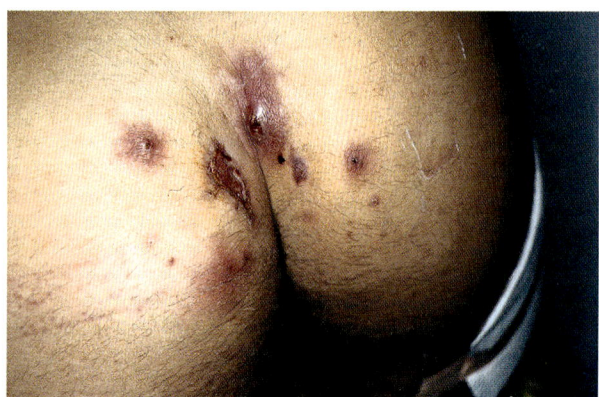

Abb. 4.24 Furunkulose [7]

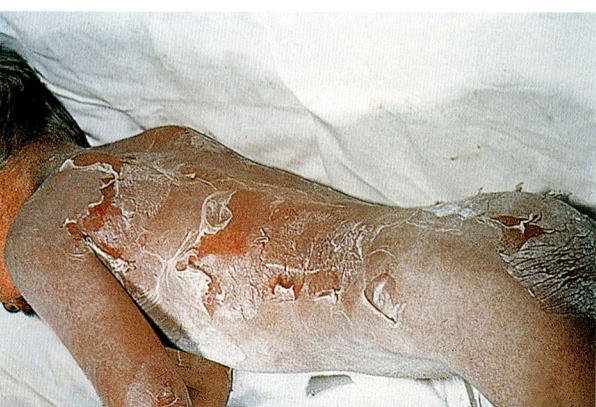

Abb. 4.25 Lyell-Syndrom. Großflächige Ablösung der weißlich-nekrotischen Epidermis (Spätstadium). [12]

Therapie

Die Letalität ist bei frühzeitiger Therapie (spezielle **Penicilline**) gering. Die Hauterscheinungen heilen ohne Narbenbildung.

Zusammenfassung
Staphylokokkenerkrankungen:
- Abszesse an Haut und inneren Organen
- Empyeme in Hohlorganen (Gallenblase, Pleuraspalt)
- Follikulitis
- Furunkel, Karbunkel
- Schweißdrüsenabszess
- Panaritium, Paronychie
- toxinbedingtes Lyell-Syndrom beim Säugling
- **Therapie der Abszesse:**
  – Inzision oder Versuch mit Rivanol-Lösung (Haut) bzw. Drainage nach außen
  – Antibiotika
- keine Meldepflicht, **kein Behandlungsverbot**

4.3.8 Erythrasma

Krankheitsentstehung

Das Erythrasma ist eine oberflächliche Hautinfektion durch **Korynebakterien** (Corynebacterium minutissimum), nicht durch Pilze, wie man früher gemeint hatte. Es entsteht bevorzugt in Beugefalten **(intertriginös)**, die durch apokrine Schweißdrüsen versorgt werden und wo „Haut auf Haut" liegt. Die Haut wird mazeriert (aufgeweicht), was zusammen mit dem alkalischen pH-Wert den eigentlich physiologischen und harmlosen Korynebakterien die Entzündung ermöglicht.

Symptomatik

In der Achselhöhle oder in der Leiste – mit Übergreifen auf die Innenseite des Oberschenkels – entsteht eine milde, großflächige, scharf begrenzte **Rötung mit minimaler Schuppung** (> Abb. 4.26). Leichter Juckreiz ist möglich.

Differenzialdiagnose

Differenzialdiagnostisch muss man das Erythrasma von einer **Pilzinfektion** abgrenzen, bei der aber das Erythem zumeist randständig betont ist. In Zweifelsfällen hilft das **Wood-Licht** weiter, das beim Erythrasma eine Rotfluoreszenz hervorruft (> Abb. 4.27).

Therapie

Das Erythrasma wird mit einer **antibiotischen oder antimykotischen Creme** behandelt. Auch die modernen Breitbandantimykotika sind gegenüber dem Erreger wirksam, sodass eine

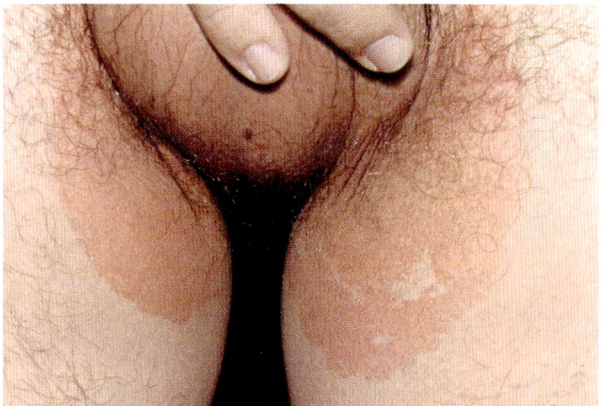

Abb. 4.26 Erythrasma. Großflächige, scharf begrenzte, rot-braune Verfärbung mit feinlamellöser Schuppung an den beiden Oberschenkelinnenseiten. [12]

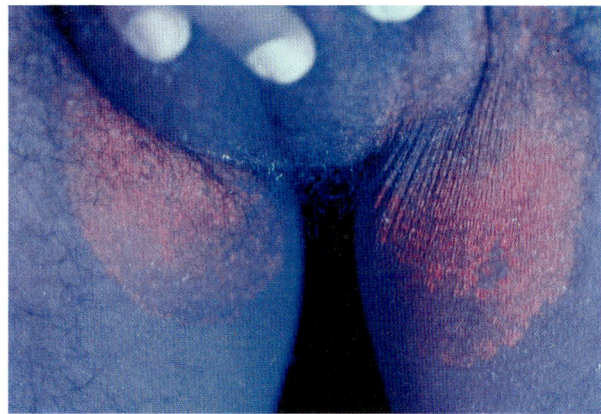

Abb. 4.27 Ziegelrote Fluoreszenz im Wood-Licht beim Erythrasma, bedingt durch die Porphyrinbildung des Erregers Corynebacterium minutissimum. [12]

eventuelle Verwechslung mit einer Pilzerkrankung keine Auswirkung hat. Die Haut sollte trocken gehalten werden.

Zusammenfassung
Erythrasma: Infektion geschädigter (mazerierter) intertriginöser Haut durch physiologische Hautbakterien (Corynebacterium minutissimum)
- **Symptome:** schwach schuppendes, bräunlich pigmentiertes Erythem ohne randständige Betonung
- **Therapie:** antibiotische oder antimykotische Creme
- **kein Behandlungsverbot**

4.3.9 Hauttuberkulose

Krankheitsentstehung

Die **Erstinfektion** der Haut durch Tuberkelbakterien ist **extrem selten**. Der tuberkulöse Primärkomplex verursacht dabei eine Ulzeration und eine regionäre Lymphknotenschwellung.

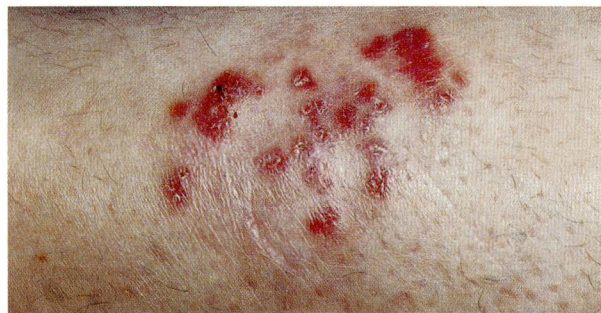

Abb. 4.28 Lupus vulgaris (einzelne Granulome). In einem handtellergroßen Areal zum Teil einzeln stehende, zum Teil konfluierte, linsengroße, rotbräunliche Knötchen mit fein-lamellöser Schuppung an der Wade. [12]

Dies kann auch einmal im Rahmen einer BCG-Impfung beobachtet werden. In aller Regel entstehen tuberkulöse Herde der Haut (➤ Abb. 4.28) durch die hämatogene oder lymphogene **Streuung aus einem Organbefall**.

Histologie

Histologisch (in der Hautbiopsie) findet man im Corium, teilweise bis in die Subkutis, die typischen **epitheloidzelligen Granulome** mit mehrkernigen **Langhans-Riesenzellen**. In der Peripherie der Granulome befinden sich reichlich Lymphozyten; Hautanhangsgebilde sind dort zerstört. Im Zentrum der Granulome bildet sich meist die typische **verkäsende Nekrose**. In der darüberliegenden Epidermis, sofern sie noch vorhanden ist, besteht häufig eine Hyperkeratose.

Symptomatik

Fast immer (über 90%) ist die Haut des **Gesichtes** betroffen. Die Tuberkulose des Gesichts (**Lupus vulgaris**) beginnt mit rötlich-braunen Papeln. Diese konfluieren, zerfallen dann und bilden Ulzerationen, aus denen später ausgedehnte und entstellende Vernarbungen entstehen (➤ Abb. 4.28).

4.4 Hautmykosen

4.4.1 Pityriasis versicolor

Pityriasis bezeichnet eine kleieförmige Schuppung. Mit versicolor meint man den Farbwechsel, der bei dieser Erkrankung auftreten kann.

Krankheitsentstehung

Die Pityriasis versicolor wird durch den Pilz **Malassezia furfur** (= **Pityrosporum ovale**; ➤ Abb. 4.29) verursacht. Er benötigt für sein Wachstum ein feuchtes Milieu, weshalb die Erkrankung bevorzugt bei stark schwitzenden Menschen auftritt.

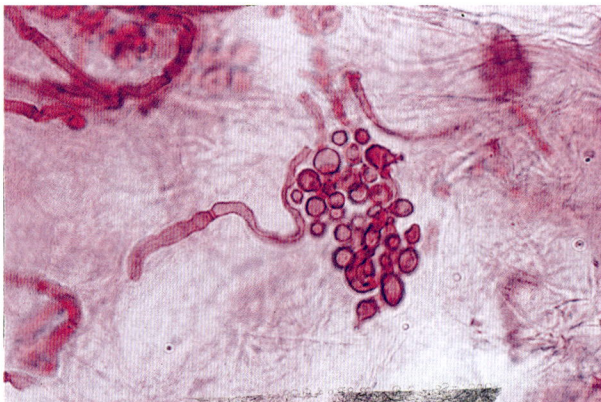

Abb. 4.29 Pityriasis versicolor im Mikroskop. Mikroskopisch typische traubenförmige Sporenhäufchen sowie kurze Pilzfäden (Hyphen). [12]

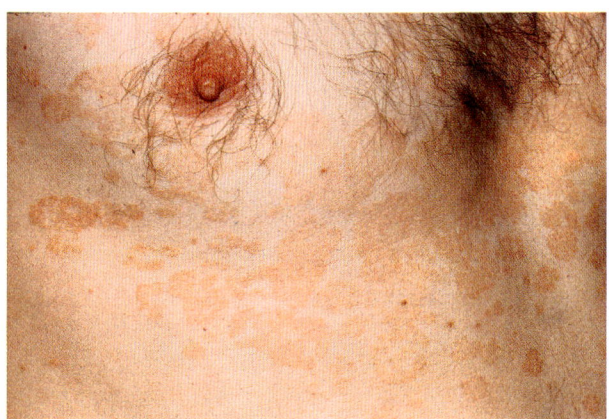

Abb. 4.30 Pityriasis versicolor. Scharf begrenzte, zum Teil einzeln stehende, zum Teil konfluierende gelbbraune Flecke mit zarter fein-lamellöser Schuppung in Brust- und oberer Rückenregion. [12]

Symptomatik

Malassezia furfur verursacht **bräunliche Flecken auf weißer Haut**, insbesondere in der sog. Schweißrinne am oberen Thorax (➤ Abb. 4.30), eventuell mit Übergreifen auf die Oberarme. Die rundlichen, münzgroßen Flecken können zu größeren Effloreszenzen konfluieren. Sie verursachen üblicherweise keine Beschwerden, stören eigentlich nur kosmetisch. Die **Schuppung** ist sehr fein. Man sieht sie hauptsächlich beim Darüberschaben mit dem Spatel.

Der Pilz bildet bei seiner Vermehrung in der Epidermis bestimmte Säuren, welche die **Melaninbildung der Melanozyten hemmen**. Lässt man sich von der Sonne bräunen, nimmt die umliegende Haut Farbe an, die Flecken bleiben jedoch unpigmentiert: Aus bräunlichen Flecken auf weißer Haut werden nun helle Flecken auf brauner Haut (Pityriasis *versicolor*).

Therapie

Zur Therapie werden **antimykotische Salben** eingesetzt. Rezidive sind häufig. Sehr gut helfen dann **orale Antimykotika** (z.B. Sempera®). Besonders wichtig ist das möglichst perfekte Trockenhalten der Haut.

Zusammenfassung

Pityriasis versicolor: Infektion feuchter Haut durch den „physiologischen" Hautpilz Malassezia furfur (= Pityrosporum ovale)

- **Symptome:**
  - braune Flecken auf heller Haut, helle Flecken auf brauner Haut
  - keine weiteren Symptome, nur kosmetische Störung
- **Therapie:**
  - Trockenhalten der Haut
  - lokale oder systemische Antimykotika

4.4.2 Dermatomykosen

Krankheitsentstehung

Dermatophyten sind Pilze, die sich durch Sporenbildung vermehren. Sie werden durch direkten Kontakt (auch mit Tieren) oder durch kontaminierte Gegenstände übertragen. Hauterkrankungen verursachen sie dadurch, dass sie das Keratin in Haut, Haaren und Nägeln befallen; die Infektion beschränkt sich also in aller Regel auf das Stratum corneum, eventuell mit begleitender Entzündungsreaktion.

Menschenpathogen sind v.a. drei große Klassen:

- Microsporum
- Trichophyton
- Epidermophyton

Symptomatik

Die Effloreszenzen der Haut sind sich zumeist sehr ähnlich. Es handelt sich um **rundliche, erythematöse, schuppende Herde**. Diese sind zumeist **randbetont** mit zentraler Abblassung. Diese Abblassung nimmt parallel zur Vergrößerung der Herde weiter zu. Allgemeinsymptome fehlen. Teilweise besteht ausgeprägter lokaler **Juckreiz**.

Namensgebung

Generell heißt eine Dermatomykose **Tinea**. Je nachdem, welche Körperregion betroffen ist, fügt man den Namen der Region hinzu: Fußpilz heißt also Tinea pedis (➤ Abb. 4.31), die Pilzerkrankung des behaarten Kopfes Tinea capitis. Ist die Effloreszenz im Bereich der Leiste, so heißt sie Tinea inguinalis (➤ Abb. 4.32), an der Hand handelt es sich um die Tinea manus (➤ Abb. 4.33). Ansonsten sagt man einfach Tinea corporis und fügt eventuell die genauere Lokalisation hinzu. Der Pilzbefall der Nägel heißt allerdings nicht Tinea, sondern **Onychomykose** (➤ Abb. 4.34).

Diagnostik

Der allgemeine Nachweis ist durch ein **Hautgeschabsel** möglich, das nach Behandlung mit 15%iger Kalilauge (zum Auflösen der Hornsubstanz) im **Mikroskop** betrachtet wird. Man

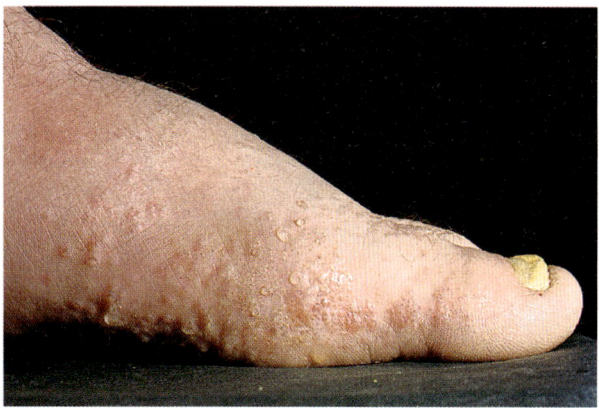

Abb. 4.31 Tinea pedis (Trichophyton). Dicht stehende, glasstecknadelkopfgroße Bläschen, vereinzelt auch Pusteln an der Innenseite des linken Fußes. Dystrophie und Dyschromasie des Großzehennagels. Diffuse Rötung und Schwellung des Fußrückens. [12]

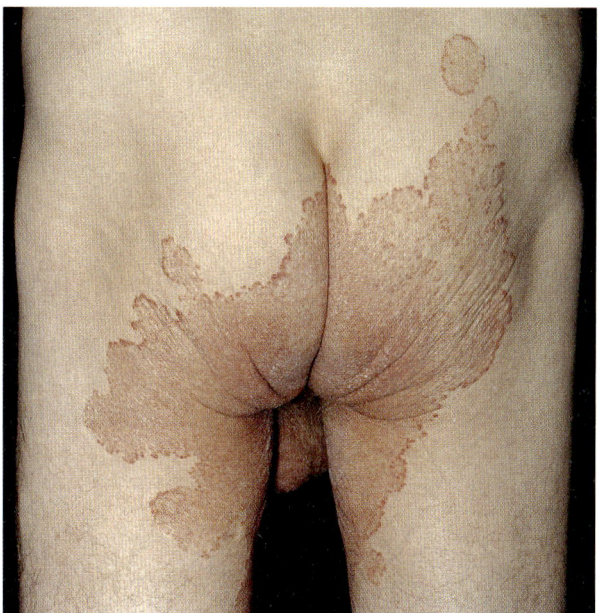

Abb. 4.32 Tinea inguinalis. Flächenhafte erythematöse Herde mit scharfer, unregelmäßiger Begrenzung, papulösem Rand und feinlamellöser Schuppung an Oberschenkelinnenseiten und Glutealregion. [12]

sieht dabei die typischen Pilzhyphen. Eine Unterscheidung der verschiedenen Pilze ist damit nicht möglich, in der Regel aber auch nicht erforderlich. Für eine genauere Diagnostik muss eine **Kultur** angelegt werden. Manche Dermatophyten geben eine rote oder grüne Fluoreszenz im **Wood-Licht**, woran sie unterschieden werden können.

Die rundlichen, schuppenden Herde können manchmal differenzialdiagnostische Probleme bereiten – v.a. dann, wenn die randständige Betonung der Herde (noch) fehlt. Zu denken ist dann

- an Leiste und Oberschenkel: an ein **Erythrasma** (➤ 4.3.8)
- an den Extremitäten: an das **nummuläre Ekzem** (➤ 4.7.2)
- nahezu am gesamten Integument: an eine **Psoriasis** (➤ 4.9.1).

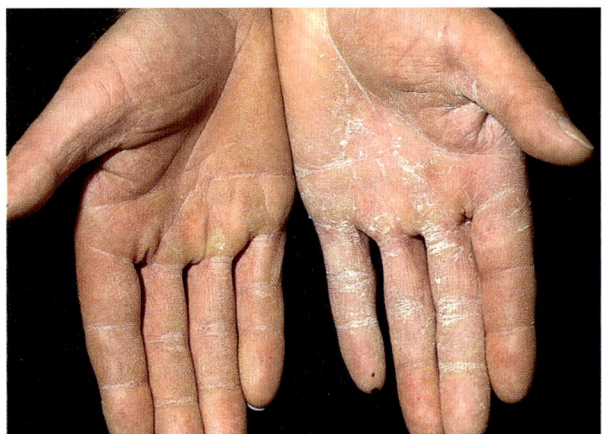

Abb. 4.33 Tinea manus (Trichophyton). Flächenhafte Keratose mit fein-lamellöser Schuppung unter Betonung der Beugefalten unter vorwiegendem Befall der linken Handinnenfläche. [12]

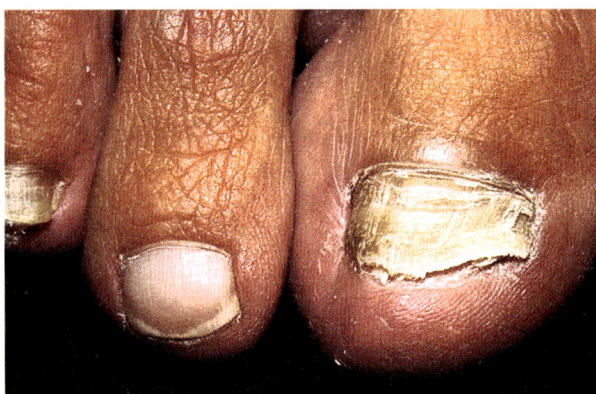

Abb. 4.34 Onychomykose. Onychodystrophie mit Verkürzung der Nagel-platte (1. Zeh), Verdickung, Quer- und Längsrillenbildung sowie eine Gelbver-färbung (Dyschromasie) an den Nagelplatten der 1. und 3. Zehe rechts. [12]

Therapie

Zur Therapie werden **lokal** imidazolhaltige (antimykotische) Cremes eingesetzt. Ausgedehnte Herde oder der Befall von Nägeln oder Haaren machen manchmal eine **systemische Thera-pie** mittels Griseofulvin oder (besser) Itraconazol (Sempera®) notwendig. Itraconazol ist nebenwirkungsärmer und wirkt gleichzeitig besser und schneller.

Die Onychomykose wird bevorzugt mit antimykotisch wir-kenden **Nagellacken** therapiert, wobei allerdings gerade bei dieser Form einer Mykose sehr viel Geduld benötigt wird (mehrere Monate). Abgesehen von den oralen (verschrei-bungspflichtigen) Medikamenten stehen Antimykotika auch dem Heilpraktiker zur Verfügung.

4.4.3 Candidose

Als Candidose werden Erkrankungen mit dem Pilz **Candida albicans** bezeichnet. Weitere Arten sind Candida tropicalis oder Torulopsis.

Vorkommen

Candida ist inzwischen ein ubiquitärer Parasit (Schmarotzer) auf den **Schleimhäuten** des Mundes, des Urogenital- und des Magen-Darm-Traktes. Nach Schätzungen sind inzwischen etwa 90% der „zivilisierten, industrialisierten Menschen" von einer **chronischen Darmmykose** betroffen (**>** Fach Verdauungssys-tem). Schleimhäute wie Mundhöhle, Darm und Urogenitalbe-reich sind von Natur aus feucht und werden deshalb bevorzugt. Auf Dauer **feuchte Bezirke der Oberhaut**, z.B. submammär bei adipösen Frauen, inguinal oder in den Zwischenräumen von Fingern und Zehen, wenn diese durch Arbeitsschuhe, Gummi-handschuhe, schlechte Hygiene oder andauerndes Arbeiten in Wasser ständig feucht sind, werden aber genauso befallen.

HINWEIS DES AUTORS

Wenn man nach den Ursachen für die gewaltige **Zunahme des Candida-Befalls** in den vergangenen Jahrzehnten sucht, findet man vier, die besonders herausragen:
1. Die Anwendung der **Antibiotika** begann vor etwa 30 Jahren zu-nächst zögerlich, um dann Jahr für Jahr neue Rekorde aufzustel-len. Dies gilt ganz besonders auch seit etlichen Jahren für die sog. Breitbandantibiotika, die zu starken Verschiebungen der physiologischen Flora besonders im Dünn- und Dickdarm führen. Wer die Antibiotika nicht therapeutisch aufnimmt, entgeht ihnen trotzdem nicht, weil z.B. kaum noch antibiotikafreies Fleisch auf dem Markt ist.
2. Der verbreitete Übergang von naturbelassener Nahrung auf die **Fertigprodukte** der heutigen Zeit bedingt eine deutliche Zunah-me auch des Zuckerkonsums. Mangelzustände im Hinblick auf Faktoren wie Selen, Zink oder manche Vitamine tragen nicht ge-rade zu einer Stärkung des Immunsystems bei. Dasselbe gilt für Stress in jeder Form.
3. Die **Umweltverschmutzung** hinsichtlich der Luft, ungezählter Chemikalien (Pestizide, Insektizide, Schwermetalle in Essen und Zahnfüllungen, Konservierungsmittel usw.) sowie Strahlung aller Arten (Hochspannung, Funk, Handy usw.) nimmt seit Jahren lau-fend zu.
4. Die **Promiskuität** auf dem Boden der heutigen **Mobilität** (Au-to, Flugzeug) hat zu einer deutlichen Zunahme von Adnexitis und Vaginitis geführt, die aber oft genug nicht erkannt und nicht be-handelt werden. Candida besiedelt bevorzugt gerade solche Ge-webe, die einerseits feucht und deren Milieu andererseits gestört ist. Die Folge ist also eine Überlastung von Geweben, eine Dis-harmonie in Genitale, Darm und weiteren Organen, die keine Re-serven mehr bietet, um zusätzliche Reize zu verkraften, und Schmarotzern wie Candida albicans ein beschauliches Dasein im menschlichen Körper ermöglicht.

Krankheitsentstehung

Wie die Erreger der Dermatomykosen siedelt auch Candida überwiegend im Stratum corneum und bildet dort Hyphen. Teilweise werden auch tiefere Hautschichten befallen, im Ext-remfall bei **Immunschwäche** bzw. unter immunsuppressiver Therapie (Zytostatika, Cortison) auch innere Organe. Schulme-dizinisch ist anerkannt, dass Candida unter **antibiotischer Therapie** Erkrankungen auszulösen vermag.

Die jährliche **Letalität** (Sterblichkeit) an Candida liegt mit 7000–8000 Toten pro Jahr höher als diejenige im Straßenverkehr, wobei allerdings fast ausschließlich schwerstkranke und immunsupprimierte Menschen betroffen sind.

Übertragen wird Candida albicans wie die anderen Pilze durch direkten, häufig sexuellen Kontakt oder beispielsweise durch feuchte Handtücher oder Waschlappen. Auch das gemeinsame Bad von Mutter und Tochter bzw. gemeinsam benutzte Zahnbürsten reichen zur Übertragung völlig aus.

HINWEIS DES AUTORS

Candida hat insofern eine enorme **allergene Potenz**, als er jegliche vorhandene Allergiebereitschaft verstärkt. Der Autor hält es für möglich, dass die auch schulmedizinisch inzwischen bestätigte Zunahme der allergischen Erkrankungen mit der Zunahme der Darmbesiedelung durch Candida zusammenhängt. Noch vor 10–20 Jahren war die Mehrzahl der „Bäuche" pilzfrei. Bei Neurodermitis, Asthma oder weiteren atopischen Erkrankungen ist eine korrekt durchgeführte **Darmsanierung** bereits die „halbe Miete", beim Reizdarm sogar die ganze (➤ Fach Verdauungssystem). Erkrankungen wie das dyshidrotische Ekzem werden direkt von der intestinalen Candidose ausgelöst und verschwinden nach einer Darmsanierung spurlos. Ähnliches gilt für die periorale Dermatitis.

Symptomatik

Bei der **oralen Candidose** (**Soor**; ➤ Abb. 4.35) kann ein weißer Belag in der Mundhöhle entstehen. Dieser Belag ist – im Gegensatz zu einer Leukoplakie – mit dem Spatel recht gut abstreifbar. Fehlt der sichtbare Belag, ist die Candidose nicht so massiv, kann aber trotzdem vorhanden sein. Im Zweifelsfall muss ein Schleimhautabstrich gemacht werden. Der chronische Befall der Mundschleimhaut führt nicht so selten zu rezidivierenden Mundwinkelentzündungen (Perlèche) bzw. zu Rhagaden.

Auch die Speiseröhre kann betroffen sein. Die **Candida-Ösophagitis** ist nach der Refluxösophagitis die zweithäufigste Form einer Entzündung der Speiseröhre. Die Pilze werden durch die Salzsäure des Magens nicht abgetötet, sodass ein nahtloser Übergang zum Dünndarm möglich ist.

Die **interdigitale** oder die **intertriginöse Candidose** adipöser oder/und diabetischer Patienten verursacht flächige Rötungen und Mazerationen (Erweichungen), auf denen sich häufig Erosionen bilden (➤ Abb. 4.36), zwischen Fingern und Zehen auch schmerzhafte Rhagaden.

Die **vaginale Candidose** verursacht zumindest einen mäßigen **Fluor vaginalis** (Ausfluss), der inzwischen von vielen Frauen als normal angesehen und nicht mehr wirklich registriert wird. Bei Exazerbationen entsteht häufig eine stark juckende Vulvovaginitis (Entzündung von Scheide und Schamlippen). Wenn mittels der üblichen Lokalbehandlung Entzündung und Juckreiz verschwunden sind, bedeutet dies das Ende der Exazerbation, aber nicht das Ende der Candidabesiedelung. Hormontherapien („Pille") begünstigen die Entstehung der Candidose, lösen sie allerdings nicht aus, solange nicht zusätzliche Faktoren vorhanden sind (➤ Fach Gynäkologie). Die symptomatische **genitale Candidose** ist beim Mann

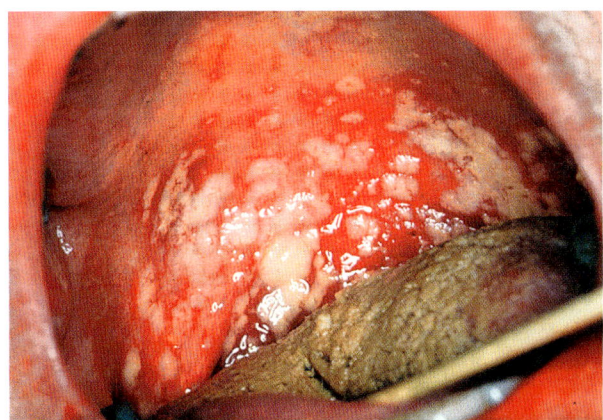

Abb. 4.35 Soor mit weißen, abstreifbaren Belägen am Gaumen. [2]

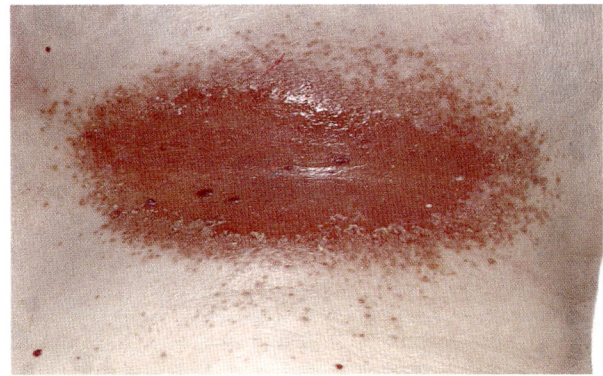

Abb. 4.36 Submammäre Candidose. Unscharf begrenzter, geröteter, ovaler Herd submammär mit zentraler Erosion, die von einer nach innen gerichteten Epithelkrause umsäumt wird, und randständigen Papeln und Papulopusteln. [12]

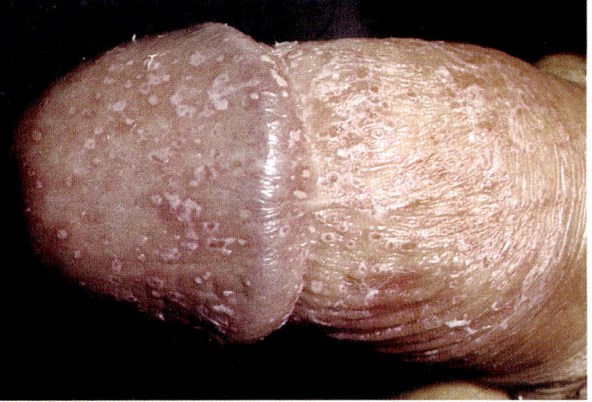

Abb. 4.37 Candida-Balanitis (Diabetiker). Zahlreiche glasstecknadelkopfgroße, zum Teil einzeln stehende, zum Teil konfluierende weiße Beläge mit gerötetem Hof und meist erosivem Zentrum auf der Glans penis und am inneren Präputialblatt. [12]

(➤ Abb. 4.37) deutlich seltener als bei der Frau. Sie tritt v.a. bei Immunschwäche in Erscheinung.

Das **Perianalekzem** wird überwiegend durch die intestinale Candidabesiedelung ausgelöst und unterhalten. Oft besteht ein

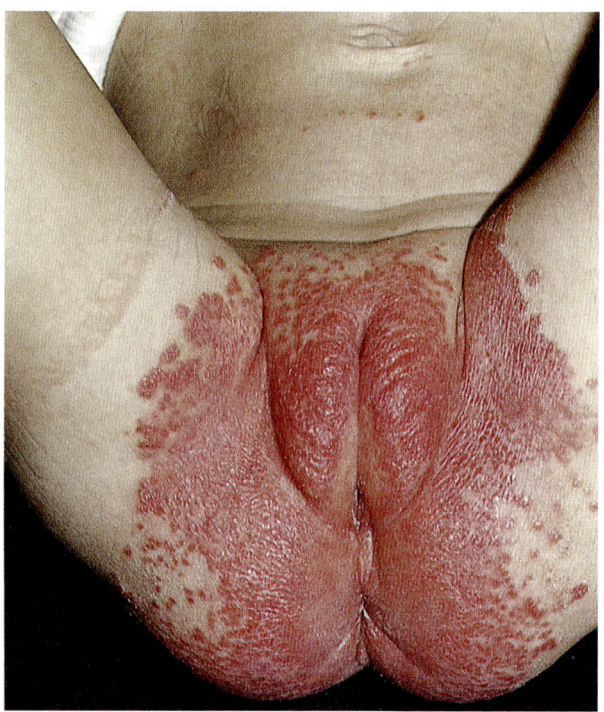

Abb. 4.38 Windeldermatitis. Gerötete, nicht-follikuläre Papeln und Papulopusteln, die teils einzeln stehen (Herdrand), überwiegend aber großflächig konfluieren. [12]

ausgeprägter Juckreiz – teilweise auch bei kaum sichtbarem Ekzem.

Die **Windeldermatitis** des Säuglings (➤ Abb. 4.38) ist ebenfalls weit überwiegend ein Candidaproblem. Dies gilt im Übrigen auch für den Meteorismus bzw. die Dreimonatskoliken des Säuglings. Die Übertragung der Pilze erfolgt im Geburtskanal der Mutter.

Diagnostik

Die Diagnose erfolgt beim Befall von Haut und Schleimhäuten durch **Abstrich** bzw. Hautgeschabsel und nachfolgende Kultur. Eine systemische Candidose (bei Immungeschwächten) kann über Antikörper nachgewiesen werden. Für einen Nachweis aus dem Stuhl sind v.a. Proben einzusenden, die Schleimauflagerungen zeigen oder auf andere Weise verändert erscheinen.

Differenzialdiagnosen

Candida verursacht Ekzeme mehr im Bereich der Schleimhäute oder auf feuchter, mazerierter Haut, während die **Dermatomykosen** vorwiegend das Keratin der normalen Haut betreffen. Im Bereich von Händen und Füßen sind oft beide anzutreffen. Die Randbetonung der Dermatomykosen fehlt in der Regel bei Candida.

Ein perianales Candidaekzem kann leicht mit einer **Psoriasis** verwechselt werden.

Therapie

> **ACHTUNG**
> **Erkrankungen der Mundhöhle** fallen nach dem Zahnheilkundegesetz unter das **Behandlungsverbot** für Heilpraktiker. Dasselbe gilt wegen der sexuellen Übertragbarkeit auch für die **Candidabesiedelung des Genitales** (§ 24 IfSG).

Eine Candidose wird sowohl auf den Schleimhäuten (einschließlich Scheide und Darm) als auch auf der übrigen Haut vorzugsweise mit **Nystatin** (z.B. Moronal®, Candio-Hermal®, Nystaderm®, Adiclair®) behandelt, das selbst bei Säuglingen praktisch frei von Nebenwirkungen ist. Ersatzweise ist auch Amphotericin B geeignet. Ist man sich bei einer Tinea corporis des Erregers nicht sicher oder ist der Nachweis einer Dermatomykose erbracht, werden **moderne Breitbandantimykotika** wie Miconazol-Creme eingesetzt. Diese erfassen zusätzlich auch einzelne Bakterien (Erythrasma). Für systemische Mykosen oder auch einen tiefen Nagelbefall bzw. eine rezidivierende Pityriasis versicolor stehen **orale Antimykotika** wie Fluconazol bzw. Ketoconazol zur Verfügung, die allerdings mit möglichen Nebenwirkungen (v.a. hinsichtlich der Leber) behaftet sind.

Bei **Candidosen der Haut** sollte man an eine gute Hygiene und an das Trockenhalten denken. Da, wo Haut auf Haut reibt, kann man trocknende Puder oder Kompressen-Auflagen verwenden. Beim **Perianalekzem** helfen lokale Salbentherapien stets nur vorübergehend. Das Rezidiv ist programmiert, solange sich Pilze im Darm befinden.

Die **Windeldermatitis des Säuglings** heilt weitaus am schnellsten unter dick aufgetragener Zinkpaste. Die Haut muss durch häufigen Windelwechsel trocken gehalten werden. Stoffwindeln haben keinerlei Vorteile, sondern durch die geringere Saugkraft eher Nachteile. Eine Darmsanierung ist spätestens beim Rezidiv sinnvoll.

> **HINWEIS DES AUTORS**
> Eine **Darmsanierung** (➤ Fach Verdauungssystem) umfasst neben Nystatin eine zuckerfreie und ballaststoffreiche Diät, Zufuhr von Bio-Joghurt, Essigwasser und beispielsweise Mutaflor® (Escherichia coli) sowie den Austausch der Zahnbürste (Pilzreservoir!) und muss auch den Partner berücksichtigen. Ein Rezidiv oder eine nicht funktionierende Darmsanierung hat nahezu immer die folgenden Ursachen: Entweder hat man nur mit Nystatin-*Tabletten* behandelt und damit die Besiedelung von Mund und Speiseröhre vergessen (anfangs also immer eine *Suspension* verwenden!) oder die chronische Adnexitis (➤ Fach Gynäkologie) ist nur unterschwellig vorhanden und wurde von Patientin und/oder Gynäkologen übersehen. Können die Bakterien in diesen Fällen nicht ausgetestet und homöopathisch ausgeheilt werden, ist jeder weitere Therapieversuch zum Scheitern verurteilt. Darm und Genitale sind bei der Frau hinsichtlich Candida als Einheit aufzufassen; üblicherweise sind beide Organe entweder pilzfrei oder pilzbefallen.

Zusammenfassung
Candidose: Infektion durch Candida albicans – an feuchter Oberhaut (intertriginös), Schleimhaut (Mundhöhle, Vagina) oder inneren Organen (präfinal); besonders betroffen sind Menschen mit geschwächtem Immunsystem, z.B. Diabetiker; Darmbesiedelung gilt als physiologisch und damit harmlos
- **Symptome:**
  - flächige, brennende oder juckende Rötungen auf feuchter Oberhaut (submammär, Windeldermatitis des Säuglings, inguinal, als Tinea pedis)
  - weiße, gut abstreifbare Beläge der Mundhöhle (Soor)
  - Brennen, Juckreiz, Fluor bei vaginaler Candidose
- **Therapie:** Nystatin, Sanierung des Milieus (z.B. Trockenhalten der Oberhaut)
- keine Meldepflicht, jedoch **Behandlungsverbot** bei Befall von Mundhöhle (Zahnheilkundegesetz) oder Genitalbereich (§ 24 IfSG)

4.4.4 Seborrhoisches Ekzem

Krankheitsentstehung

Über die Ursache des seborrhoischen Ekzems wird noch spekuliert. Eindeutig scheint jedoch der Zusammenhang mit dem Pilz **Pityrosporum ovale** (= Malassezia furfur), den man regelmäßig in den Effloreszenzen nachweisen kann. Dieser Pilz gehört andererseits zur physiologischen Hautflora und ist häufig auch bei Nichtbetroffenen nachzuweisen. Der wesentliche **begünstigende Zusatzfaktor** scheint in einer Mehrproduktion der Talgdrüsen, teilweise auch in einer Schwäche des Immunsystems zu bestehen. Candida albicans kann, lokal oder als Darmparasit, die Entstehung begünstigen. Dies wurde v.a. beim seborrhoischen Ekzem von Säuglingen nachgewiesen.

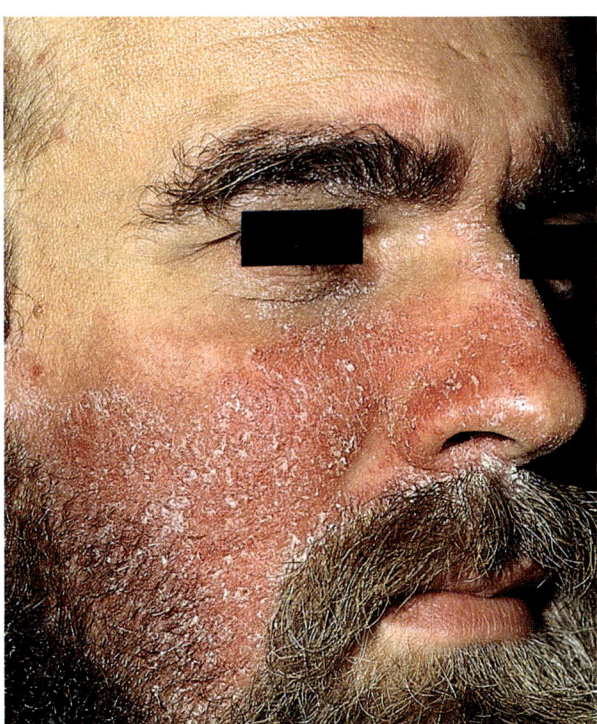

Abb. 4.39 Seborrhoisches Ekzem. Flächenhafte Erytheme mit weißlicher bzw. weißlich-gelblicher Schuppung bei symmetrischer Verteilung. [12]

HINWEIS DES AUTORS

Man kann im medizinischen Alltag einige Gesetzmäßigkeiten hinsichtlich des seborrhoischen Ekzems erkennen:
- Eine verstärkte **Schuppenbildung** im Bereich der **Kopfhaut** ist eine Vorstufe, also sozusagen eine Minimalvariante des Ekzems. Von einer leichten Schuppung bis hin zum ausgeprägten Ekzem sind alle Übergänge zu finden. In Übereinstimmung damit hilft die antimykotische Therapie (z.B. mit Terzolin® Shampoo) sowohl beim Ekzem als auch bei den häufigen Kopfschuppen.
- Eine weitere Gesetzmäßigkeit ist der regelmäßig zu beobachtende Zusammenhang zwischen einer **IgE-Erhöhung** im Serum, einer **intestinalen Candidose** sowie dem Nachweis von **Pityrosporum ovale** in der Kopfhaut, sodass alle drei Gegebenheiten einen Therapieansatz darstellen, idealerweise natürlich in Kombination.

Symptomatik

Das seborrhoische Ekzem besteht aus entzündlichen, scharf begrenzten, **gelblich-roten Herden mit fettiger Schuppung** in talgdrüsenreichen Arealen – also bevorzugt am behaarten Kopf (besonders häufig retroaurikulär), im Gesicht (> Abb. 4.39) sowie am oberen Thorax.

Bevorzugt wird das männliche Geschlecht im mittleren Lebensalter, doch sind manchmal sogar Säuglinge betroffen. Die Herde können im Bereich des Haaransatzes leicht mit einer Psoriasis verwechselt werden. Der Verlauf ist chronisch oder chronisch-rezidivierend.

Therapie

Die übliche Therapie besteht aus **antimykotischen Externa** (Ketoconazol, Itraconazol), bei massivem Befall auch aus **Cortison-Zubereitungen**.

4.5 Tierische Parasitosen

Tierische Parasitosen sind Infektionskrankheiten, die u.a. von Würmern, Milben, Läusen, Flöhen oder Wanzen ausgelöst werden. Zu den nicht tierischen Parasitosen rechnet man Infektionen des Menschen durch Bakterien oder Pilze. Ganz allgemein handelt es sich bei parasitären Erregern um Lebensformen, die als sog. Schmarotzer auf Kosten anderer Lebewesen existieren. Unter den tierischen Parasitosen interessieren im Fach Dermatologie und im Hinblick auf die Heilpraktikerprüfung Erkrankungen durch Flöhe und Wanzen sowie ganz besonders durch Läuse und Milben.

4.5.1 Läuse

Die Erkrankung durch Läuse heißt **Pediculosis**. Läuse sind flügellose Insekten, deren Unterarten entweder die Kopfhaare, die Schamhaare, den übrigen Körper oder die getragene Wäsche besiedeln (> Abb. 4.40). Der entstehende Juckreiz wird durch Stiche im Verein mit dem Speichel oder durch den Kot der Tiere verursacht.

> **A C H T U N G**
>
> Es besteht keine Meldepflicht, aber ein **Behandlungsverbot** für den Heilpraktiker nach den §§ 24 und 34 bzw. 35 IfSG („Verlausung"). Betroffene Eltern sind nach § 34 verpflichtet, den Läusebefall ihrer Kinder an Schule, Kindergarten bzw. Tagesstätte zu melden. Der Leiter der Einrichtung hat dem Gesundheitsamt betroffene Kinder namentlich zu melden und sämtliche weiteren Eltern (nichtnamentlich) über das Auftreten von Kopfläusen in der Einrichtung zu informieren.

Kopfläuse

Krankheitsentstehung

Kopfläuse durchlaufen einen Entwicklungszyklus, der etwa 2–3 Wochen dauert. Die Läuseweibchen legen bis zu 140 Eier (= **Nissen**), die sie ganz unten an den Haaren, direkt über der Kopfhaut, mit einem wasser*un*löslichen Kitt festkleben. Bevor-

zugt betroffen sind die Haare im Nacken und hinter den Ohren. Nach 1 Woche schlüpfen die **Larven** aus den Nissen und entwickeln sich innerhalb weiterer 8–10 Tage über ein Nymphenstadium zu geschlechtsreifen Läusen.

Kopfläuse verursachen, besonders häufig nach den Sommerferien, in Kindergärten und Schulen kleine Epidemien. Sie werden durch **direkten Kontakt** (von Kopf zu Kopf) oder – eher selten – über Kleidungsstücke (Mützen) bzw. Kämme und Bürsten übertragen. Mädchen sind, angeblich wegen der längeren Haare, häufiger betroffen als Jungen.

Symptomatik

Heftiger **Juckreiz** ist zumeist das erste Symptom. Das Kratzen fördert **sekundäre Infektionen** bis hin zu Eiterungen an der befallenen Haut (> Abb. 4.41). Teilweise sind sogar die regionalen Lymphknoten geschwollen. Der Juckreiz entsteht beim ersten Befall allerdings erst nach 4–6 Wochen, sodass sich die Läuse bis dahin meist unbemerkt zu riesigen Zahlen vermehrt haben. Beim Rezidiv kommt es wegen der Sensibilisierung des Immunsystems bereits nach wenigen Tagen zu Juckreiz. Ursache einer allergischen Überempfindlichkeitsreaktion sind Bestandteile des Läusespeichels, die beim Stich gemeinsam mit lokalanästhesierenden Substanzen in die Wunde gelangen.

Diagnostik

Besser als die 3 mm großen, grau-braunen Läuse selbst sieht man in der Regel die 0,8 mm großen weißen **Nissen** an den

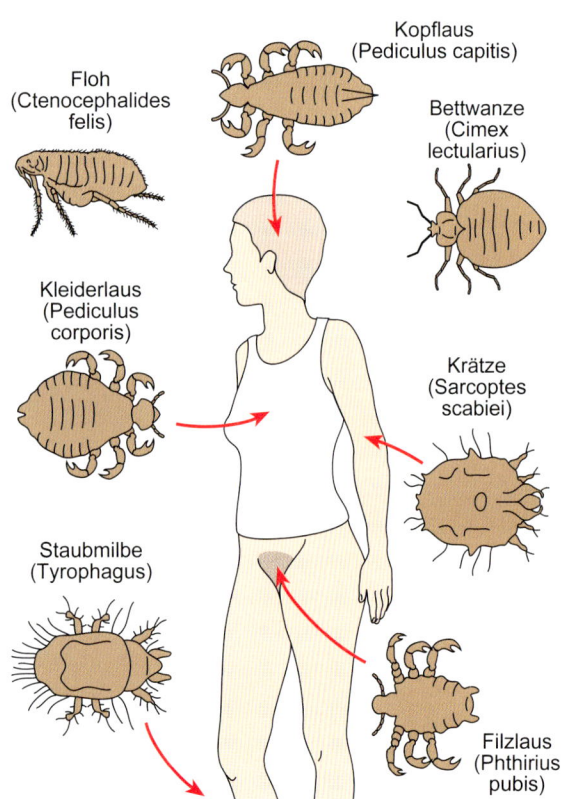

Abb. 4.40 Überblick über den Befall mit Flöhen, Wanzen und Läusen.

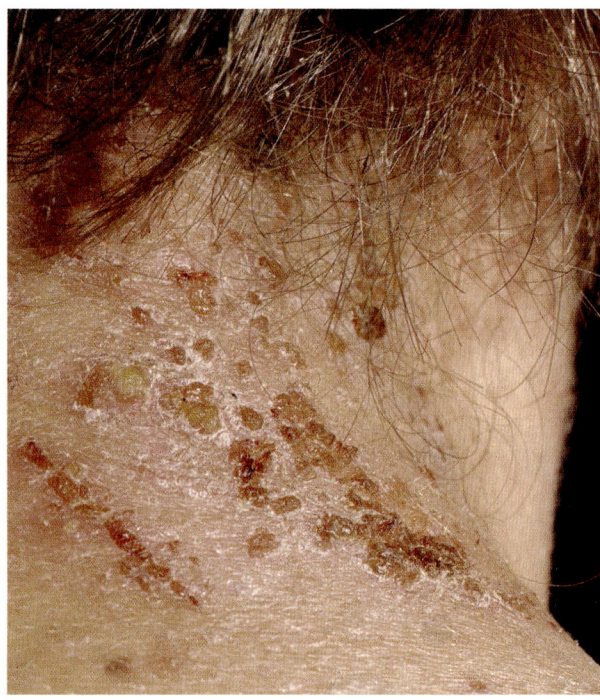

Abb. 4.41 Pediculosis capitis. An den Haaren festhaftende weiße Nissen und Läuse, im Nacken gerötete, leicht schuppende Haut mit gelblich-bräunlichen Schuppenkrusten und streifenförmigen Exkoriationen. [12]

Haarschäften. Die weiße Färbung entsteht durch eine Chitinhülle, die den Eiern Schutz vor Umwelteinflüssen, aber auch gegenüber den verwendeten Läusemitteln verleiht. Wenn sie nicht direkt gefunden werden, sollten die Haare mit einem speziellen **Nissenkamm** (aus Metall und mit eng stehenden Zinken) sorgfältig durchgekämmt und das Ergebnis auf einem Tuch begutachtet werden. Besser gelingt dies, wenn die Haare zuvor angefeuchtet und mit Essig oder einer Pflegespülung behandelt wurden.

Therapie

Zur Therapie werden **Pyrethrum** bzw. **Permethrin** (Goldgeist forte® bzw. InfectoPedicul®) verwendet, die man über Nacht einwirken lässt. Pyrethrumabkömmlinge besitzen eine gewisse (geringe) Neurotoxizität. Harmloser sind **pflanzliche Präparate** wie Aesculo® Gel bzw. Mosquito® Läuse-Shampoo (Kokos- und Sojaöl – 2006 in die sog. Entwesungsmittelliste aufgenommen). Das Öl überzieht die Läuse und erstickt sie dadurch. Neu ist ein Präparat mit (harmlosem) **Dimeticon**, das in die Atemwege der Läuse eindringt und an dem sie ersticken (NYDA®, Jacutin Pedicul® Fluid). Etliche Läusemittel sind leicht entflammbar, was man bei ihrer Anwendung beachten sollte. Nissen werden nur unzureichend abgetötet und müssen mit **Nissenkämmen** entfernt werden.

Läuse und Nissen lassen sich auch unter einer **Trockenhaube** (20 min bei 60 °C, falls erträglich) abtöten. Inzwischen ist ein spezieller **Föhn** in der Entwicklung, der mit geringeren Temperaturen arbeitet und die Läuse und Nissen mehr durch Austrocknung abtöten soll. Eine einwöchige Behandlung mit **Essig** (mit Wasser 1 : 1 verdünnt; 1 Std./Tag Einwirkzeit), ergänzt durch Auskämmen mit einem Nissenkamm, kann ebenfalls erfolgreich sein.

Eine **Behandlungswiederholung** nach 8–10 Tagen wird grundsätzlich **dringend empfohlen**, weil die bis dahin aus den Nissen geschlüpften Larven noch nicht geschlechtsreif sind.

Familienangehörige müssen untersucht werden. Die **(Bett-)Wäsche** ist bei mindestens 60 °C zu waschen, Kämme und Bürsten in heißer Seifenlösung. Bei Verwendung des Mosquito® Läusewaschmittels genügen Temperaturen von 30 °C. Alle weiteren **Gegenstände**, mit denen die Betroffenen in Berührung gekommen sind, müssen behandelt, d.h. z.B. gewaschen oder für 2 Tage in die Tiefkühltruhe gelegt werden. Gegenstände, die sich weder waschen noch tiefgefrieren lassen, kann man für 3–4 Tage in einen verschlossenen Plastiksack geben, weil die Läuse in dieser Zeit ohne Blutmahlzeit verhungern, oder mit einem „Läuseumgebungsspray" behandeln.

Filzläuse

Die Filzlaus befällt vorwiegend die Schambehaarung, teilweise auch Achselhaare und Wimpern. Sie wird durch sexuelle Kontakte übertragen.

Symptomatik

Auch Filzläuse verursachen einen intensiven **Juckreiz**, der zum Kratzen zwingt und dadurch Exkoriationen und sekundäre Entzündungen begünstigt. An den Stichstellen bilden sich manchmal **blaue Flecken** (sog. Taches bleues bzw. Maculae coeruleae).

Körperläuse

Körperläuse „wohnen" in den Nähten der Bekleidung und legen dort auch ihre Eier ab.

Symptomatik

Durch Hautstiche verursachen sie **Juckreiz** und **Quaddeln**. Sie sind ein Hinweis auf **mangelhafte Hygiene**. Auf Kopfläuse trifft dies nicht zu, da sie durch das übliche Haarewaschen nicht entfernt werden.

Zusammenfassung
Läuse: flügellose Insekten, die ohne ihren Wirt, den Menschen, innerhalb kurzer Zeit zugrunde gehen; es gibt 3 menschenpathogene Arten:
- **Kopflaus:**
  - 3 mm groß
  - Übertragung durch engen Körperkontakt
  - befällt hauptsächlich Haare (Basalbereich) im Nacken und retroaurikulär
  - Entwicklungsstadien: Eier (Nissen), nach 1 Woche Larven, nach weiteren 8–10 Tagen geschlechtsreife Läuse
- **Filzlaus:**
  - 1,5 mm groß
  - Übertragung durch sexuelle Kontakte
  - befällt die Schamhaare, seltener Achselhaare und Wimpern
- **Kleiderlaus:**
  - 4 mm groß
  - Übertragung durch engen Körperkontakt
  - hält sich in den Nähten der Kleidung auf
  - sticht meist nachts im Schlaf
- **Symptome:**
  - heftig juckende Effloreszenzen als allergische Reaktion auf den Läusespeichel
  - kratzbedingte bakterielle Superinfektionen
  - an den Stichstellen der Filzlaus evtl. Einblutungen (blaue Flecken)
- **Therapie:** Externa nach Entwesungsmittelliste, Wiederholung nach 8–10 Tagen
- keine Meldepflicht, aber **Behandlungsverbot** für den Heilpraktiker („Verlausung") nach den §§ 24, 34 und 35 IfSG

4.5.2 Flöhe

Der Befall durch Flöhe wird **Pulicosis** genannt. Neben dem Befall durch den Menschenfloh ist auch eine Übertragung des Hunde- oder Katzenflohs möglich. Der Rattenfloh spielt eine Rolle bei der Übertragung der Pest. Katzenflöhe sind sehr widerstandsfähig. Sie können auch Monate ohne ihr Wirtstier, z.B. auf Teppichböden, überleben.

Symptomatik

Flohstiche verursachen kleine **Entzündungsherde**, die häufig zentral ein kleines Bläschen bilden. Gefährlicher als die Stiche selbst ist die mögliche Übertragung von Bakterien oder anderen Erregern.

Therapie

Die Therapie erfolgt durch antiseptische Cremes und Hygienemaßnahmen.

4.5.3 Wanzen

Wanzen „verstecken" sich bei Tag in Möbelritzen und beißen nachts im Schlaf.

Symptomatik

Durch Wanzenbisse entstehen **juckende Quaddeln** (➤ Abb. 4.42), die durch Kratzen sekundär eitrig werden. Betroffen sind überwiegend Gesicht, Nacken und Hände.

> **MERKE**
> Grundsätzlich sind die von Wanzen, Flöhen und Läusen verursachten Effloreszenzen nicht leicht von den Stichen fliegender Insekten zu unterscheiden, solange man die Parasiten nicht gefunden und damit den Nachweis erbracht hat.

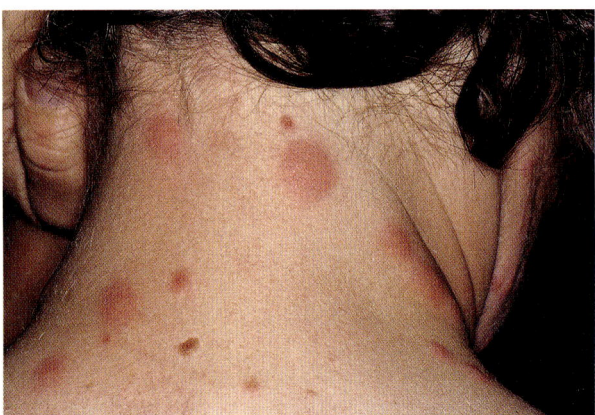

Abb. 4.42 Wanzenstiche. Unterschiedlich große, gerötete, elevierte Herde mit zentraler Bissstelle an Wangen, seitlichem Hals und Nacken. [12]

4.5.4 Skabies

Krankheitsentstehung

Die Skabies (Krätze) wird durch **Milben** verursacht. Die kugeligen Milben gehören zu den Spinnentieren. Die weibliche Krätzmilbe (Sarcoptes scabiei) erreicht eine Größe von 0,4 mm. Die Milben werden durch **direkten Körperkontakt** übertragen, besonders häufig bei sexuellen Kontakten. Außerhalb des menschlichen Wirts gehen sie zugrunde.

Die Effloreszenzen entstehen bei der Krätze **nicht als Gewebereaktion** auf Bisse oder Stiche – wie bei Läusen, Flöhen und Wanzen. Vielmehr dringen die Weibchen der Krätzmilbe direkt in die Epidermis ein und bilden im Stratum spinosum ein **Gangsystem**, in das sie bis zu 50 Eier ablegen (➤ Abb. 4.43, ➤ Abb. 4.44). Wenige Tage später schlüpfen dann die Larven und setzen den Zyklus fort. Die Männchen sterben jeweils ab.

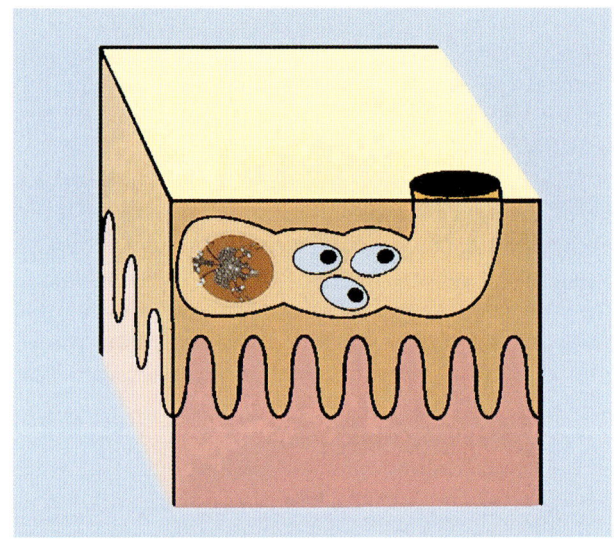

Abb. 4.43 Skabies (Schema). [4]

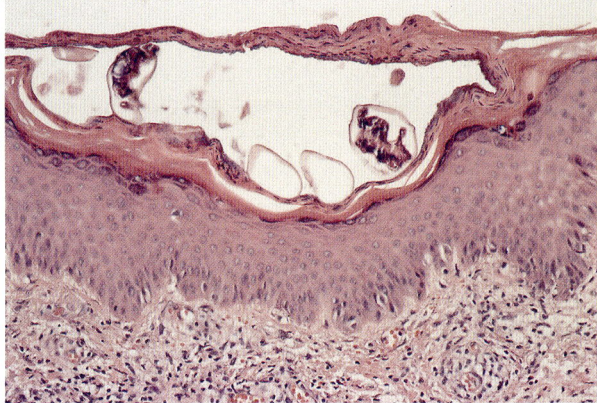

Abb. 4.44 Skabies (histologisches Bild). Im Stratum corneum liegen 2 Milbenkörper und 2 Eihüllen inmitten eines Hohlraums. [12]

Symptomatik

Erst 4–6 Wochen nach dem ersten Befall (= Inkubationszeit) bildet der Körper durch eine Überempfindlichkeitsreaktion den typischen, sehr intensiven **Juckreiz** aus, der nachts in der **Bettwärme** noch weiter verstärkt wird. Die gewundenen Gänge der Krätzmilbe in der Epidermis sind bis zu 1 cm lang. Im Bereich dieser nicht immer sichtbaren Gänge bilden sich **hyperkeratotische Papeln**. Teilweise entstehen **Bläschen** oder kratzbedingte Sekundärinfektionen (➤ Abb. 4.45, ➤ Abb. 4.46). Am häufigsten betroffen sind Unterarme und Hände, Achselhöhlen, ventraler Stamm und Genitale (➤ Abb. 4.47). Der Kopf bleibt frei.

Diagnostik

Die 0,4 mm lange **Milbe** ist manchmal am Ende eines Gangs als weißes Pünktchen zu erkennen. Sie kann dann zur Diagnosesi-

cherung mit einer Nadel entfernt und unter dem Mikroskop betrachtet werden. Trägt man wasserlösliche Tinte auf eine Papel auf, die man anschließend mit einem Alkoholtupfer wieder abwischt, lassen sich die zugehörigen **Gänge** als blau angefärbte Linien besser erkennen.

Therapie

ACHTUNG
Die Skabies wird besonders häufig bei sexuellen Kontakten übertragen und gehört damit zu den sexuell übertragbaren Krankheiten. Außerdem ist sie im § 34 IFSG gelistet. Sie unterliegt damit, trotz fehlender Meldepflicht, nach den §§ 24 und 34 IFSG einem **Behandlungsverbot** für Heilpraktiker.

Zur Therapie nimmt man **Permethrin** oder **Benzylbenzoat**. Die Lotion muss auf den gesamten Körper (mit Ausnahme des Kopfes) aufgetragen und 24 Stunden belassen werden. Man sollte die Behandlung in den Folgetagen wiederholen.

Zusammenfassung
Skabies: allergische Reaktion auf Milben in der Epidermis
- **Symptome:**
  - stark juckende Papeln
  - nicht immer sichtbare Gänge
- **Prädilektionsstellen:** Unterarme, Hände, Thorax, Genitale; der Kopf bleibt frei
- Übertragung durch direkten, auch sexuellen Körperkontakt
- keine Meldepflicht, jedoch **Behandlungsverbot** nach den §§ 24 und 34 IfSG

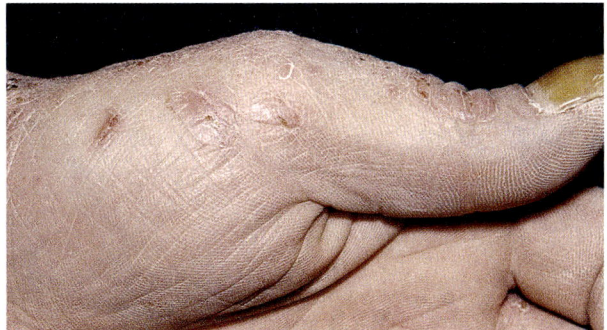

Abb. 4.45 Skabies. Entzündete Gänge und entzündliche Papeln, zum Teil zerkratzt, an Mittelfinger, Daumen und Handrücken. Subjektiv starker generalisierter Juckreiz. [12]

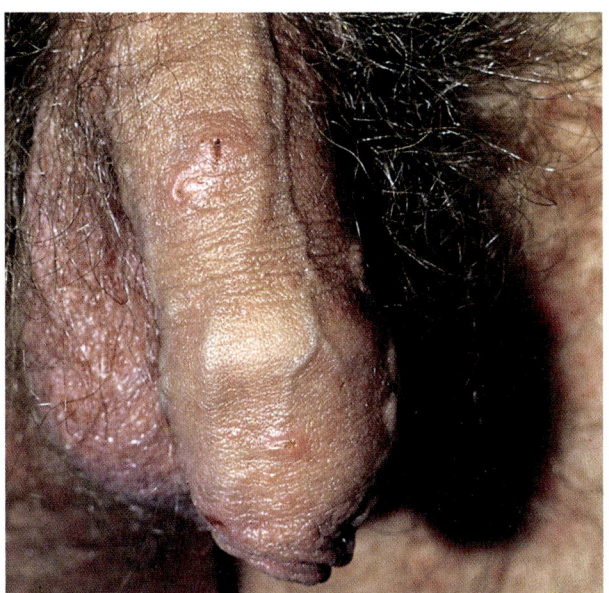

Abb. 4.46 Skabies. Entzündete Gänge und Papeln am Penisschaft, zum Teil zerkratzt. Subjektiv starker Juckreiz. [12]

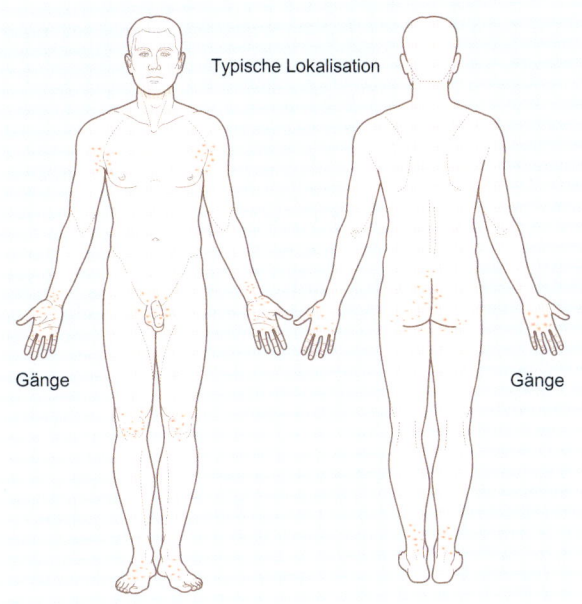

Abb. 4.47 Prädilektionsstellen der Skabies. [11]

4.5.5 Erkrankungen durch Zecken (Borreliose)

Die Borreliose (➤ Fach Infektionskrankheiten) wird im Folgenden lediglich bezüglich ihrer Hauterscheinungen zusammengefasst.

Krankheitsentstehung

Zecken (Holzbock)

Zecken sind blutsaugende, zu den Milben gehörende Spinnentiere mit stechenden Mundwerkzeugen, an denen sich Widerhaken befinden. Der **gemeine Holzbock (Ixodes ricinus)** ist in den gemäßigten Klimazonen weit verbreitet, kommt also überall in Mitteleuropa vor. Er lauert an Waldrändern und Waldlichtungen, an Hecken und Büschen, letztendlich auf jeder Wiese auf Beute. Der Biss bzw. Stich selbst ist schmerzlos; Zecken können sich über Tage völlig unbemerkt mit Blut vollsaugen. Man geht davon aus, dass etwa 50% aller Zeckenbisse nicht registriert werden.

Der Holzbock hat eine pathogene Bedeutung im Wesentlichen nur durch die mögliche Übertragung des **FSME-Virus**, gegen das eine Impfmöglichkeit gegeben ist (➤ Fach Infektionskrankheiten), sowie durch die Übertragung von **Borrelien**.

Borrelien

Borrelien sind schraubenartig gewundene Bakterien (Spirochäten), die u.a. den Übertragern der Syphilis ähnlich sind. **Borrelia burgdorferi** befindet sich zu einem hohen Prozentsatz (bis zu 50%) in den Zecken praktisch aller Regionen. Die Durchseuchungsrate ist also außerordentlich hoch. Auch die **Durchseuchungsrate** des Menschen ist in Deutschland mit knapp 10% der Bevölkerung, erkennbar an spezifischen Borrelien-Antikörpern, erstaunlich hoch. Unter den Waldarbeitern ist sogar nahezu jeder Dritte betroffen. Die Zahl an **Neuerkrankungen** wird in Deutschland auf jährlich etwa 60.000–100.000 geschätzt.

Symptomatik

Im Fall einer Übertragung der Borrelien beim Zeckenstich entwickelt sich nach meist 3–6 Tagen, manchmal sogar erst nach 2–4 Wochen (Inkubationszeit 3–33 Tage) im Bereich der Stichstelle ein sich randwärts stetig vergrößerndes mildes Erythem, das sog. **Erythema chronicum migrans** (**Wanderröte**, ➤ Abb. 4.48). Ein lokales Erythem am 1. oder 2. Tag nach Entfernung der Zecke ist als Lokalreaktion und nicht als Borrelieninfektion aufzufassen.

Die Wanderröte erinnert unbehandelt insofern an eine Tinea corporis, als sie bei ihrer Ausdehnung am Rand betont und zentral blasser erscheinen kann. Histologisch handelt es sich um eine unspezifische Entzündung, die sich hauptsächlich im Corium abspielt. Sie klingt auch ohne Therapie innerhalb weniger Wochen wieder ab.

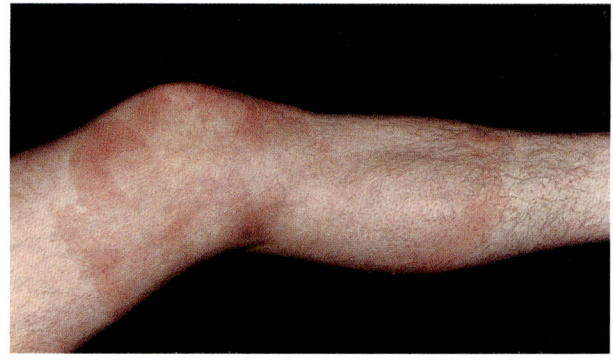

Abb. 4.48 Erythema (chronicum) migrans. Flächenhaftes Erythem an der Innenseite des linken Knies mit Übergang auf den Ober- und Unterschenkel mit deutlicher Randbetonung bei scharfer, stellenweise unregelmäßiger Begrenzung. [12]

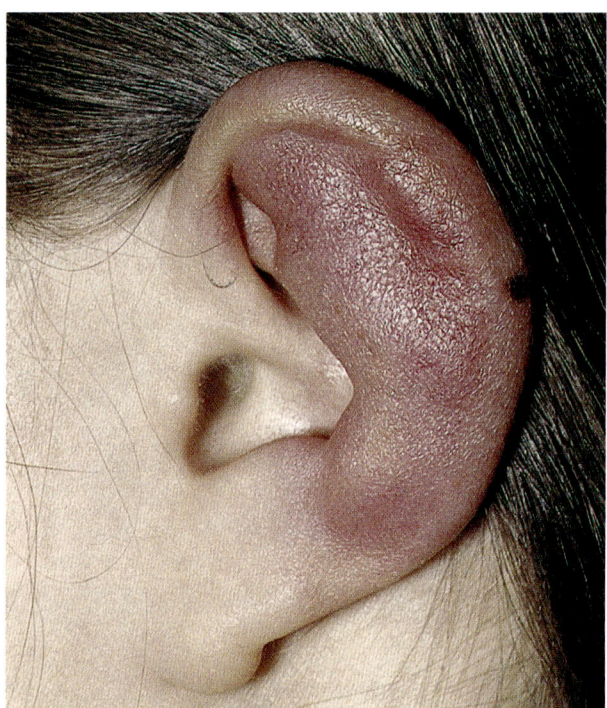

Abb. 4.49 Lymphadenosis cutis benigna. Flächenhafte Rötung und Schwellung der linken Ohrmuschel. [12]

Eine weitere mögliche Hauterscheinung der ersten Wochen, aber bereits dem Stadium II der Borreliose zugeordnet, ist die **Lymphadenosis cutis benigna**, livide Infiltrate aus Lymphozyten im Bereich der Genitalien, Mamillen oder Ohrläppchen (➤ Abb. 4.49).

Neben der Neuritis, der Karditis oder der Lyme-Arthritis gibt es auch ein Symptom des Stadiums III der Borreliose, das sich an der Haut entwickelt. Es führt den einprägsamen Namen **Akrodermatitis chronica atrophicans Herxheimer** und betrifft die Unterarme oder Unterschenkel. Nach einem entzündlichen Anfangsstadium entwickelt sich dabei eine weitreichende Atrophie von Epidermis und Dermis. Die Haut wird extrem dünn, gefältelt und haarlos (➤ Abb. 4.50).

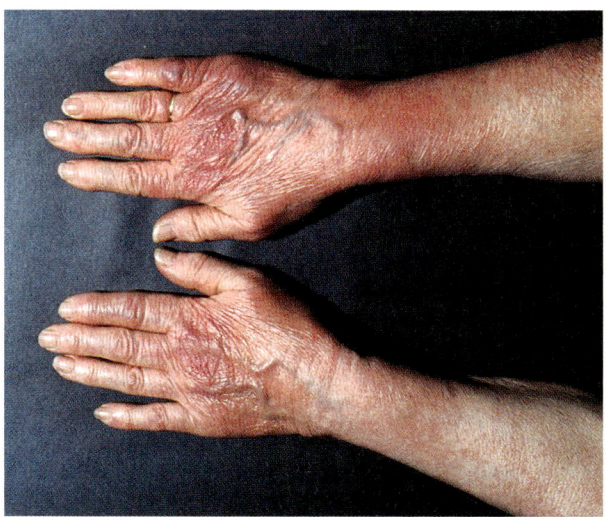

Abb. 4.50 Akrodermatitis chronica atrophicans (entzündliches Stadium). Livid-rote Verfärbung und ödematöse Schwellung der Haut bei gleichzeitiger zigarettenpapierartiger Epidermisatrophie an beiden Handrücken mit Übergang auf die Unterarme. [12]

4.6 Hautschäden durch Wärme und Kälte

4.6.1 Verbrennung

Schweregrade

Die Verbrennung (Combustio) wird nach Graden unterteilt (> Tab. 4.5). Die Verbrennung **1. Grades** ist gekennzeichnet durch eine Rötung und Schwellung der Haut. Ausgelöst werden kann sie bereits durch Temperaturen ab 48 °C. Sie hinterlässt keine Narben. Die Rötung wird durch Kinine (Bradykinin) und Histamin verursacht, die die Blutgefäße erweitern.

Tab. 4.5 Verbrennungsgrade

Grad	Temperatur	Symptomatik	Narben
1	ab 48 °C	Rötung und Schwellung der Haut	nein
2a	ab 55 °C länger einwirkend oder ab 70 °C für 1 Sekunde	Rötung und Schwellung der Haut, zusätzliche subepidermale Blasen	nein
2b	ab 60 °C länger einwirkend	Nekrosen → Ulkus, zusätzlich Hypovolämie	ja
3	> 70 °C	Zerstörung von Haut und Hautanhangsgebilden	ja
4	> 300 °C	Gewebeverkohlung nicht nur der Haut, sondern ggf. auch der Muskulatur	ja

Die Verbrennung vom **Grad 2a** entsteht nach der längeren Einwirkung von Temperaturen ab 55 °C oder bereits nach 1 Sekunde, wenn die Temperatur um 70 °C liegt. Zusätzlich zu Rötung und Schwellung bilden sich bereits subepidermale Bla-

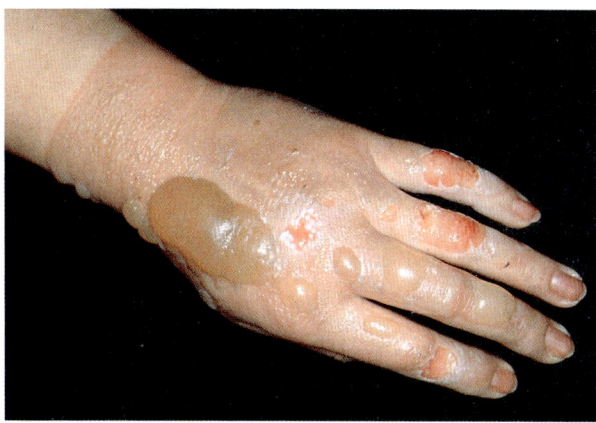

Abb. 4.51 Verbrennung 2. Grades. Scharf begrenzte Rötung, Schwellung und zahlreiche seröse Bläschen und Blasen über Fingerrücken, Handrücken und Handgelenk links. [12]

sen (Abheben der Epidermis vom Corium), die sich im Verlauf der folgenden Tage vergrößern und durch den Druck ihres serösen Inhalts Schmerzen bereiten (> Abb. 4.51). Sie sollten nicht abgetragen, sondern lediglich steril punktiert werden, damit die Blasendecke der Wundheilung als Schutz vor einer Infektion erhalten bleibt. Auch die Verbrennung vom Grad 2a hinterlässt in der Regel keine Narben.

Verbrennungen vom **Grad 2b** entwickeln sich nach längerer Einwirkung von Temperaturen ab 60 °C. Die Eiweiße und weitere Bestandteile der Epidermis koagulieren bei diesen Temperaturen, sodass es zu Nekrosen kommt, die in der Folge abgestoßen („demarkiert") werden und ein Ulkus hinterlassen. Es bilden sich also immer Narben aus.

Bei noch höheren Temperaturen entsteht die Verbrennung **3. Grades** mit völliger Zerstörung von Haut und Hautanhangsgebilden.

Verbrennungen **4. Grades** entstehen durch Einwirkung sehr hoher Temperaturen von mehr als 300 °C. Dabei kommt es zur Verkohlung des Gewebes, die auch sehr tief bis in die Muskulatur oder bis zu knöchernen Strukturen reichen kann. Umfangreiche, extrem schlecht heilende Ulzera sind die Folge.

Verbrennungsfolgen

Verbrennungen, die das Stratum corneum zerstören, berauben die Haut ihres Verdunstungsschutzes. Zusätzlich verursachen die zirkulierenden Kinine Flüssigkeitsverluste ins Interstitium. Die Folge großflächiger Verbrennungen ab dem **Grad 2b** ist also eine **Hypovolämie** bis hin zum **hypovolämischen Schock**, die durch Flüssigkeitszufuhr ausgeglichen werden muss. Die zuzuführende Menge an Flüssigkeit wird nach der sog. Parkland-Formel berechnet (4 ml pro kg Körpergewicht und pro 1% verbrannter Fläche in 24 Std.). Auch **toxische Zerfallsprodukte** aus verbranntem bzw. koaguliertem Gewebe tragen zur entstehenden Verbrennungskrankheit bei und können einen Schock bis hin zur **Schocklunge** (ARDS) oder zum **akuten Nierenversagen** auslösen.

Der **Verbrennungsschmerz** verstärkt die Gefahr eines Schocks und sollte deshalb bei ausgedehnten Verbrennungen mittels Analgetika gemindert werden.

Besonders gefährdet sind Patienten, deren Körperoberfläche zu mindestens 15% geschädigt wurde. Sie müssen stationär behandelt werden. Zur Abschätzung dieser Prozentzahl bedient man sich der **Neunerregel** nach Wallace (> Abb. 4.52), nach der die Arme, die Ober- und Unterschenkel sowie der Kopf auf jeweils 9% der Körperoberfläche geschätzt werden, der Rumpf auf Vorder- und Rückseite mit jeweils 2 × 9%. Bei Kindern ist, je nach Lebensalter, der Kopf prozentual deutlich größer. Kinder sind darüber hinaus bereits ab dem Erreichen von 10% verbrannter Oberfläche erheblich gefährdet.

Sonnenbrand

Der Sonnenbrand (Dermatitis solaris) entspricht einer **Verbrennung 1. oder sogar 2. Grades**, kann also z.B. beim versehentlichen Einschlafen unter südlicher Sonne sogar massive Schwellungen und Blasenbildungen verursachen. Verbrennungen vom Grad 2a entstehen bereits bei längerer **Temperatureinwirkung von mindestens 55 °C**. Diese werden unter

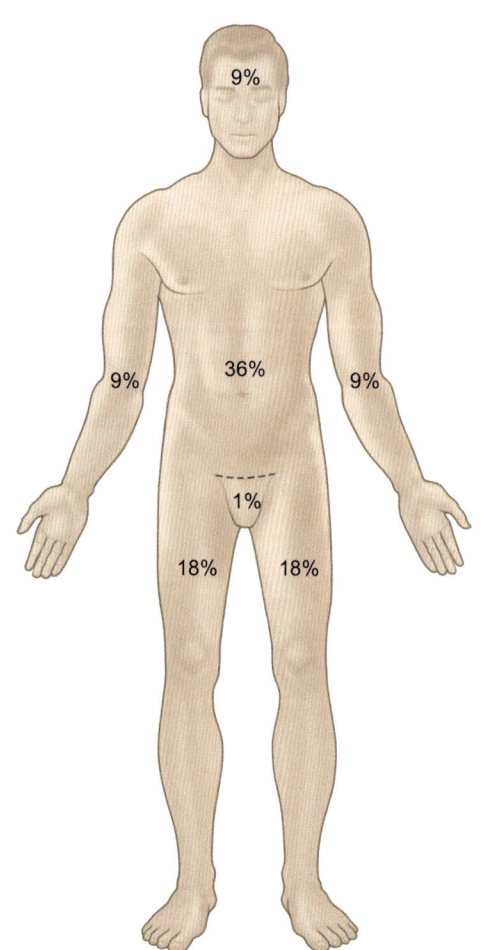

Abb. 4.52 Neunerregel nach Wallace. [12]

hochsommerlicher Sonneneinstrahlung leicht auf der Haut erreicht.

Offensichtlich aber führt auch unabhängig von der erreichten Hauttemperatur die kurzwellige **UV-Strahlung** zu Schäden in den oberen Hautschichten, die der Hitzeeinwirkung in etwa entsprechen. Es entstehen Rötung, Schwellung und evtl. auch Blasen.

Therapie der Verbrennungen

Erstversorgung

Die Temperaturerhöhung samt der entsprechenden Gewebereaktion mit der Ausschüttung von Mediatoren wie Histamin und Bradykinin hält auch nach der Entfernung des Verursachers noch eine Zeit lang an. Das erhitzte Gewebe sollte daher möglichst umgehend so lange und so intensiv gekühlt werden, dass eine weitergehende Schädigung unterbunden werden kann. Geeignet ist **kaltes bis lauwarmes Leitungswasser**, das man über die verbrühte oder verbrannte Extremität laufen lässt, bzw. ein Bad entsprechend kalten Wassers, in das man die betroffenen Hautpartien eintaucht. Die Kühlung darf nicht zu effektiv sein bzw. zu lange durchgeführt werden, weil die betroffenen Gewebe dann schlechter durchblutet und die Heilungschancen schlechter wären. **5–10 Minuten** – nicht die üblichen 1–2 Minuten – werden als sinnvoll und ausreichend angesehen. Jegliche sich anschließende Therapie ist von ihrer möglichen Einflussnahme auf das Ausmaß und die Heilungsabläufe der Verbrennung gegenüber dieser Erstmaßnahme geradezu bedeutungslos.

Im Anschluss an die Kühlung mit Leitungswasser wird lediglich eine **sterile, metallene Kompresse** (z.B. Metaline®) zur Abdeckung benutzt. Auch ein sonstiger **steriler Verband** oder, falls nicht vorhanden, ein sauberes Tuch sind geeignet.

A C H T U N G
Nicht verwendet werden dürfen kühlende Brandgele (die im Vergleich zum Leitungswasser nur minimal wirken und die nachfolgende Wundbehandlung erschweren), Salben oder „Hausmittelchen" früherer Zeiten (z.B. Zahnpasta, Puder, Mehl).

Weitere Therapie

Verbrennungen sind extrem infektionsgefährdet (auch im Hinblick auf Tetanus), wodurch eine normale Wundheilung nicht mehr zustande kommen kann. Das erste und wichtigste Ziel im Anschluss an die Erstversorgung besteht folglich in einer möglichst guten **Infektionsprophylaxe**. Allgemein üblich sind unter ambulanten Bedingungen bei umschriebenen Verbrennungen Verbandswechsel mit **Iodsalbe** (z.B. Betaisodona®, Braunovidon® und Generika) und sterilen Verbänden unter Beachtung strengster Hygiene.

Bei geschlossenen, erst- bis zweitgradigen Verbrennungen mit massiven Schwellungen, wie sie beim Sonnenbrand auftreten können, sollte man **Kortisoncremes** nicht verschmähen – es heilt einfach wesentlich schneller. Solche Cremes sind rezeptfrei erhältlich und stehen damit auch dem Heilpraktiker zur Verfügung. Bei Verbrennungen 1. Grades ohne Blasenbildung kann evtl. eine **Panthenolsalbe** (Bepanthen® und Generika) angewendet werden. Bei Blasenbildung sollte man auf eine **desinfizierende Iodsalbe** ausweichen.

Hautübertragungen werden bei ausgedehnten Verbrennungen ab dem Grad 2b häufig benötigt. Ganz allgemein heilen Brandwunden besonders schlecht und ergeben auch sehr unschöne Narben. **Keloide** (bindegewebige Wucherungen über den Bereich der Narbe hinaus, ➤ 3.2.4) sind häufig.

Die zusätzliche **homöopathische Therapie**, im Anschluss an die korrekte Erstversorgung, ist bei Verbrennungen besonders sinnvoll. An eine orale Zinksubstitution ist bei Ulkusbildungen immer zu denken, bei Nekrosen auch an orale Enzympräparate.

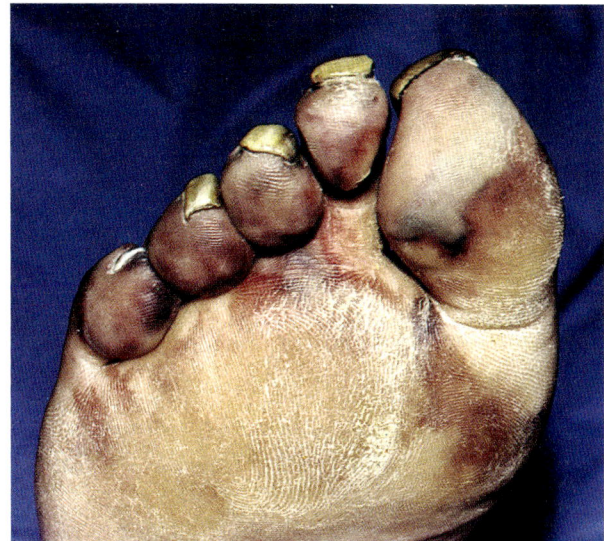

Abb. 4.53 Erfrierung. Unscharf begrenzte, lividblaue bis schwarze Flecken, seröse und hämorrhagische Blasen sowie ein demarkierender Entzündungssaum. [12]

Zusammenfassung

Verbrennung:

- **Schweregrade:**
  - Grad 1 bei Einwirkung von Temperaturen ab 48 °C: Rötung und Ödem, keine Narbenbildung
  - Grad 2a ab einer Temperatur von 55 °C: zusätzlich Blasenbildung, keine Narben
  - Grad 2b ab einer Temperatur von 60 °C: Aspekt wie Grad 2a, aber Abheilung unter Narbenbildung
  - Grad 3: mit völliger Zerstörung von Haut und Hautanhangsgebilden; schlecht heilende Ulzera, umfangreiche Narben
  - Grad 4 ab 300 °C: mit Verkohlung des Gewebes; bis zu Muskulatur und Knochen reichende, extrem schlecht heilende Ulzera
- Abschätzung verbrannter Körperoberfläche: **Neunerregel**
- **Therapie:**
  - Erstversorgung: **Kühlung** mit kaltem oder notfalls lauwarmem Wasser über 5–10 Min.; anschließend steriler Verband, Analgetika, Flüssigkeitszufuhr, eingebrannte Kleidungsstücke belassen (werden im Krankenhaus entfernt)
  - kleine oberflächliche Verbrennungen können nach der Kühlung ambulant mit Iodsalbe versorgt werden, beim Grad 1 auch z.B. mit Panthenolsalben
  - Tetanusschutz überprüfen

4.6.2 Erfrierung

Entsprechend der Verbrennung wird das Ausmaß der Gewebeschädigung nicht nur durch das Ausmaß der einwirkenden Kälte, sondern auch durch deren Dauer bestimmt.

Schweregrade

Die Erfrierung (Congelatio) wird in verschiedene Grade von 1 bis 3 eingeteilt. Sie kommt durch umschriebene Kälteeinwirkung an den Akren (Hände, Füße, Gesicht, Ohren) zustande.

Tiefe Temperaturen < 0 °C bewirken zunächst eine Kontraktion der Hautgefäße mit entsprechender Ischämie **(Grad 1)**. Die Haut wird weiß und gefühllos. Reizung von Kälte- und Schmerzrezeptoren bedingen eine Schmerzempfindung. Bei einer schnellen Wiedererwärmung werden Gewebsmediatoren (Histamin, Bradykinin) freigesetzt, die zu einer reaktiven Hyperämie, verbunden mit einem Flüssigkeitsaustritt ins coriale Gewebe, führen. Es entsteht also eine Rötung der Haut, eventuell ergänzt durch Schwellung und Juckreiz. Längere Kälteeinwirkung führt nach Wiedererwärmung darüber hinaus zu subepidermalen Blasenbildungen, die serös oder sogar hämorrhagisch sein können **(Grad 2)**. Noch intensivere Kälteeinwirkung führt zu Gewebenekrosen **(Grad 3)**. Die betroffenen Körperteile werden blau-schwarz, hart und unempfindlich (➤ Abb. 4.53). Nach Wiedererwärmung wird der Bereich demarkiert. Das entstehende Ulkus heilt oft nur zögerlich, weil auch das umgebende Gewebe durch die Erfrierung geschädigt worden ist.

Ist der Körper längere Zeit unzureichend geschützt großer Kälte ausgesetzt, schreitet die Erfrierung von den Akren aus nach zentral weiter, bis bei **Abkühlung des Körperkerns** auf ca. 22 °C der Tod eintritt.

Frostbeulen

Frostbeulen (Perniones, ➤ Abb. 4.54) entstehen in der Übergangszeit (Frühjahr, Herbst) bei Temperaturen > 0 °C an den Akren. Es handelt sich um livide, kissenartige, meist umschriebene Schwellungen bei Menschen mit Störungen der peripheren Gefäße – also Gefäßen, die z.B. mit Spasmen auf plötzliche Temperaturunterschiede reagieren. Frostbeulen können sich bei Erwärmung intensiv rot färben, brennen und jucken.

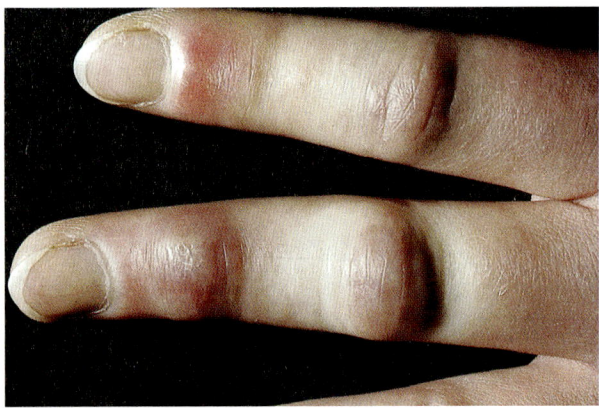

Abb. 4.54 Frostbeulen. Rote, teigig-weiche Knoten mit anämischem Hof über den End- und Mittelgelenken des 2. und 3. Fingers links bei flächenhafter Akrozyanose. [12]

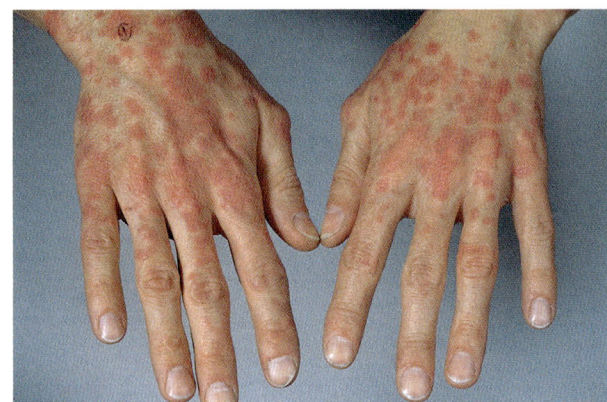

Abb. 4.55 Polymorphe Lichtdermatose. In lichtexponierter Haut kleinfleckige, rundliche Erytheme an beiden Handrücken und Unterarmen, zum Teil konfluierend. Über den Grundphalangen auch kokardenförmige Umwandlung. [12]

Therapie

Die Therapie der lokalen Erfrierung sollte nicht in möglichst schneller Erwärmung des betroffenen Körperteils bestehen, sondern zunächst in einer **Erwärmung des Körperkerns**, z.B. durch heiße Getränke. Auch alkoholische Getränke sind erlaubt, da sie zusätzlich eine allgemeine Gefäßerweiterung und damit bessere Durchblutung bewirken.

Die Erfrierungen selbst dürfen anfangs nur mäßig erwärmt werden, weil bei ihrer schnellen Erwärmung ein Missverhältnis zwischen Sauerstoffbedarf und -angebot entsteht, das die Gewebeschäden weiter vertiefen kann.

4.6.3 Polymorphe Lichtdermatose

Die polymorphe Lichtdermatose wird im Alltag zumeist als **Sonnenallergie** bezeichnet. Es handelt sich um eine durch Sonnenlicht ausgelöste Hauterkrankung, die sehr vielgestaltig (polymorph) aussehen kann.

Krankheitsentstehung

Auslöser ist anscheinend der **UV-A-Anteil**, eventuell auch das UV-B des Sonnenlichts. Auffallend an dieser Dermatose ist, dass man sie früher überhaupt nicht kannte und dass sie seit Jahren immer häufiger wird. Als mitverursachende Faktoren hat man verschiedene Zusätze in Kosmetika oder Sonnencremes in Verdacht.

Symptomatik

An sonnenexponierter Haut entstehen, zumeist zu Beginn der Badesaison im Frühsommer, **Bläschen** oder **Papeln** oder plateauartige Erhebungen der Haut (Plaques), im Einzelfall auch **urtikarielle Effloreszenzen** (➤ Abb. 4.55). Die Hauterscheinungen entstehen etwa 24 Stunden nach einer der ersten Sonnenexpositionen. Im Verlauf des Sommers können sie jeweils nach intensiver Insolation (Sonnenbestrahlung) rezidivieren.

In den meisten Fällen allerdings verschwinden die Effloreszenzen nach einer ersten Bräunung der Haut.

Therapie

Die wesentliche „Therapie" besteht aus der **Prophylaxe**, für die Vitamine und Lichtschutzcremes in Frage kommen:
- β-**Carotin** scheint in hoher Dosierung einen Schutz aufzubauen, indem es sich in die Haut einlagert und die UV-Strahlung absorbiert.
- Auch hinsichtlich **B-Vitaminen** wird eine Schutzwirkung behauptet. Nachgewiesen wurde der Schutzeffekt, v.a. auch hinsichtlich der Entstehung von Sonnenbränden, für die Kombination aus den antioxidativ wirkenden Vitaminen C und E (z.B. Evina®).
- Bei den ebenfalls prophylaktisch wirksamen **Lichtschutzcremes** mit hohem Schutzfaktor sind solche ohne Konservierungsmittel und Emulgatoren zu wählen, weil die Lichtdermatose andernfalls sogar verstärkt werden kann.

HINWEIS DES AUTORS

Inzwischen gibt es eine Studie, die einen Zusammenhang zwischen einer **Darm-Dysbiose** und dem Auftreten einer Sonnenallergie nachweist, indem eine Verbesserung der Darmflora z.B. mit Mutaflor® oder durch eine korrekt durchgeführte Darmsanierung (➤ Fach Verdauungssystem) bereits einen prophylaktischen Effekt gegen ihr Auftreten erzeugt. Dies steht in Übereinstimmung mit der immer wieder bestätigten Tatsache, dass die Dysbiose einschließlich der hier vorhandenen Candidapilze **jegliche allergische Reaktion verstärkt**.

Ist die Dermatose bereits entstanden, wird man um **Glukokortikoidcremes** kaum herumkommen.

4.7 Toxische und allergische Ekzeme

4.7.1 Kontaktekzem

Kontaktekzem und Kontaktdermatitis sind synonyme Begriffe. Oft benennt man aber auch die akute Entzündung als Dermatitis und die chronische Form als Ekzem.

Krankheitsentstehung

Entsprechend ihres Namens entsteht diese Ekzemform nach direktem Kontakt mit einem hautschädigenden (toxischen) oder allergisierenden Agens. **Toxische Noxen** sind:
• Säuren
• Laugen

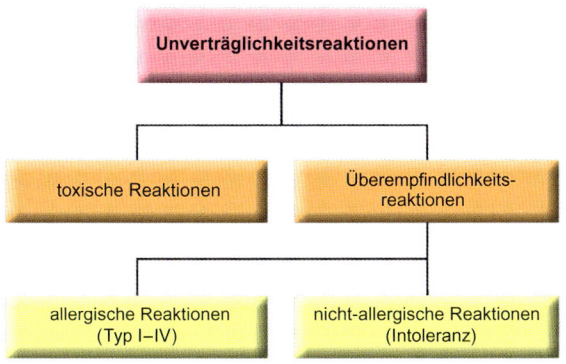

Abb. 4.56 Überempfindlichkeitsreaktionen [12]

• chemische Substanzen, denen man u.a. im Rahmen des Berufs ausgesetzt ist.

Derartige Substanzen lösen bei allen oder wenigstens bei der Mehrzahl der Exponierten eine Dermatitis aus, wobei Laugen das Gewebe zumeist stärker schädigen als Säuren.

Im Gegensatz dazu entstehen die **allergischen Kontaktekzeme** nur bei prädisponierten Personen im Rahmen einer pathologischen Immunitätslage, zumeist als sog. allergische Reaktion (➤ Abb. 4.56) vom verzögerten Typ (Typ IV), bei der nach dem Allergenkontakt 2–3 Tage bis zur sichtbaren Hautreaktion vergehen.

> **MERKE**
> Ein **allergisches Kontaktekzem** entsteht **niemals beim ersten Kontakt** mit dem Agens, weil jeder Hautreaktion eine Allergisierung vorausgehen muss. Die entzündliche Reaktion kann also frühestens nach Tagen bis wenigen Wochen in Erscheinung treten. Zahlreiche Substanzen werden jedoch über Monate und Jahre problemlos vertragen, bis dann irgendwann eine Sensibilisierung eingetreten ist und die Dermatitis entsteht. Das übliche Argument der Patienten, diese Salbe oder jenes Schmuckstück komme als Verursacher der Effloreszenzen nicht in Frage, weil man es bisher immer problemlos vertragen habe, hat also keine Gültigkeit.

Die wichtigsten **Allergene** sind:
• Metalle: Nickel, Chromverbindungen
• Textilien bzw. die ungezählten darin enthaltenen Substanzen
• Lokaltherapeutika: Kosmetika, Konservierungsmittel
• pflanzliche Inhaltsstoffe u.a. aus Primeln, Blumenzwiebeln, tropischen Hölzern, Gewürzen, Gemüsen und Früchten.

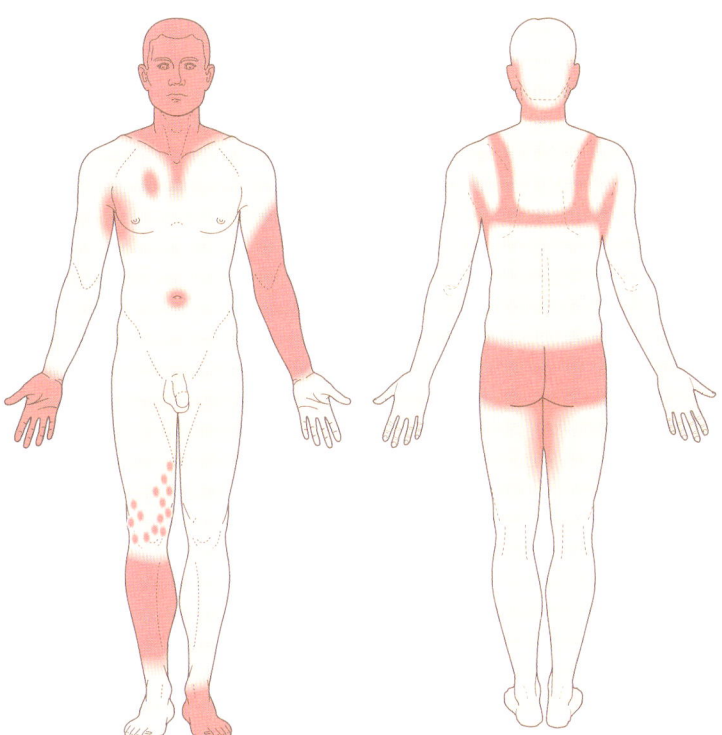

Abb. 4.57 Lokalisation allergischer Reaktionen.

Die Mehrzahl dieser Allergene kann auch über eine intestinale Aufnahme allergische Hauterscheinungen verursachen – in diesem Fall dann eher generalisiert oder bevorzugt auch an den Extremitäten (> Abb. 4.57). Besonders häufig betroffene Berufsgruppen sind Friseure und Bäcker.

Symptomatik

Eine Kontaktdermatitis kann wie eine polymorphe Lichtdermatose sehr **vielgestaltig** sein – von geröteter, ödematöser Haut mit Bläschen und Papeln bis hin zu nässenden Erosionen, Krusten oder schuppenden Effloreszenzen (> Abb. 4.58, > Abb. 4.59, > Abb. 4.60) –, beschränkt sich aber in der Regel auf den Ort des direkten Allergenkontakts mit höchstens einzelnen Streuherden in dessen Peripherie (> Abb. 4.61). Die Herde können schmerzen, brennen oder jucken.

Diagnostik

Ein Ekzem direkt unter dem Metall oder dem Lederband der Armbanduhr ist leicht einzuordnen. So manches Mal sind al-

lerdings kriminalistische Fähigkeiten gefragt, um die **Ekzemursache** zu finden. Bleiben einige wenige Möglichkeiten übrig, wird man einen **Weglassversuch** starten müssen. Einfacher und schneller geht es, wenn man eine zuverlässige „biologische" Testmethode verwendet (z.B. Tensor, Kinesiologie). Die schulmedizinischen Testmethoden wurden in den vergangenen Jahren ständig ausgeweitet und verfeinert und bieten inzwischen ein umfangreiches Spektrum und ein hohes Maß an Genauigkeit. Durchgeführt werden die Epikutan- bzw. Intrakutantestung überwiegend vom Dermatologen.

Bei der **Epikutantestung** (> Abb. 4.62) werden auf dem Rücken oder an den Unterarmen des Patienten verschiedenste in Frage kommende Substanzen in Form von Testpflastern aufgeklebt und 24 Stunden belassen. Danach wird das Ergebnis

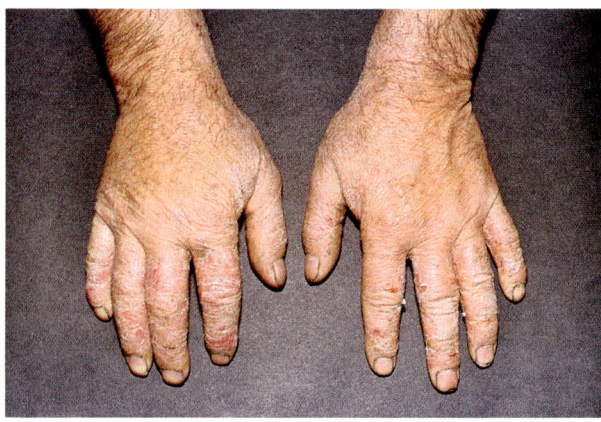

Abb. 4.60 Chronisches Kontaktekzem. An beiden Händen ist die Haut der Finger und Handrücken mit Übergang auf die Unterarme entzündlich gerötet, schuppend, verdickt und zeigt stellenweise Erosionen und Rhagaden. Unscharfe Begrenzung. [12]

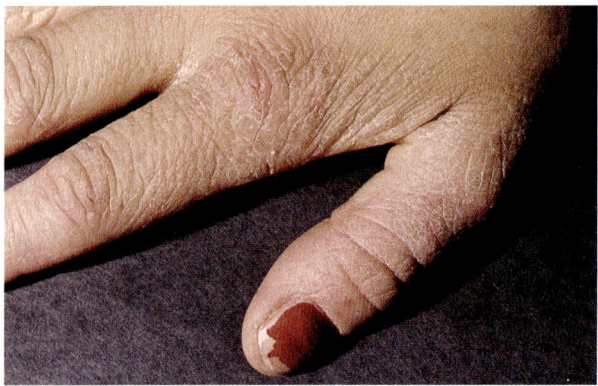

Abb. 4.58 Kontaktdermatitis. Schwache, unscharf begrenzte Rötung, Schuppung und beginnende Rhagadenbildung am rechten Daumen und Zeigefinger. Die Haut ist insgesamt verdickt mit Vergröberung des Faltenreliefs (= Lichenifikation). [12]

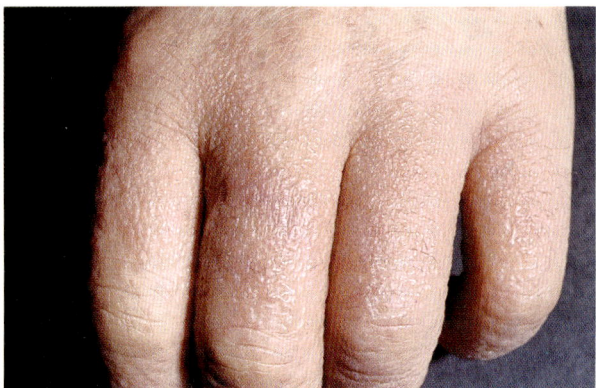

Abb. 4.59 Allergisches Kontaktekzem. Unscharf begrenzte, flächenhafte Rötung mit dicht stehenden Vesikeln an der Streckseite der Finger und an den Handrücken. [12]

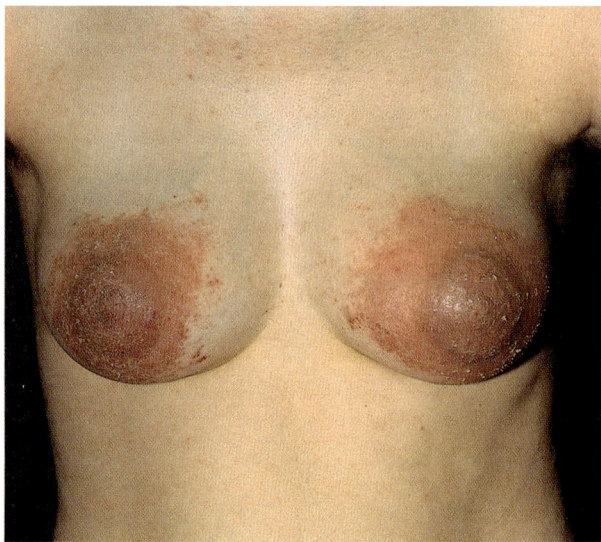

Abb. 4.61 Allergisches Kontaktekzem (Salbe). Beidseitig flächenhafte, unscharf begrenzte Rötung mit Schuppung, zahlreiche Erosionen und einzelne Bläschen an Mamillen, Warzenhof und Umgebung. In der Umgebung sowie am Dekolleté papulovesikulöse Streuherde. [12]

anhand der Reaktion, die sich im positiven Fall ergeben hat, ausgewertet.

Bei der **Intrakutantestung** (➤ Abb. 4.63) werden die allergisierenden Substanzen über eine Spritze in die Epidermis eingebracht und ebenfalls am Folgetag abgelesen.

Therapie

Die Therapie einer akuten Dermatitis besteht neben dem **Weglassen des Auslösers** in ausgeprägten Fällen in **Glukokortikoid-Externa.** Alternativ, mit geringerer Wirksamkeit, kann man Bufexamac-Zubereitungen o.Ä. versuchen. Zur systemischen Therapie gibt man moderne, kaum noch sedierende **Antihistaminika** wie z.B. Cetirizin. Diese Präparate sind nicht verschreibungspflichtig und stehen damit auch dem Heilpraktiker zur Verfügung. In ausgeprägten Fällen allergischer Reaktionen

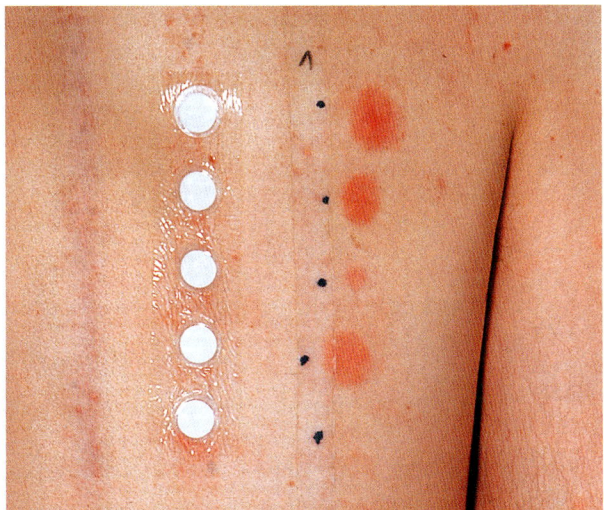

Abb. 4.62 Epikutantestung bei allergischem Kontaktekzem. Testreaktionen 1, 2 und 4 eindeutig positiv, 5 negativ, 3 fraglich. [12]

kann häufig auf kurzfristige orale Gaben von Glukokortikoiden nicht verzichtet werden.

Zusammenfassung
Kontaktekzem:
- **Ursachen:**
  - toxisch: Chemikalien, Säuren, Laugen
  - allergisch: Metalle (Nickel, Chrom), Textilien und ihre Farbstoffe, Kosmetika für Haut und Haare, Konservierungsmittel, Pflanzen, Gewürze, Früchte, Nüsse
- **Symptome:**
  - polymorphes Aussehen: entzündliche Rötungen und Ödeme, Papeln, Quaddeln, Bläschen, Erosionen, in chronischen Stadien Hyperkeratosen mit Schuppung, Krusten
  - Brennen, Schmerzen, Juckreiz
- **Diagnostik:** Weglassversuche, Testungen (Hautarzt, „Bioresonanz")
- **Therapie:** Weglassen des Auslösers, Antihistaminika, Glukokortikoide lokal oder systemisch, Berufswechsel (Friseur, Bäcker)

4.7.2 Atopisches Ekzem (Neurodermitis)

Das atopische Ekzem (= Neurodermitis, endogenes Ekzem, atopische Dermatitis) ist eine atopische Hauterkrankung, die in der Regel kombiniert mit einer Schwäche des Immunsystems, also z.B. häufigen Infekten, einhergeht. In der Anamnese erfährt man von rezidivierenden Anginen, manchmal bis ins Erwachsenenalter hinein, Nebenhöhlenentzündungen oder Otitis media jenseits des Kindesalters. Nicht so selten bestehen gleichzeitig weitere allergische Erkrankungen bis hin zum Asthma bronchiale, oder sie kommen im Laufe des Lebens dazu. Die Familienanamnese hinsichtlich allergischer Erkrankungen ist in aller Regel positiv. Insgesamt liegt die Wahr-

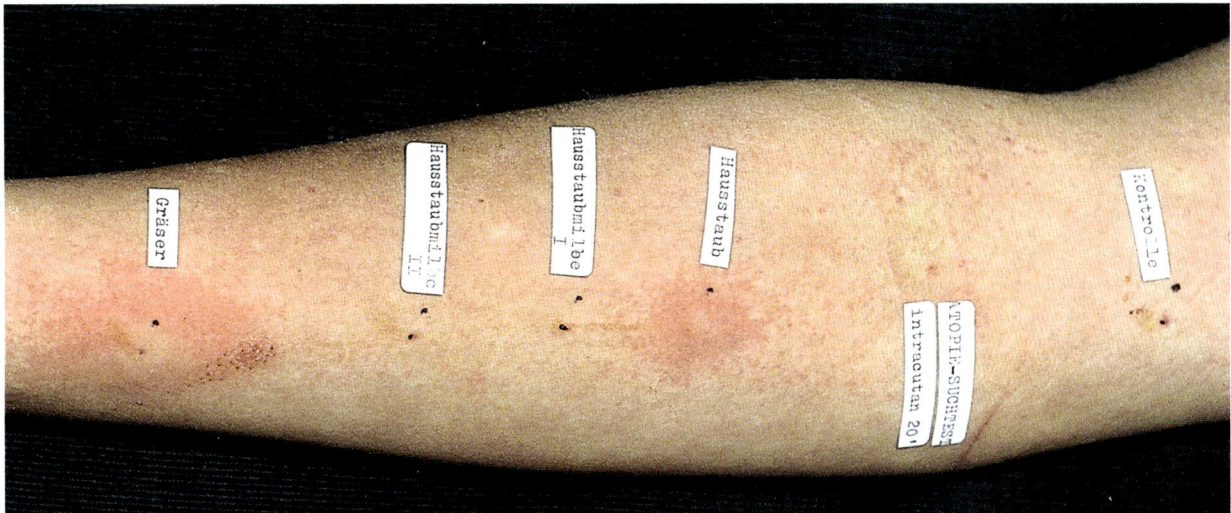

Abb. 4.63 Intrakutantest. Positive urtikarielle Testreaktionen mit Pseudopodienbildung auf Hausstaub sowie Gräserpollen. [12]

scheinlichkeit für ein Kind zweier atopischer Elternteile, an einer allergischen Manifestation zu erkranken, bei weit über 50%.

Die prozentuale **Häufigkeit allergischer Erkrankungen** nimmt in der westlichen Bevölkerung seit Jahren immer weiter zu, während sie in den Entwicklungsländern konstant auf niedrigem Niveau verharrt. Inzwischen leiden in der westlichen Welt etwa 15–20% aller Menschen an solchen Krankheiten. Allein von der Neurodermitis sind rund 5–10% betroffen – wobei allerdings zu berücksichtigen ist, dass in auffallender und zunehmender Häufigkeit auch Ekzemformen wie z.B. das dyshidrotische oder seborrhoische Ekzem als Neurodermitis fehldiagnostiziert werden.

Die möglichen **Ursachen** sind vielfältig und machen deutlich, dass die genauen Zusammenhänge noch nicht geklärt sind:
- Umweltfaktoren (wie Dieselrußpartikel): atopische Erkrankungen der Atemwege sind auf dem Land seltener als bei Stadtbewohnern
- Urwaldhypothese: das Immunsystem wird nicht mehr trainiert, weil es nicht mehr mit tierischen Parasiten und anderen Erregern in Kontakt kommt, und neigt daher zu Verwechslungen
- vermehrtes und verändertes Auftreten neuer Allergene, erhöhte Allergenexposition
- genetische Disposition
- vermehrte Beachtung und verbesserte Diagnostik
- höheres Lebensalter der Erstgebärenden
- stärkere soziale Mobilität (Emanzipation, Berufs- und Urlaubsverhalten)
- geringere Kinderzahl (kleinere Familien)
- Einfluss antiallergischer Therapie (?).

Die **Mechanismen**, die beim einen Patienten zur Neurodermitis, beim nächsten zum allergischen Asthma bronchiale, beim dritten zum Heuschnupfen, bei manchen zu allen Erkrankungen und bei vielen zu keiner von diesen, sondern lediglich zu einer trockenen, anfälligen Haut und zu gehäuften Infekten führen, sind bei Weitem noch nicht verstanden. Die Bereitschaft, eine atopische Erkrankung auszubilden, wird in die Wiege gelegt. Ob und wann welche Erkrankung aber eintreten wird, hängt von zahlreichen weiteren Faktoren ab (z.B. Ernährung, familiäre Harmonie, begleitende Medizin, Operationen).

Man kann die entsprechende Wahrscheinlichkeit zumeist recht gut an der **Höhe des IgE-Serumspiegels** ablesen:
- Pollenallergiker mit Rhinoconjunctivitis allergica → 70–150 Einheiten
- allergisches Asthma → 200–500 Einheiten
- Neurodermitis → selten unter 150 Einheiten, häufig mehrere Tausend.

In aller Regel setzen sich die **IgE-Antikörper** aus Fraktionen gegen die verschiedensten Allergene zusammen. Besonders häufig sind solche gegen Pollen oder gegen den Kot der Hausstaubmilbe, etwas seltener gegen Tierhaare oder alle möglichen chemischen Schadstoffe einschließlich Konservierungsmittel. Überwiegend bei Asthma und Neurodermitis finden sich regelmäßig auch Allergien gegen die vielfältigsten Lebensmittel wie Fisch, Hühnerei, Getreide, Früchte, Obst und Gewürze sowie immer auch gegen Milch und/oder Weizen.

Kinder mit erhöhtem IgE sind zumeist **„lymphatische" Kinder**. Halslymphknoten und Tonsillen sind auch ohne akuten Infekt vergrößert. Neben einer auffallenden Infektanfälligkeit (oft als rezidivierende Angina tonsillaris) besteht nicht so selten eine chronische Rhinitis bzw. ab der späteren Kindheit auch Sinusitis. So mancher hat bei der Erstkonsultation bereits operative Korrekturen an den Nebenhöhlen oder der angeblich verbogenen Nasenscheidewand hinter sich ge-

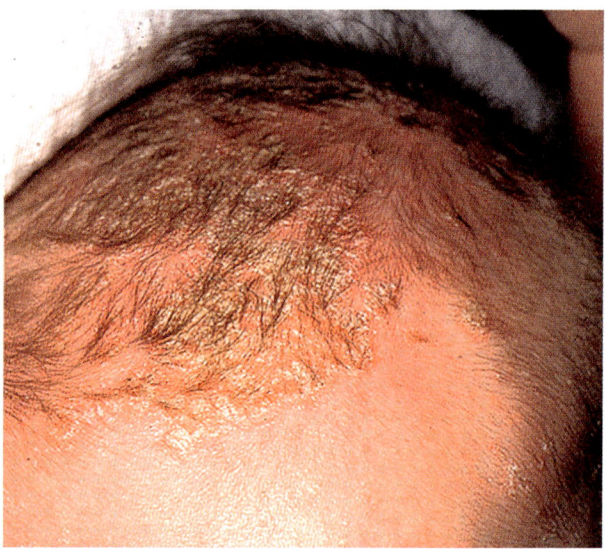

Abb. 4.64 Milchschorf [4]

bracht, um freier atmen zu können. Die Haut ist trocken (Sebostase). Die seitlichen Augenbrauenpartien sind verdünnt (Hertoghe-Zeichen), die Handfurchen vertieft (Ichthyosis-Hand); an den Unterlidern und Lippen bestehen Falten (oft auch erst im Erwachsenenalter). Neurodermitis-Kinder wirken missmutig und vorgealtert. In der Regel bestand, sofern sie gestillt wurden, während der Umstellung auf Flaschennahrung ein Milchschorf (bei nicht gestillten Kindern erst recht und auch früher), also ein Ekzem der Kopfhaut und eventuell anschließenden Gesichtshaut mit gelblichen, krustösen Auflagerungen (➤ Abb. 4.64).

Krankheitsentstehung

Das atopische Ekzem ist eine **allergische Krankheitsausprägung**, die grundsätzlich anderen atopischen Formen wie dem allergischen Asthma bronchiale, dem Heuschnupfen, der allergischen Konjunktivitis oder der Urtikaria entspricht. Auch allergische Reaktionen auf Insektenstiche oder Medikamente bis hin zum anaphylaktischen Schock lassen sich hier einordnen. Im Gegensatz zu diesen Erkrankungen jedoch, die ausschließlich über spezifische IgE-Antikörper als Typ I der allergischen Reaktion vermittelt und durch Mastzelldegranulation ausgelöst werden, scheinen bei der Neurodermitis noch **weitere Faktoren** eine Rolle zu spielen:
- So binden z.B. die **Langerhans-Zellen** der Epidermis ebenfalls spezifisch IgE-Antikörper und lösen im Verein mit spezifischem Allergen, das über die Haut oder über den Blutweg transportiert wurde, eine allergische Reaktion vom verzögerten Typ (Typ IV) aus, was die Ekzeme des Neurodermitikers besser zu erklären vermag. Die Allergie vom Typ I würde sich an der Haut bevorzugt als Urtikaria zeigen. Man könnte schlussfolgern, dass ein Atopiker, der eventuell bereits an einer anderen allergischen Form wie Heuschnupfen leidet, dann eine Neurodermitis entwickelt, wenn Allergene auftreten, die sowohl die Bildung von spezifischem IgE veranlassen als auch v.a. über den Blutweg in den Bereich der

Epidermis (= Langerhans-Zellen) gelangen. Pollen oder Tierhaaren ist dies eindeutig nicht möglich, sodass derlei potenzielle Allergene zum atopischen Ekzem auch keinen Beitrag leisten können. Sehr stimmig wird dies, wenn man berücksichtigt, dass sich beim Neurodermitiker scheinbar gesetzmäßig als Hauptallergen entweder Milch- oder Weizeneiweiß oder beide nachweisen lassen – in früheren Jahren nur über Bioresonanztestungen, seit wenigen Jahren zumindest die Milchallergie auch schulmedizinisch. Damit im Einklang steht, dass eine Neurodermitis mit dem Löschen dieses Hauptallergens verschwindet, auch wenn alle möglichen weiteren Allergene von Pollen bis zum Hausstaub noch vorhanden sind (Studie von Dr. Schumacher, Innsbruck).

- Die auffallend trockene Haut (Sebostase) des Neurodermitikers bzw. jedes Atopikers erklärt man sich mit einer **veränderten Zusammensetzung der Lipide** (v.a. Mangel an γ-Linolensäure) und einem dadurch gesteigerten Wasserverlust über die Hornschicht (gestörte Barrierefunktion).
- Möglicherweise spielt auch das **Chromosom 6** eine Rolle, weil dort neben den HLA-Komplexen (MHC-Genen) offensichtlich auch Gene lokalisiert sind, die die Steuerung der Immunglobuline beeinflussen, also möglicherweise vorgeben, ob allergisierendes IgE anstelle des üblichen IgG gebildet werden soll.
- Inzwischen wurde auch auf dem **Chromosom 3** eine Mutation entdeckt, die (fraglich) zur Entstehung einer Neurodermitis beitragen könnte.
- Die T-Lymphozyten-Interleukine γ-**Interferon** und **IL-4,** die einen aktivierenden Effekt auf Makrophagen bzw. spezifische B-Lymphozyten ausüben (> Fach Immunologie), könnten in die Fehlsteuerung verwickelt sein, indem sie beim Atopiker vermehrt Immunglobuline vom Typ E entstehen lassen. Gerade die in großer Zahl statt anderer Immunglobuline gebildeten **IgE-Antikörper** sind es, die über die Mastzellen und Langerhans-Zellen das allergische Geschehen unterhalten. Beispielsweise sind beim Neurodermitiker sehr häufig sogar bakterielle Antikörper vom IgE-Typ (u.a. gegen Staphylokokken) nachzuweisen, während gesunde Menschen ausschließlich die üblichen Antikörperklassen IgM, IgG und IgA produzieren.
- Wie sehr **kongenitale Faktoren** zumindest mitentscheiden, ob eine Erkrankung aus dem atopischen Formenkreis überhaupt entstehen kann, sofern die möglicherweise notwendigen Co-Faktoren vorhanden sind, erkennt man neben der familiären Häufung auch z.B. am gleichzeitigen Auftreten einer (angeborenen) Ichthyosis vulgaris bei zumindest einem Drittel der Neurodermitispatienten.

Wirklich im Detail geklärt sind die Mechanismen nicht. Pauschal lässt sich bisher lediglich sagen, dass die Störung, die zur **Produktion von IgE-Antikörpern** anstelle der üblichen IgG-Antikörper führt, irgendwo zwischen der Antigenpräsentation durch die Makrophagen einschließlich des verwendeten MHC-Komplexes (MHC-II), den durch IL-1 gerufenen TH2-Helferzellen, deren korrekter Weitergabe der Information an

B-Lymphozyten (u.a. mittels IL-4 und IL-13) sowie letztendlich deren Erkennung und zweifelsfreier Interpretation durch spezifische Rezeptoren liegen muss (> Fach Immunologie).

HINWEIS DES AUTORS

Die **wesentliche Ursache** der Neurodermitis wie jeder weiteren Atopie (= Allergiebereitschaft) bzw. atopischen Erkrankung besteht (nach der Heilpraktikerprüfung) mit großer Wahrscheinlichkeit in einem angeborenen **Chromosomendefekt auf Chromosom 11.** Der Defekt betrifft das Enzym, das die Umwandlung der Linolsäure in die γ-Linolensäure katalysiert **(Desaturase)**. Ist von dem Chromosomenpaar 11 lediglich ein Chromosom defekt, wird das Enzym, wenn auch in vermindertem Umfang, immerhin noch gebildet. Sind die Chromosomen beider Elternteile mit diesem Defekt versehen, steht das Enzym für seine Aufgabe nicht mehr zur Verfügung und es wird so gut wie keine Linolensäure gebildet werden können.

Linolsäure ist eine essenzielle (lebensnotwendige), zweifach ungesättigte Fettsäure mit 18 C-Atomen, die überwiegend nur in pflanzlichen Ölen enthalten ist. Ihre eminente Bedeutung für den menschlichen Stoffwechsel v.a. im Hinblick auf den Arachidonsäure-Stoffwechsel und ihr prozentual großer Anteil in pflanzlichen Ölen führten zu der Empfehlung, mehr pflanzliche als tierische Fette zu verzehren. Der Linolsäure-Tagesbedarf ist vergleichsweise hoch und liegt bei 10–15 g (1 Esslöffel).

Nach ihrer Aufnahme in den Körper entsteht aus Linolsäure in zahlreichen Geweben γ-**Linolensäure**. In zahlreichen weiteren Zwischenschritten werden schließlich ein Teil der Prostaglandine (u.a. PgE$_2$) sowie Substanzen mit großer Bedeutung für die Haut oder auch für das Immunsystem (Leukotriene, Funktion der T-Zellen) gebildet. Alle weiteren Umwandlungsschritte bis zu diesen Endprodukten scheinen nach heutigem Wissen auch beim Atopiker ungestört zu sein.

γ-Linolensäure ist in der Natur recht selten: Sie kommt in geringen Mengen z.B. in Stachel- oder Johannisbeeren, Schwarzkümmel- oder Distelöl und der Meeresalge Spirulina vor. Höhere Anteile finden sich im Samenöl der Nachtkerze (10%) oder in dem von Borretsch (20%; nicht in der pflanzlichen Droge) bzw. in Walnussöl (6%). Relativ hoch konzentriert ist γ-Linolensäure auch in der Muttermilch (sofern die Mutter nicht selbst vom Enzymdefekt betroffen ist), während Kuhmilch frei davon ist.

Dass γ-Linolensäure in der Muttermilch enthalten ist, bestätigt, warum langes Stillen den Säugling eine gewisse Zeit vor allergischen Erscheinungen schützt, warum dies aber eben nicht immer der Fall ist (Chromosomendefekt der Mutter). Gestillte Kinder entwickeln ihre Neurodermitis in der Regel ebenfalls, aber doch sehr viel später als die nicht gestillten.

Durch die **fehlende Linolensäure** entsteht ein Defizit in der Zusammensetzung bzw. Funktion von Haut und Schleimhäuten, der glatten Muskulatur von Bronchien und Blutgefäßen (v.a. durch ein Missverhältnis bei Prostaglandinen und Leukotrienen), in der Abstimmung des Immunsystems (IgE, T-Lymphozyten) sowie weiteren Organen wie Gebärmutter oder Prostata. Mögliche Folgen neben den bereits erwähnten sind also auch arterielle Hypertonie, Dysmenorrhö, Bronchialspasmen sowie ganz grundsätzlich eben die trockene, anfällige Haut (Sebostase).

Histologie

In der befallenen Haut findet man die typischen Hinweise auf die beiden zugrunde liegenden allergischen Reaktionen der Typen I und IV: Dies sind zum einen auffallend **zahlreiche Mastzellen und Eosinophile** (auch Eosinophilie im Blut!) mitsamt einem erhöhten Histamingehalt in den entzündlichen Veränderungen. Zum anderen sind dies die für den Typ IV maßgeblichen **Infiltrationen von Monozyten bzw. Makrophagen und T-Lymphozyten** in der Lederhaut, also die üblichen Zellen der Granulome beim Typ IV, wie sie u.a. bei Typhus und Tuberkulose im Zuge der zellvermittelten Abwehr entstehen. Die Epidermis ist reaktiv verdickt, zeigt eine Akanthose und Parahyperkeratose.

Symptomatik

Effloreszenzen

Bricht das endogene Ekzem aus, erscheint es **im frühen Kleinkindesalter** zunächst noch relativ unspezifisch mit **ekzematösen, teilweise nässenden Veränderungen** an Gesicht, Streckseiten der Arme und an den Händen (➤ Abb. 4.65). Der quälende Juckreiz (auch nachts) führt über ständiges Kratzen zu bakteriellen Superinfektionen (Impetiginisationen).

Erst **später** entwickeln sich die typischen entzündlich geröteten, **papulösen, lichenifizierten Ekzeme** an Ellenbeugen, Kniekehlen und Handgelenken (➤ Abb. 4.66), die stark jucken und deswegen aufgekratzt werden. Nässen mit nachfolgender Krustenbildung sowie eine hyperkeratotische Schuppung sind häufig. Weitere Prädilektionsstellen sind Gesicht und Hals, Schultern und oberer Thorax.

Lichenifikation bedeutet ein vergröbertes, deutlich hervortretendes Hautrelief. Durch die Minderproduktion der Talg-

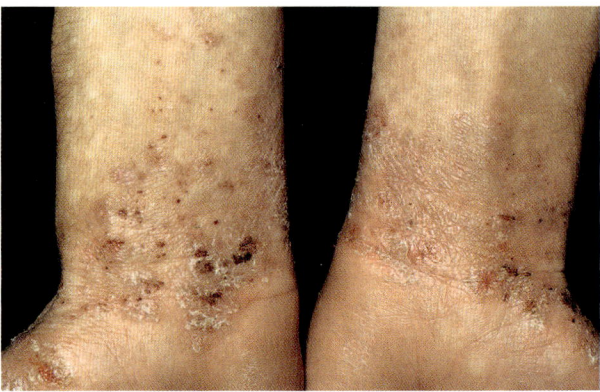

Abb. 4.66 Ekzeme. Unscharf begrenzte, bräunlich tingierte Rötung mit randständig einzelnen, zentral konfluierenden Papeln, vergröberter Hautfältelung, Hautverdickung und vermehrtem Glanz (Lichenifikation) über beiden Handgelenkbeugen, rechts mit Übergreifen auf den Daumenballen. Weiterhin Exkoriationen, Schuppen sowie seröse und hämorrhagische Krusten. [12]

drüsen **(Sebostase)** sowie auch der Schweißdrüsen ist die Haut daneben auch trocken und glanzlos (➤ Abb. 4.67).

Gelegentlich ist das gesamte Integument befallen. Auch die Kopfhaut kann betroffen sein. Bakterielle Sekundärinfektionen sind häufig. Bei jedem zweiten bis dritten Patienten besteht gleichzeitig eine Ichthyosis vulgaris (➤ 4.1.1).

Nicht so selten klingen die Effloreszenzen im fortgeschrittenen Erwachsenenalter ab, sodass hier nur noch unspezifische, rezidivierende Veränderungen wie z.B. ein **nummuläres Ekzem** (➤ Abb. 4.68) am Handrücken zu beobachten sind.

HINWEIS DES AUTORS

Exazerbationen unter psychischer Belastung sind in jedem Lebensalter möglich, weshalb man hier früher sogar eine Krankheitsursache gesehen hat (*Neuro*dermitis). Unter diesem Aspekt ist eine harmonische Familiensituation für die betroffenen Kinder besonders wichtig. Eine Suche nach „dominanten Müttern oder unterdrückten Angstzuständen" hat jedoch als Bestandteil einer angemessenen Therapie keine Berechtigung. Die psychisch bedingte *Verstärkung* der Symptomatik darf nicht mit deren *Verursachung* verwechselt werden.

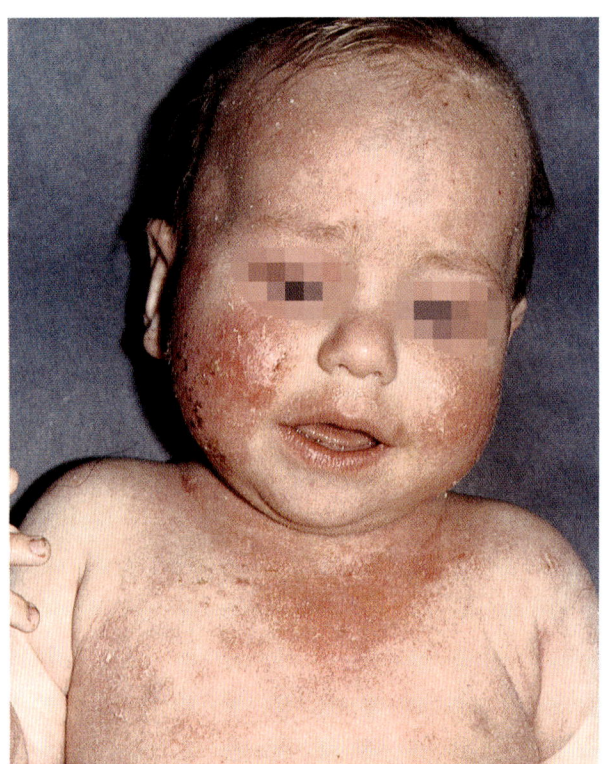

Abb. 4.65 Atopisches Ekzem beim Säugling. Das gesamte Integument zeigt in unterschiedlicher Stärke Rötung, feinlamellöse Schuppung, im Wangen- und Brustbereich auch Erosionen, zum Teil mit eitrigen Krusten belegt. [12]

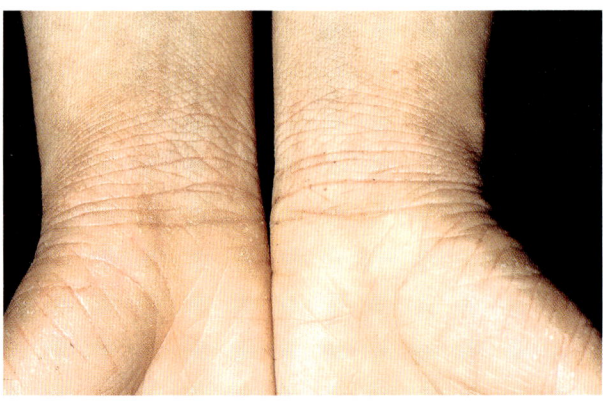

Abb. 4.67 Chronisch lichenifiziertes atopisches Ekzem. Gerötete Furchen, vergröberte Hautfelderung und Hautverdickung über beiden Handgelenkbeugen und Daumenballen. [12]

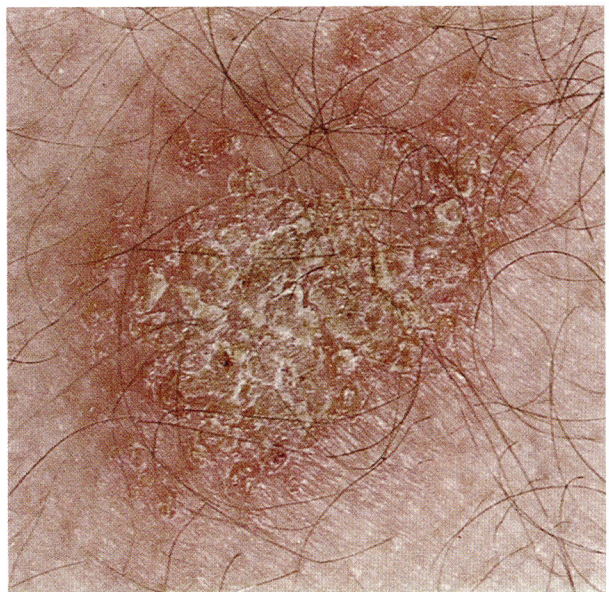

Abb. 4.68 Nummuläres Ekzem. Unscharf begrenztes, ca. 2–3 cm großes ovales Erythem mit peripheren Papulovesikeln und zentralen Schuppenkrusten. [12]

Atopie-Stigmata

Neben den typischen Effloreszenzen des atopischen Ekzems gibt es weitere Hinweise auf die Erkrankung selbst bzw. bereits auf die Neigung, daran zu erkranken (= Atopie). Dies bedeutet, dass man die atopische Genese auch bei Menschen erkennt, die bis dahin weder an Neurodermitis noch an Asthma bronchiale erkrankt sind, dies aber „bei passender Gelegenheit" jederzeit nachholen können. Die wichtigsten dieser sog. Atopie-Stigmata sind:

- die stets zu beobachtende **Trockenheit** der Haut
- **Hertoghe-Zeichen**: Ausdünnung der lateralen Augenbrauenpartien
- **Ichthyosishände** und **-füße**: vermehrte und vertiefte Furchen an Handflächen und Fußsohlen
- **Dennie-Morgan-Falte**: Verstärkung der Infraorbitalfalte
- auffallende **Gesichtsblässe**
- **weißer Dermographismus** (➤ 4.7.4).

Therapie

Die übliche Therapie setzt sich im Wesentlichen aus einer **Basistherapie** mit **rückfettenden** Salben und Bädern sowie einer **antientzündlichen Behandlung** mit Kortisonsalben bei Exazerbationen zusammen. Weitere Komponenten sind:

- orale **Antihistaminika** gegen den Juckreiz
- das **Vermeiden allergisierender Nahrungsmittel**, soweit sie erkennbar werden
- **Klimatherapie** (Gebirge oder Meer, bevorzugt die Nordsee)
- **„psychische Begleitung"** bzw. eine möglichst harmonische familiäre Situation.

Streptomyces-Bakterien, aus denen eine ganze Reihe wirksamer Antibiotika gewonnen werden kann (Erythromycin, Tetracyclin u.a.), dienen neuerdings auch der Gewinnung von **Ta-crolimus**, das systemisch z.B. zur Verhinderung einer Transplantatabstoßung angewendet wird. Beim atopischen Ekzem wird es in Salben eingearbeitet und wirkt lokal ähnlich stark wie Glukokortikoide, aber ohne deren erhebliche Nebenwirkungen. Die Substanz unterdrückt entzündliche Vorgänge durch Hemmung von immunkompetenten Zellen sowie Interleukinen.

HINWEIS DES AUTORS

Eine angemessene **homöopathische Therapie** ist immer wertvoll, kann sogar die Symptome zum Verschwinden bringen, ändert aber an der Anlage selbst nichts. Daher sollte im eigentlichen Sinne nicht von Heilung gesprochen werden.

Heilung bedeutet Verunmöglichung eines Rezidivs und dieser Zustand kann ausschließlich durch ein Serum-IgE im unteren Normbereich erreicht werden. Die Grundlage einer tatsächlich **heilenden Therapie** besteht in der Zufuhr ausreichender Mengen γ-Linolensäure, die für den Atopiker zum „Vitamin" geworden ist, ohne dessen regelmäßige Einnahme eine Ausheilung nicht möglich ist. Vitaminmangelzustände wie z.B. Skorbut bei Vitamin-C-Mangel können auch nur durch Substitution des fehlenden Vitamins geheilt werden. Diese Therapie ist, abgesehen von vorübergehenden Durchfällen bei Einnahme größerer Mengen, nebenwirkungsfrei. Allerdings gibt es nur wenige Nahrungsquellen, die γ-Linolensäure in ausreichender Dosierung enthalten. Zusammengefasst kommen für eine Substitution nur die Öle aus Nachtkerze, Borretschsamen und Walnüssen in Frage.

Das Öl aus **Borretsch** enthält pro Kapsel üblicherweise **120 mg** γ-Linolensäure, dasjenige der **Nachtkerze 40 mg**. Letzteres muss also wesentlich höher dosiert werden. Es gibt auch (teure) Mischpräparate mit z.B. 90 mg/Kapsel. Reines Borretschsamenöl ist aus Sicht des Autors wegen der enthaltenen Erucasäure nicht zu empfehlen, auch wenn deren Gehalt weit unter der empfohlenen Höchstmenge liegt. Billiger als Kapseln ist Nachtkerzenöl, das es offen (in der Flasche) in der Apotheke zu kaufen gibt. Nochmals wesentlich preiswerter ist **Walnussöl**, das man beim Discounter bereits für ca. 3 €/500 ml erstehen kann. Allerdings enthält es nur einen Anteil von **6%** γ-Linolensäure, sodass nochmals höher dosiert werden muss:

- Öl der Nachtkerze (10% γ-Linolensäure = 40 mg/Kapsel)
- Öl aus Borretschsamen (20% γ-Linolensäure)
- Gemisch aus beidem, z.B. Biolipon 90® (90 mg γ-Linolensäure/Kapsel)
- Walnussöl (6% γ-Linolensäure).

Bei der Dosierung der Öle ist zu berücksichtigen, dass ein Säugling mit der Muttermilch einer *gesunden* Mutter etwa **180 mg** γ-Linolensäure/Tag zu sich nimmt, entsprechend 2 Kapseln Biolipon 90® oder 4–5 Kapseln Nachtkerzenöl. Zur Therapie eines älteren Kindes oder gar Erwachsenen sind also dem Körpergewicht entsprechend höhere Dosierungen notwendig, was einigermaßen preiswert nur mit Walnussöl möglich ist. Für eine **ausreichende Dosierung** (mit Walnussöl) gilt:

- Kleinkind: 1 Teelöffel Walnussöl/Tag (5 ml = 300 mg γ-Linolensäure)
- ältere Kinder: 1 Esslöffel Walnussöl/Tag
- Erwachsene: 2–3 Esslöffel Walnussöl/Tag

Das Öl sollte nicht erhitzt werden. Man kann es für Salatsoßen verwenden oder in Nahrungsmittel wie Quark, Joghurt oder Müsli einrühren, doch schmeckt es vielen Menschen auch pur sehr gut. Nuss-Allergiker haben in aller Regel keine Probleme, weil ihre Allergie gegen die Proteine und nicht gegen das Öl der Nüsse gerichtet ist. Die Dosis wird beibehalten, bis der IgE-Spiegel 20 Einheiten (beim Erwachsenen) nicht mehr überschreitet. Anschließend kann die Zufuhr der γ-Linolensäure eingeschränkt, jedoch nicht beendet werden, denn die Desaturase bleibt weiterhin defekt.

Zur **Ausheilung** einer Neurodermitis reicht beim Kind die alleinige Zufuhr von γ-Linolensäure vollkommen aus. Die Haut wird nach etlichen Wochen bis zu wenigen Monaten regelmäßiger Einnahme bereits wesentlich gebessert, der IgE-Spiegel sinkt meist innerhalb eines Jahres auf die Hälfte und erreicht nach wenigen Jahren den Normbereich. Beim Erwachsenen mit jahrzehntelanger Vorgeschichte ist die völlige Ausheilung schwieriger zu erreichen und bedarf zumeist einer begleitenden ausleitenden Therapie unter Einschluss einer Darmsanierung (➤ Fach Verdauungssystem). Dieselbe empfiehlt sich in schweren Fällen auch bei der Behandlung von Kindern, weil die Krankheitssymptome allein dadurch deutlich gebessert werden, sodass bis zum Ansprechen der ursächlichen Therapie Zeit gewonnen wird.

Zusammenfassung

Atopisches Ekzem (Neurodermitis): sehr häufige Erkrankung aus dem atopischen Formenkreis

- **Ursache:** Fehlsteuerung des Immunsystems, das auf eine Vielzahl von Substanzen – auch normale Nahrungsbestandteile – mit der Bildung von IgE-Antikörpern reagiert
- **Symptome:**
  – entzündliches Bild an den Beugeseiten der Extremitäten, an Gesicht und Hals und weiteren Lokalisationen, das histologisch einem Gemisch aus allergischen Komponenten vom Typ I und vom Typ IV entspricht: entzündliche nässende Rötungen und Schwellungen, Krustenbildungen, Hyperkeratose mit Schuppungen, Impetiginisationen, Lichenifikation, starker Juckreiz
  – sehr trockene Haut (Sebostase)
  – verminderte Schweißbildung
  – weißer Dermographismus
- **Therapie:**
  – fettende Externa, Harnstoffsalben, Glukokortikoide, Tacrolimus
  – wichtigste Therapie nach der Heilpraktikerprüfung: γ-Linolensäure in hoher Dosierung, Darmsanierung, Homöopathie

4.7.3 Dyshidrotisches Ekzem

Krankheitsentstehung

Das dyshidrotische Ekzem der Hände, seltener auch Füße, wurde und wird nach üblicher Ansicht auf dem Boden einer **vermehrten Schweißbildung durch Kontaktallergene** verursacht. Auch nach lokalen Pilzinfektionen wird regelmäßig gefahndet.

Symptomatik

Die Erkrankung beginnt mit der Bildung kleiner, intraepidermaler **Bläschen an der Innenseite der Finger** (also radial oder ulnar; ➤ Abb. 4.69) unter ausgeprägtem **Juckreiz**. Die Bläs-

chen werden daher regelmäßig zerkratzt. In der Folge entstehen dann häufig **Ekzeme** im Bereich der Finger und des Handrückens, teilweise mit Übergreifen auf Handgelenke und Unterarme. In diesem Stadium wird die Erkrankung auffallend häufig mit einer Neurodermitis verwechselt.

Der **Verlauf** ist chronisch über Monate und Jahre, zum Teil aber auch schubweise mit freien Intervallen über Wochen, Monate oder Jahre. Es gibt Patienten, die nur einen oder wenige Schübe erleiden und andere, bei denen das Ekzem überhaupt nicht mehr verschwindet.

Therapie

Meist werden lokal **Kortisonsalben** angewendet. Angeschuldigte Kontaktallergene werden gesucht, gefunden und weggelassen, ohne dass sich am Verlauf etwas ändern würde.

HINWEIS DES AUTORS

Ein dyshidrotisches Ekzem verschwindet ohne jede Lokaltherapie im Zuge einer **Darmsanierung** (➤ Fach Verdauungssystem) und kehrt auch nicht wieder, solange die intestinale oder vaginale Candidose nicht rezidiviert. Der Autor geht deswegen davon aus, dass es sich um ein sog. **Mykid**, also um eine allergische Reaktion auf die eigenen intestinalen und vaginalen Candida-Pilze handelt. Zur Therapie genügt deshalb eine sachgerecht durchgeführte Sanierung von Darm und Unterbauch. Lokale Therapien sind entbehrlich.

4.7.4 Urtikaria, Quincke-Ödem und Dermographismus

Bei der Urtikaria (Nesselsucht) handelt es sich zumeist um eine **allergische Reaktion vom Soforttyp (Typ I)** (➤ Fach Immunologie), die sich an der Haut zeigt. Sie gehört gemeinsam mit dem atopischen Ekzem, Asthma bronchiale, Heuschnupfen und der übersteigerten Reaktion auf Insektengifte zum atopischen Formenkreis. Die Urtikaria ist eine häufige Erkrankung. Man schätzt, dass etwa jeder 4. wenigstens einmal in seinem Leben eine Urtikaria erleidet. Chronisch betroffen sind ca. 3% aller Menschen.

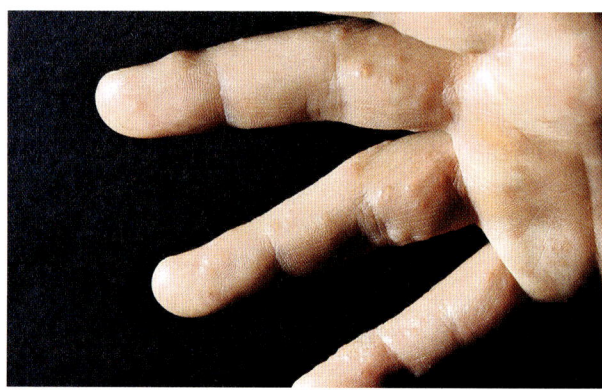

Abb. 4.69 Dyshidrotisches Ekzem. In der Haut liegende Bläschen an Beugeseiten und Seitenkanten der Finger der rechten Hand. [12]

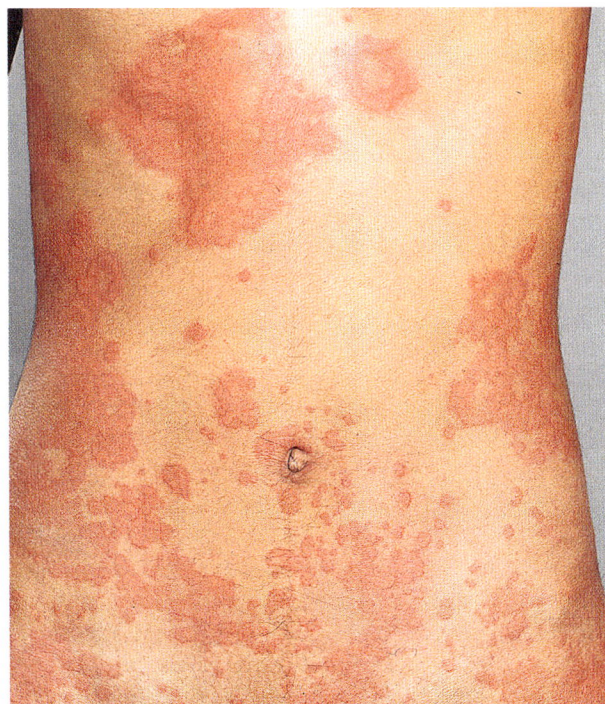

Abb. 4.70 Urtikaria (Penicillin). Generalisiert-exanthematischer Befall des ganzen Körpers unter Bevorzugung des Stamms. Teils einzeln stehende runde, gerötete Quaddeln, teils durch Konfluieren großflächige, figurierte, gerötete Quaddelherde. [12]

Krankheitsentstehung

Ursachen gibt es viele: Besonders **häufige Auslöser** sind Nahrungsmittel, Medikamente (> Abb. 4.70), Umweltgifte einschließlich Konservierungsmitteln, Insektenstiche oder Kontakt zu Pflanzen, Tierhaaren oder auch nur Wasser. **Thermische oder mechanische Auslöser** bei entsprechend Disponierten (sog. physikalische Urtikaria; > Abb. 4.71) sind mit einem Anteil von 10–20 % vertreten (Kälteeinwirkungen durch eiskaltes Wasser oder winterliche Außentemperaturen, Druck von Kleidungsstücken oder stumpfen Gegenständen). Häufig entstehen jedoch Quaddeln **ohne erkennbare Ursache**. Manchmal wird, analog zu Asthmaanfällen, körperliche Anstrengung als Ursache angenommen.

Die entstehenden Quaddeln sind das Ergebnis einer **Histaminfreisetzung** aus den Mastzellen der Lederhaut. **Auslösende Faktoren** sind:

- primär IgE-vermittelte Allergenkontakte
- Anaphylatoxine (C_{3a}, C_{5a}) des Komplementsystems
- eine nervale Übertragung (sog. Axonreflex).

Letzteres scheint der Histaminfreisetzung durch mechanische oder thermische Reize zugrunde zu liegen.

Histamin erweitert am Ort seiner Freisetzung die präkapillären Arteriolen, was über die vermehrte Durchblutung zu einem **Erythem** führt. Die gleichzeitige Erweiterung der Kapillaren verusacht in Verbindung mit ihrem Durchlässigwerden für Serum ein **Ödem**, das noch dadurch verstärkt wird, dass Histamin zwar Kapillaren und präkapilläre Arteriolen erweitert, die postkapillären Venolen aber verengt, sodass ein **Abflussstau** entsteht. In dem wenig nachgiebigen, kollagenfaserreichen Bindegewebe von Stratum papillare und Stratum reticulare verbleibt das Ödem an Ort und Stelle. Der entstehende Druck auf die Blutgefäße mit zunehmend verminderter Durchblutung führt dann dazu, dass die Quaddel zumeist von heller, gelblicher Farbe ist, während die Randgebiete durch die vermehrte Durchblutung ohne wesentliches Ödem rötlich erscheinen (Randerythem). In seltenen Fällen ist die Erweiterung der Kapillaren so massiv, dass es zu **Blasen** oder sogar zu **hämorrhagischen Quaddeln** kommt.

Histamin löst neben seiner Wirkung auf die Blutgefäße an den corialen Nervenfaserendungen einen starken **Juckreiz** aus. Das Merkmal der einzelnen Quaddel (Urtika) ist also ein äußerst heftiger Juckreiz. Auffallend dabei ist, dass die Quaddeln nicht mit den Fingernägeln aufgekratzt, sondern mehr flächig gerieben bzw. „gescheuert" werden.

Gleichzeitig aus den Mastzellen freigesetztes **Heparin** verhindert die sonst bei Plasmaaustritt eintretende Blutgerinnung. Neu gebildete Leukotriene und Prostaglandine verstärken und modifizieren die Histaminwirkung.

Histamin wird aus den Mastzellen sehr schnell freigesetzt und entfaltet seine Wirkung innerhalb von Sekunden bis zu wenigen Minuten **(Sofortreaktion)**. Es wird aber auch recht schnell wieder abgebaut, sodass die Wirkung auf die Blutgefäße innerhalb von 20 Minuten bis zu wenigen Stunden wieder abklingt. Das Merkmal der Urtikaria ist also auch ihr zügiges

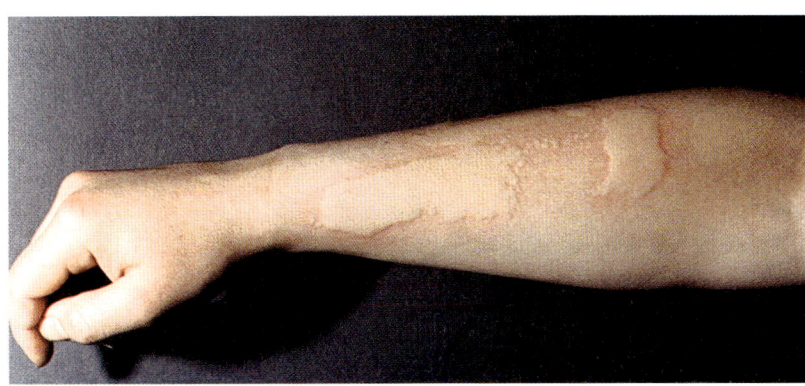

Abb. 4.71 Kälteurtikaria, ausgelöst durch Aufsetzen eines Metallgefäßes mit Eisfüllung. In bandförmiger Anordnung scharf begrenzte urtikarielle Herde auf einem zarten Erythem am rechten Unterarm. [12]

Abklingen innerhalb weniger Stunden (flüchtige Quaddeln). Degranulierte Mastzellen benötigen zur Neusynthese ihrer Granula etliche Stunden bis zu wenigen Tagen. Ein zweiter, direkt nachfolgender urtikarieller Schub lässt also Quaddeln stets an anderer Lokalisation entstehen und niemals in demselben Hautgebiet wie zuvor.

Symptomatik

Quaddeln

Die Effloreszenzen imponieren als **kissenartige, scharf begrenzte, stark juckende Schwellungen** (Quaddeln), die vereinzelt oder disseminiert in unterschiedlicher Größe sehr schnell aufschießen und zumeist innerhalb weniger Stunden wieder verschwunden sind. Ihr Aussehen erinnert an die Quaddeln, die nach einem Kontakt mit Brennnesseln entstehen (Urtica dioica = Brennnessel). Je nach Umfang der Reaktion sind alle Quaddelgrößen (stecknadelkopf- bis handtellergroß) zu sehen.

Dermographismus

Bei manchen Menschen genügt ein mechanischer Druck auf die Haut, um aus den Mastzellen Histamin freizusetzen. Diese Sonderform wird Dermographismus (Urticaria factitia, Druckurtikaria; ➤ Abb. 4.72) genannt. Geprüft wird er durch Bestreichen der Haut mit einem Stift oder Holzmundspatel.

Man unterscheidet einen Dermographismus ruber (mit roter „Schrift" oder sogar als urtikarieller Dermographismus) von einem Dermographismus albus (albus = weiß), bei dem weiße Streifen entstehen:

- Der **rote Dermographismus** wird als Reaktionsweise der Haut mit Mehrdurchblutung bis hin zur Quaddelbildung angesehen. Verursacht wird er teilweise durch vegetative Nervengeflechte, die den Reiz an benachbart liegende Mast-

zellen weiterleiten (Axonreflex). Eine lediglich leichte Rötung der Haut ist im eigentlichen Sinn kein Dermographismus, sondern die physiologische Reaktion der Haut. Erst wenn dort, wo gedrückt wurde, juckende Quaddeln aufschießen, gilt die Reaktion als pathologisch.

- Der **weiße Dermographismus** wird mehr als Hinweis auf eine atopische Genese in der Folge einer neurovegetativen Dysregulation mit Gefäßspasmen verstanden (➤ Abb. 4.73).

Quincke-Ödem (Angioödem)

Eine Mastzelldegranulation nicht in der Lederhaut, sondern in der Subkutis hat keine Quaddel zur Folge, sondern eine flächige Schwellung, weil sich das Ödem im lockeren und fettreichen Gewebe besser verteilen kann. Diese **tiefere Form der Urticaria** ist typisch für das Quincke-Ödem (= Angioödem). Es kann gleichzeitig mit urtikariellen Quaddeln, aber auch alleine auftreten. Zumeist entsteht es im Rahmen der allergischen Sofortreaktion, häufig auch in Verbindung mit anaphylaktischen Reaktionen, also unter Einbeziehung des Kreislaufs in das Geschehen bis hin zum anaphylaktischen Schock. Bevorzugt betroffen sind **Augenlider** (➤ Abb. 4.74), **Mund** und **Genitalien**. Juckreiz entsteht beim Angioödem nicht, weil es in der Subkutis keine Rezeptoren für Juckreiz gibt.

ACHTUNG

Sind die Schleimhäute im Bereich des Kehlkopfs betroffen (Glottisödem), besteht Erstickungsgefahr. Auch eine begleitende Bronchialspastik ist möglich.

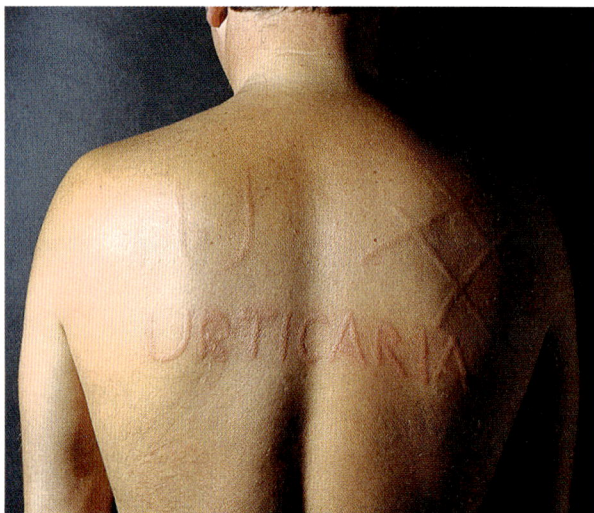

Abb. 4.72 Urticaria factitia. Streifige urtikarielle Schwellung und Rötung der Haut nach mechanischer Reizung mit einem Holzspatel. Subjektiv starker Juckreiz. [12]

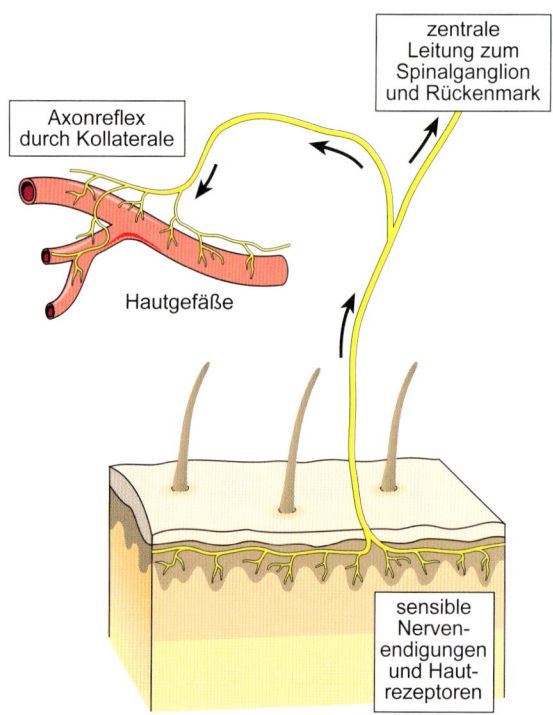

Abb. 4.73 Neurovegetative Dysregulation.

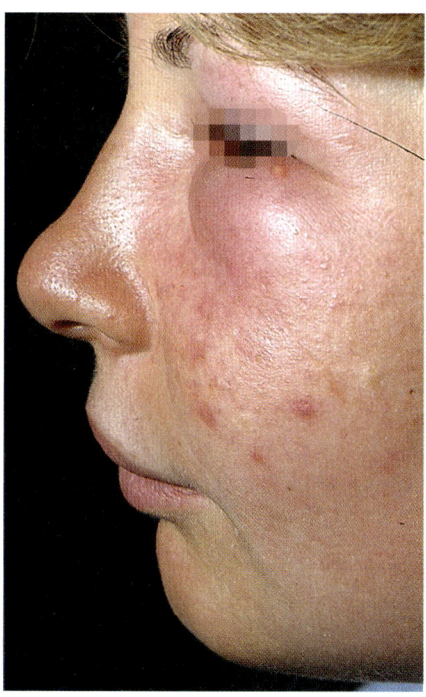

Abb. 4.74 Schwellung und stellenweise leichte Rötung der linken Gesichtshälfte mit Lidödem, Wangenödem und Oberlippenschwellung. [12]

Therapie

Im Idealfall wird die **auslösende Noxe** (z.B. Lebensmittel, Medikamente) **vermieden**. Um sie zu ermitteln, streicht man verdächtige Zutaten aus dem Speiseplan oder isst solche Nahrungsmittel, um zu sehen, ob sich die Symptome verschlimmern.

Medikamentös wirken **Antihistaminika** wie Fenistil® oder Tavegil® oder die neueren, kaum noch müde machenden wie Cetirizin systemisch oder lokal (auch i.v. rezeptfrei). Auch **Leukotrienantagonisten** sind im Gebrauch. In schweren Fällen werden **Glukokortikoide** benötigt.

Bei Patienten mit Kälteurtikaria helfen manchmal **Antibiotika**, sodass Bakterien offensichtlich als Verursacher in Frage kommen – evtl. über eine Fehlsteuerung des Immunsystems mit der Bildung von IgE-Antikörpern. Andererseits verschwindet eine Kälteurtikaria auch ohne Antibiotika häufig von selbst wieder.

Beim Quincke-Ödem des Kehlkopfes hilft **Adrenalin** auch als Spray (Infekto-Krupp®), das vom Patienten inhaliert oder in den Rachen gesprüht wird. Es ist allerdings verschreibungspflichtig und steht üblicherweise nicht zur Verfügung. Ist der Notarzt nicht schnell genug zur Stelle und ist der Patient bereits zyanotisch und komatös, muss eine Koniotomie durchgeführt werden (➤ Fach Atmungssystem).

Prophylaxe

Vorbeugend wirken bei der chronischen Urtikaria sowie bei allen weiteren Formen der Typ-I-Allergie Stoffe wie Cromoglicinsäure oder Ketotifen, welche die Membran der Mastzellen blockieren und dadurch ihre Degranulierung verhindern. Bei der Urticaria factitia bleiben Antihistaminika allerdings ohne Wirkung. **Cromoglicinsäure** ist frei von Nebenwirkungen, wirkt aber nur lokal auf den Schleimhäuten des Inspirationstraktes (Spray), des Auges und der Nase (Tropfen) oder des Darms (Pulver), wird also nicht resorbiert. **Ketotifen** wirkt auf oralem Wege systemisch und bietet deshalb einen gewissen Schutz vor den urtikariellen Quaddeln an der Oberhaut, ist allerdings verschreibungspflichtig.

HINWEIS DES AUTORS

An die γ-Linolensäure und eine Darmsanierung (➤ 4.7.2) ist auch bei dieser atopischen Erkrankung zu denken, auch wenn sie aus schulmedizinischer Sicht häufig keine allergische Disposition darstellt.

Zusammenfassung

Urtikaria: allergische Reaktion vom Typ I, Mediator ist Histamin
* **auslösende Faktoren:** mechanisch, thermisch, Nahrungsmittel, Medikamente, Konservierungsmittel, Insektenstiche, Wasser
* **Symptome:**
  – Quaddelbildung in der Lederhaut
  – starker Juckreiz
* **Therapie:** Vermeidung des Auslösers, Antihistaminika, Glukokortikoide

Quincke-Ödem:
* **Symptome:**
  – entspricht im Wesentlichen der Urtikaria, aber Reaktion der Gefäße in der Subkutis mit massiven Schwellungen
  – kein Juckreiz
  – bevorzugt betroffen: Gesicht, Kehlkopf (Erstickungsgefahr!), Genitalien, evtl. Bronchialspastik

4.8 Hauterscheinungen bei Stoffwechselkrankheiten

4.8.1 Xanthome und Xanthelasmen

Xanthome sind gelbliche flächige oder knotige Neubildungen, die im Rahmen von Fettstoffwechselstörungen entstehen. **Xanthelasmen** sind nur wenig über das Hautniveau erhabene, flächige, gelbliche Einlagerungen zumeist im Bereich der medialen Augenlider.

Krankheitsentstehung

Xanthome entstehen überwiegend bei familiären Hyperlipoproteinämien, v.a. bei der Hypercholesterinämie (Fredrickson Typ 2). Solange sie nicht, z.B. im Bereich von Sehnen, funktionelle Störungen hervorrufen, besitzen sie für sich genommen keinen Krankheitswert, sondern stellen lediglich einen Hin weis auf eine Fettstoffwechselstörung dar, der zur Blutuntersuchung führen sollte. Selten findet man allerdings auch Xanthome bei normalen Serumspiegeln der Blutfette.

Bei **Xanthelasmen** sind häufig keine Fettstoffwechselstörungen zu finden, sodass es sich hierbei um lokale Störungen zu handeln scheint, indem bei normalen Serumspiegeln und nur an diesen Stellen vermehrt Fette aus den Blutkapillaren austreten.

Histologie

Histologisch handelt es sich bei Xanthomen und Xanthelasmen um **Ansammlungen von Makrophagen**, welche die aus dem Serum austretenden Lipide phagozytiert haben – teilweise auch in der Form von mehrkernigen Riesenzellen (Touton-Riesenzellen). Diese Makrophagen bekommen durch die Aufbereitung für die Mikroskopie unter Herauslösen des phagozytierten Fettes große Vakuolen in ihr Zytoplasma und werden deswegen als Schaumzellen bezeichnet. Begleitet werden die Makrophagen von weiteren Leukozyten (v.a. T-Lymphozyten) sowie bindegewebigen Proliferationen. Entsprechende Vorgänge finden sich in den Arterienwänden bei der Arteriosklerose (= Atherosklerose) oder bei der Necrobiosis lipoidica (➤ 4.8.3), sodass hier Parallelen hinsichtlich zugrunde liegender Mechanismen und Ursachen abzuleiten sind.

Symptomatik

Xanthome sind flächige (plane Xanthome) oder knotige (tuberöse bzw. verruciforme Xanthome) gelbliche Neubildungen hauptsächlich an Rumpf, Ellenbogen, Knien (➤ Abb. 4.75), Händen und Füßen. Sie entwickeln sich langsam über Jahre.

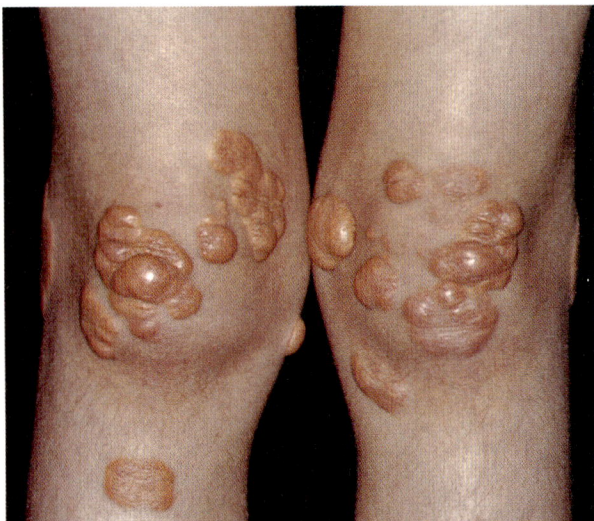

Abb. 4.75 Tuberöse Xanthome. Mehrere haselnuss- bis walnussgroße, zum Teil einzeln stehende, zum Teil konfluierende, derbe, gelblich-bräunliche Knoten mit glatter, spiegelnder Oberfläche über beiden Knien. Keine entzündliche Rötung, kein Druckschmerz. [12]

Teilweise finden sie sich auch an den Handlinien oder Sehnen (➤ Abb. 4.76).

Xanthelasmen kommen besonders an den medialen Augenlidern vor (Xanthelasma palpebrarum; ➤ Abb. 4.77) und sind dort flächig und wenig erhaben. Sehr selten können sie auch einmal solitär oder zusätzlich zur Lokalisation an den Augenlidern am Rumpf auftreten.

Therapie

Eine teilweise Rückbildung ist bei Normalisierung des Fettstoffwechsels zumindest in frühen Stadien möglich. Kosmetisch oder im Bereich von Sehnen funktionell störende Xanthome müssen exzidiert werden.

4.8.2 Myxödem

Krankheitsentstehung

Bei einer ausgeprägten Unterfunktion der Schilddrüse (**Hypothyreose**) über längere Zeit kommt es zum Myxödem. Dabei führt vermehrt gebildete Grundsubstanz (Kohlenhydrate) generalisiert oder umschrieben zur entsprechenden Wasserbindung mit teigigen Schwellungen.

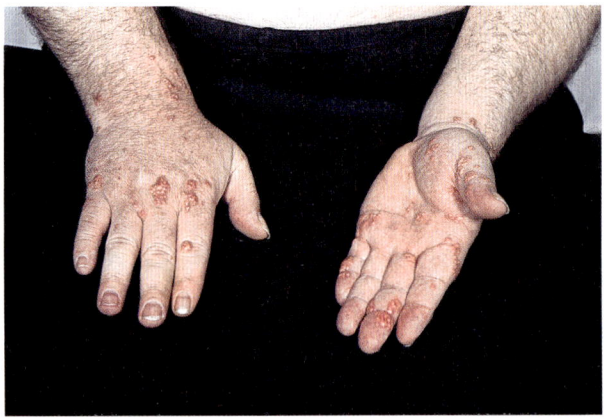

Abb. 4.76 Sehnenxanthome [7]

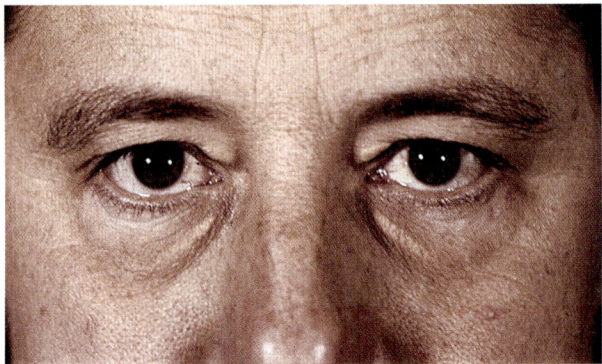

Abb. 4.77 Xanthelasmen [8]

Symptomatik

Die **teigigen Schwellungen** sind im Gesicht und an den Extremitäten besonders deutlich zu erkennen. Die Haut ist blass, trocken und wachsartig. Die Patienten erscheinen insgesamt aufgeschwemmt. Typisch ist, dass sich in das Myxödem **keine Dellen** eindrücken lassen wie bei üblichen Ödemen, weil primär die Grundsubstanz – und nicht das Wasser – vermehrt ist, und die Grundsubstanz lediglich adäquate Mengen Wasser bindet.

Therapie

Die Veränderungen sind bei Substitution mit **Iodid** oder L-Thyroxin vollständig rückbildungsfähig.

4.8.3 Necrobiosis lipoidica

Krankheitsentstehung

Generell versteht man unter einer Nekrobiose das Übergangsstadium einer Zelle zur irreversiblen Nekrose mit bereits erkennbaren degenerativen Veränderungen. Entsprechende Stadien finden sich **histologisch** bei der Necrobiosis lipoidica, unter gleichzeitiger Einlagerung von Fett. Das wesentliche Element sind **Granulome** im Corium, wie sie bei zahlreichen Erkrankungen wie u.a. Tuberkulose, Typhus oder Sarkoidose entstehen, mit zentralen Makrophagen (evtl. als Riesenzellen), einem lymphozytären Randsaum und einer Gewebereaktion.

Bei der Necrobiosis finden sich zusätzlich auch eingelagerte **Fette**, gegen die sich offensichtlich der Angriff des Immunsystems richtet. Das dürfte die eigentliche Krankheitsursache sein, obwohl die genaue Ursache der Necrobiosis als unbekannt gilt. Man könnte diesen Vorgang mit der Entstehung der Atherosklerose der Gefäßwände vergleichen. Aus den entzündlichen Granulomen entwickeln sich schließlich **Nekrosen**, aus deren Abstoßung Ulzera entstehen.

Symptomatik

An der Streckseite der Unterschenkel (selten auch an den Oberschenkeln oder Händen) bilden sich **rote Papeln**, die sich in der Folge nach peripher ausdehnen. Schließlich entstehen scheibenförmige, konfluierende, bis zu handtellergroße Herde (➤ Abb. 4.79, ➤ Abb. 4.80) mit gelblichem, leicht eingesunkenem Zentrum und einem wenig erhabenen, lividen Randsaum. Die Herde sind häufig von **Teleangiektasien** durchzogen. Aus den nekrotischen Zentren können **Ulzera** entstehen.

4.9 Entzündliche, hyperkeratotische Hauterkrankungen

4.9.1 Psoriasis

Die Psoriasis (Schuppenflechte) ist eine häufige Hauterkrankung. 2–3% der weißen Bevölkerung sind davon betroffen. In Deutschland rechnet man mit 2 Millionen Patienten. Inuit oder Indianer erkranken praktisch nie, Asiaten und Afrikaner vergleichsweise selten.

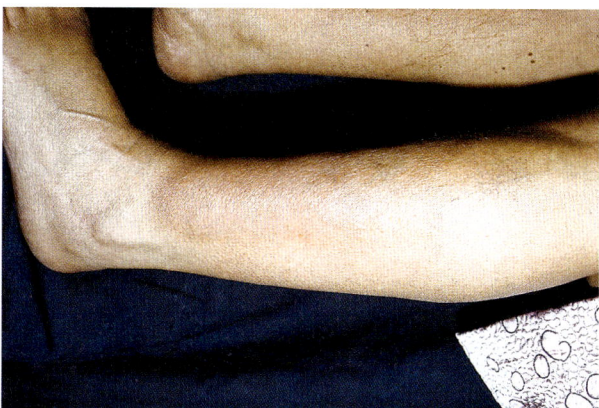

Abb. 4.78 Myxödem bei Morbus Basedow. [7]

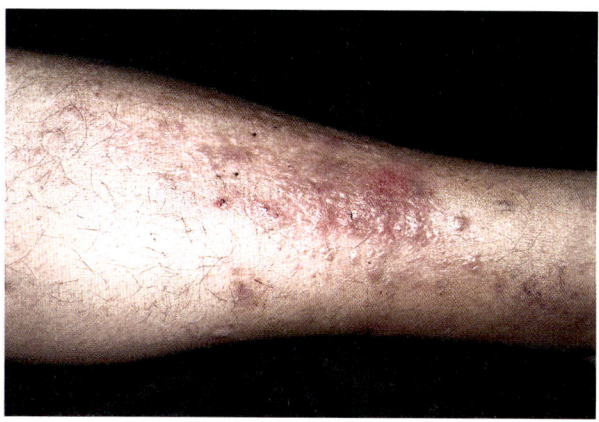

Abb. 4.79 Necrobiosis lipoidica. [7]

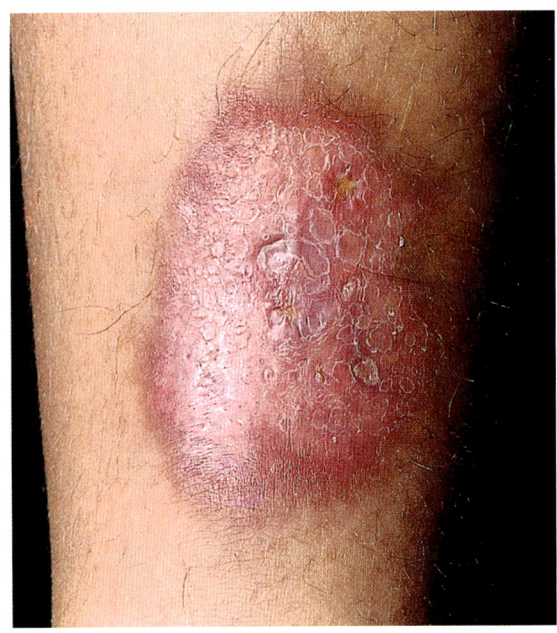

Abb. 4.80 Necrobiosis lipoidica. Etwa 4 × 6 cm großer bräunlich-rötlicher Herd mit entzündlich gerötetem Randsaum und atrophischem, schuppendem Zentrum sowie beginnender zentraler Ulzeration an der Vorderseite des linken Unterschenkels. [12]

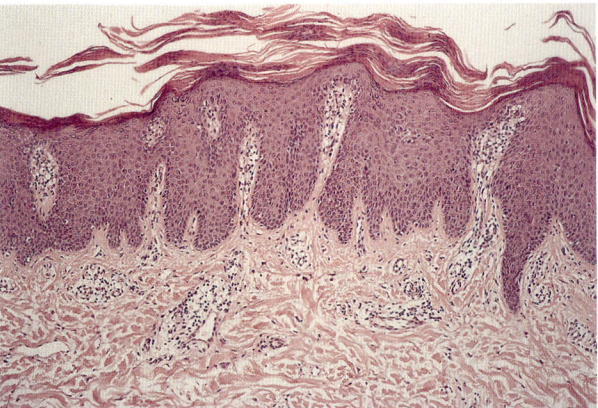

Abb. 4.81 Histologie der Psoriasis. Die Epidermis ist verbreitert, die Reteleisten sind regelmäßig verlängert (Akanthose und Papillomatose). Die epidermalen Deckplatten über den bindegewebigen Papillenspitzen sind ausgedünnt. Eine laminierte Ortho- und Parahyperkeratose ist aufgelagert. Im Corium liegen lymphozytäre Infiltrate. [12]

Krankheitsentstehung

Die **Anlage** für die Ausbildung einer Schuppenflechte wird **vererbt**, wobei der Erbgang nicht geklärt ist. Wenn beide Elternteile an der Erkrankung leiden, liegt die Erkrankungswahrscheinlichkeit für das Kind bei etwa 50%. Die Übereinstimmung beträgt bei eineiigen Zwillingen 66%. Die Wahrscheinlichkeit für die Entstehung einer Psoriasis ist auch mit bestimmten **HLA-Antigenen** verknüpft (besonders DR7, Cw6, B13 und Bw57), wenn auch nicht so streng wie u.a. beim Morbus Bechterew.

Kinder und sehr alte Menschen erkranken selten. Ansonsten kann die Schuppenflechte in jedem Lebensalter auftreten, wobei es allerdings zwei bevorzugte **Altersgipfel** gibt: Der erste und weit überwiegende liegt im Bereich von 16–20 Jahren. Er harmoniert in besonderem Maße mit bestimmten HLA-Konstellationen, wobei hier wohl an eine **Kreuzreaktivität** mit bestimmten Infektionen dieses Alters zu denken ist (Mononukleose?). Der zweite, in geringerem Umfang erkennbare Altersgipfel liegt bei etwa 57–60 Jahren. Hier spielen die HLA-Komplexe keine wesentliche Rolle.

Bei der Psoriasis sind die **Stoffwechselvorgänge und Zellteilungsraten** enorm **gesteigert**: In einer gesunden Haut teilen sich durchschnittlich immer etwa 0,4% der Zellen der Basalzellschicht (Mitoserate). Bei der Psoriasis sind es 2,5%. Beeindruckender erscheint die Tatsache, dass die Zeit von einer Zellteilung zur nächsten von knapp 20 Tagen auf 1,5 Tage reduziert ist und damit die Zellteilungsrate im Dünndarm bzw. an der Haarwurzel erreicht. Die Transitzeit von 28 Tagen, die üblicherweise von der Basalzellreihe bis zur Abstoßung der Hornlamellen vorgegeben ist, beträgt bei der Psoriasis nur noch 3–4 Tage.

Histologie

Histologisch zeigen sich die Veränderungen (> Abb. 4.81) in einer Akanthose, Hyperkeratose und Parakeratose: Die Epidermis ist im Bereich der einzelnen Plaques durch eine **Akanthose** stark verbreitert (auf den ca. 5-fachen Umfang). Vor allem die Zellen des Stratum spinosum sind durch vermehrte Stoffwechselaktivität deutlich größer als üblich. Die enorm gesteigerten Stoffwechselvorgänge und Zellteilungsraten bedingen eine ungenügende Ausdifferenzierung der einzelnen Epidermisschichten. Es kommt neben der **Hyperkeratose** auch zur **Parakeratose**. Sichtbares Zeichen sind dicke, silbergraue Schuppen.

Die überstürzte Zellneubildung in der Epidermis wird in den einzelnen Herden begleitet von einer entzündlichen **Erweiterung der Arteriolen und Kapillaren** im Stratum papillare mit Exsudation von Serum und immunkompetenten Zellen einschließlich Neutrophilen und T-Lymphozyten. Die silbrigweiß glänzenden Schuppen der Psoriasisherde sitzen also auf entzündlich geröteter Haut.

Insgesamt spricht das histologische Bild für eine **Autoimmunkrankheit**, bei der sowohl Antikörper mit Bildung von Antigen-Antikörper-Komplexen und Aktivierung von Komplement als auch die zellvermittelte Immunabwehr beteiligt sind. Eine Kreuzreaktivität zu Streptokokken wurde nachgewiesen, und Streptokokkenerkrankungen können auch neue Psoriasisschübe auslösen, doch gilt dies auch für virale Infekte. Als wahrscheinlichste Ursache gelten virale Antigene (Herpesviren, z.B. Epstein-Barr?).

Symptomatik

Effloreszenzen

Die Psoriasis ist gekennzeichnet durch entzündliche Infiltrationen der Haut mit Ausbildung von **konfluierenden Papeln** und einer **silbrig glänzenden Schuppung**. Die einzelnen Herde sind scharf begrenzt.

Typisch für die Psoriasis sind das Kerzenphänomen, Phänomen des letzten Häutchens und das Auspitz-Phänomen:

- **Kerzenphänomen:** Die dicken, silbergraue Schuppen können abgekratzt werden und sehen dann wie das Geschabsel einer Kerze aus.
- **Phänomen des letzten Häutchens:** Kratzt man an dieser Stelle weiter, löst sich ein zusammenhängendes, blattartiges Häutchen, das der untersten Epidermisschicht entspricht.
- **Auspitz-Phänomen** (blutiger Tau): Bei Entfernung dieses Häutchens sieht man punktförmige Blutungen, die von arodierten Kapillaren im obersten Stratum papillare herrühren.

Alle drei Phänomene können an jedem einzelnen Herd ausgelöst werden. Besonders das Phänomen des letzten Häutchens ist nahezu beweisend für die Psoriasis und dient deshalb auch in unklaren Fällen zu ihrem Nachweis.

> **M E R K E**
> Psoriasisherde: silbrig-weiß glänzende Schuppen auf entzündlich geröteter Haut.

Die Grundcharakteristika der einzelnen Herde sind bei allen Patienten gleich, doch kann das **Gesamtbild der Effloreszenzen** vom einen Erkrankten zum anderen außerordentlich **verschieden** sein:

- Teilweise steht die entzündliche Komponente mit starker Rötung im Vordergrund (➤ Abb. 4.82) und teilweise ist sie unter den Schuppen kaum erkennbar (➤ Abb. 4.83).
- Die Haut kann an lediglich einigen wenigen Stellen betroffen sein, z.B. an den Ellenbogen oder Kniegelenken

(➤ Abb. 4.84), oder aber mehr oder weniger vollständig (➤ Abb. 4.85).
- Einzelne Herde kommen punkt- oder tropfenförmig vor, können aber auch zu handflächengroßen oder noch größeren Herden weiterwachsen.

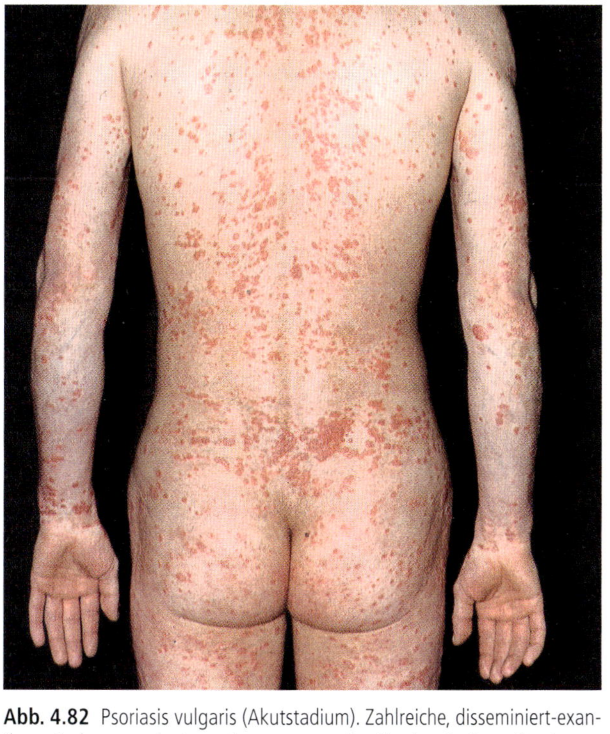

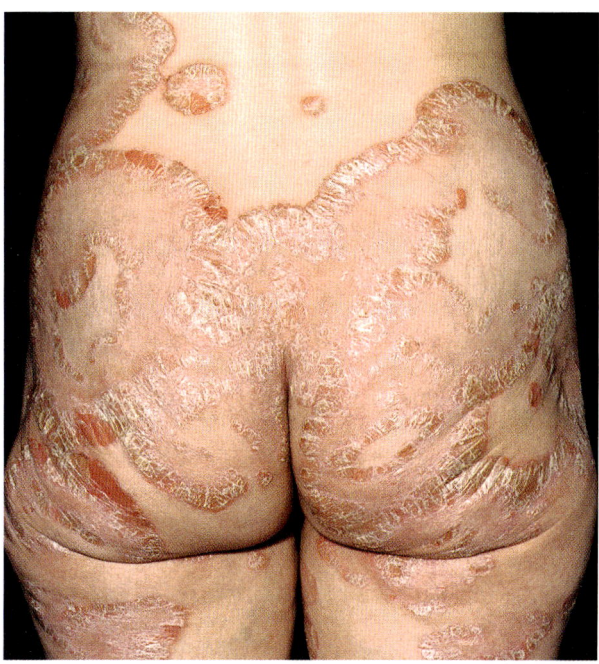

Abb. 4.83 Psoriasis vulgaris (chronisch). Erythematosquamöse Herde unterschiedlicher Größe und Form in hinterer Rumpf- und Oberschenkelregion mit scharfer, unregelmäßiger und zum Teil bogiger Begrenzung, bedingt durch Zusammenfließen von Einzelherden. [12]

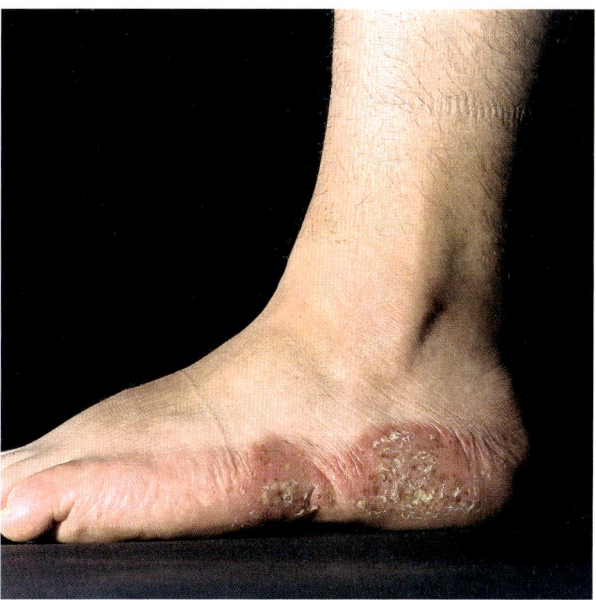

Abb. 4.84 Psoriasis palmoplantaris. Zwei plaqueartige, konfluierende, erythematöse Herde am Außenrand des linken Fußes. Sie zeigen wenige Millimeter große Pusteln (besonders distaler Herd), entsprechend große, bräunliche Flecken (beide Herde) oder Schuppenkrusten (besonders hinterer Herd). [12]

Abb. 4.82 Psoriasis vulgaris (Akutstadium). Zahlreiche, disseminiert-exanthematisch angeordnete erythematosquamöse Herde mit einem Durchmesser bis ca. 5 mm an Stamm und Extremitäten, stellenweise konfluierend. [12]

Auffallend ist auch die Möglichkeit, psoriatische Herde an einer scheinbar gesunden Haut durch mechanische Reize auszulösen (**isomorpher Reizeffekt** bzw. **Köbner-Phänomen**). Eine kleine Verletzung oder ein Pflaster lassen an dieser Stelle innerhalb von 10–14 Tagen einen psoriatischen Herd entstehen.

Psoriasispatienten haben zumeist **keine Beschwerden**. In der Regel jucken die Herde nicht, doch können einzelne Herde

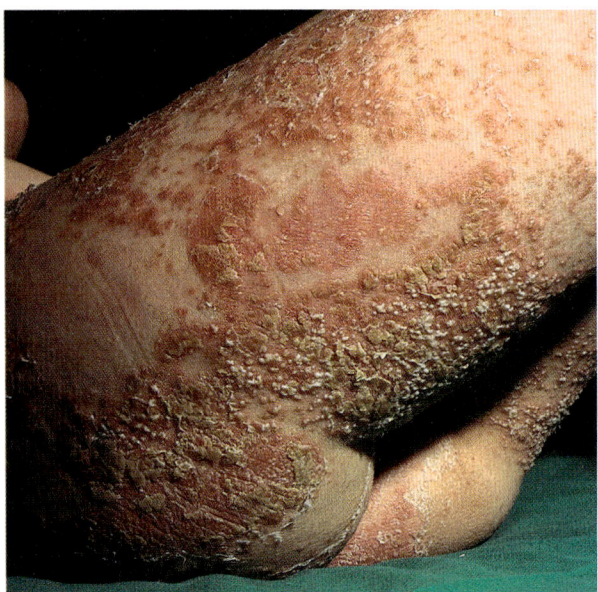

Abb. 4.85 Psoriasis pustulosa. Am gesamten Integument teils einzeln stehende, disseminierte Pusteln, teils konfluierende, gerötete Herde mit Pusteln, gelblichen Krusten und Schuppensäumen. [12]

v.a. am Kopf oder perianal auch einmal Juckreiz verursachen. Patienten mit stärkerem Befall sind aber sozial u.U. stark beeinträchtigt.

Prädilektionsstellen

Grundsätzlich gibt es keine einzige Lokalisation, an der nicht Psoriasisherde entstehen könnten. Es gibt aber einige Prädilektionsstellen (➤ Abb. 4.86): Besonders häufig sieht man die Plaques an der **Streckseite** von Knie und Ellenbogen (also nicht wie bei der Neurodermitis in den Beugefalten), am **behaarten Kopf** (besonders an der Stirn-Haar-Grenze, an der sie mit einem seborrhoischen Ekzem verwechselt werden können), in der **Analfalte** (in der sie nicht unbedingt schuppen müssen und gegen ein Candida-Ekzem abzugrenzen sind; ➤ Abb. 4.87, ➤ Abb. 4.88), allgemein in **intertriginösen Bereichen** sowie in der **Kreuzbeingegend**.

Weitere Symptome

In etwa 30–50% der Fälle sind auch die **Nägel** betroffen, was die Differenzialdiagnose erleichtern kann: Bei Befall des Nagel*betts* entsteht aufgrund der gelblichen Farbe der Herde der sog. psoriatische Ölfleck. Die Nagel*platte* ist häufig an verschiedenen Stellen grübchenförmig eingesenkt (Tüpfelnägel, Grübchennägel; ➤ Abb. 4.89). Manchmal wird sie regelrecht bröckelig (Krümelnägel; ➤ Abb. 4.90). Teilweise löst sich im distalen Anteil die Nagelplatte vom Nagelbett (Onycholyse). Die Nagelveränderungen lassen sich gut verstehen, weil sie als Teil von Epidermis (Nagelbett) bzw. Stratum corneum (Nagelplatte) von der Erkrankung nicht ausgeschlossen bleiben können.

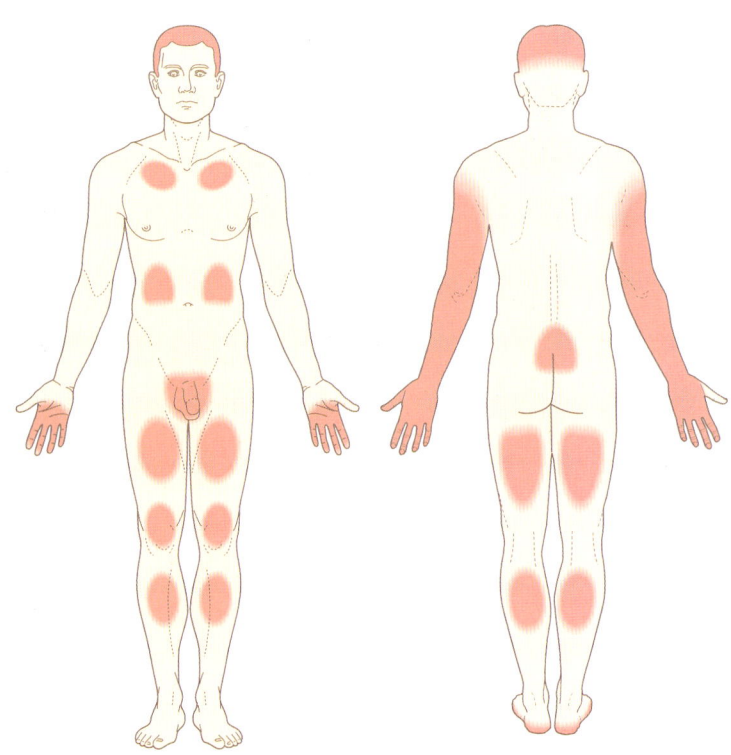

Abb. 4.86 Prädilektionsstellen der Psoriasis.

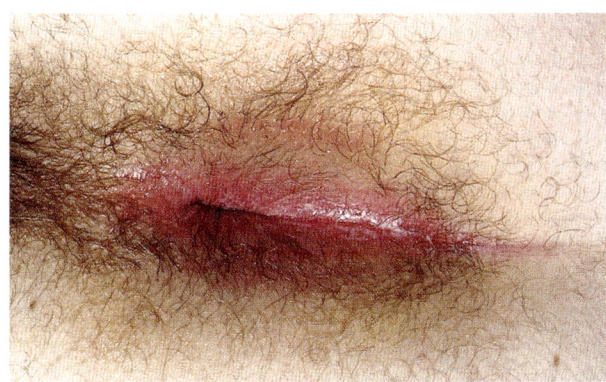

Abb. 4.87 Analekzem. In einem handflächengroßen Areal gerötete Perianalregion, stellenweise erosiv und nässend. In der Rima ani Rhagade mit weißlichem Randsaum. Subjektiv Juckreiz besonders nachts und Schmerzen. [12]

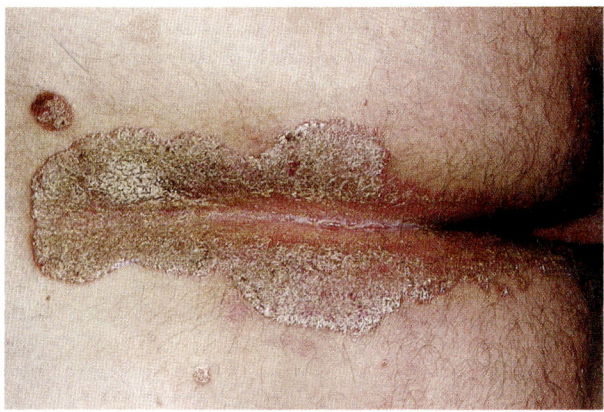

Abb. 4.88 Psoriasis. Scharf, aber unregelmäßig begrenzter, erythematosquamöser Herd in der Perianalregion, übergreifend auf die Sakralregion. In der Rima ani fehlende Schuppenbildung, stattdessen Rötung mit einer Erosion. In der Umgebung des Herdes, v.a. aber an Rumpf und Extremitäten weitere erythematosquamöse, scharf begrenzte Herde. [12]

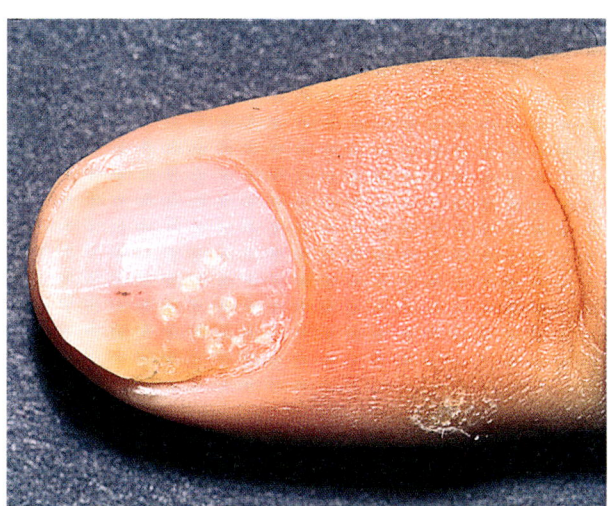

Abb. 4.89 Tüpfel- bzw. Grübchennagel, distale Onycholyse, Ölfleck. Grübchenförmige, mit Schuppen gefüllte Vertiefungen der Nageloberfläche, partielle Ablösung des distalen Nagelrandes, zarte, gelbliche Verfärbung zwischen Onycholyse und Tüpfeln, kleiner, bräunlich-schwarzer Längsstreifen. [12]

Die **Schleimhäute** können (selten) ebenfalls Veränderungen aufweisen, z.B. in Gestalt einer Leukoplakie. In etwa 5% der Fälle kommt es daneben zu Beschwerden und Veränderungen in verschiedenen **Gelenken** (Arthritis psoriatica; ➤ Abb. 4.91).

Therapie

An der **Haut** werden fettende und schuppenlösende (Salizylsäure) Externa, Teerpräparate, UV-A-Bestrahlungen (PUVA-Therapie als Kombination aus oralem *P*soralen und *UV-A*-Bestrahlung) und in exazerbierten Stadien Kortisonsalben eingesetzt. Entsprechend der PUVA-Therapie sind ganz allgemein Sonnenbestrahlungen hilfreich, weil neben dem UV-A-Anteil auch UV-B positive Effekte aufweist (wirksamster Bereich zwischen 300 und 315 nm). Dies gilt ganz besonders in Verbindung mit Urlaub (psychischer Faktor) und salzhaltigem Wasser. Auch das Klima, wie z.B. am Toten Meer, besitzt lindernde Eigenschaften.

Neuerdings therapiert man erfolgreich **innerlich und äußerlich** mit Vitamin-D-Abkömmlingen (Calcipotriol). **Inner-**

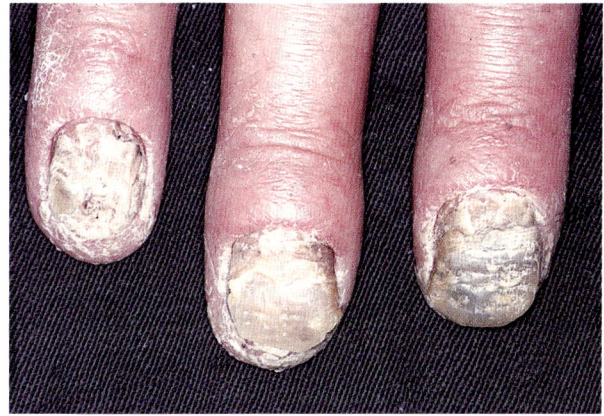

Abb. 4.90 Krümelnägel. Finger der linken Hand mit vollständiger Dystrophie der Nagelplatten. Fingerhaut gerötet, leichte Schwellung des proximalen Nagelfalzes. [12]

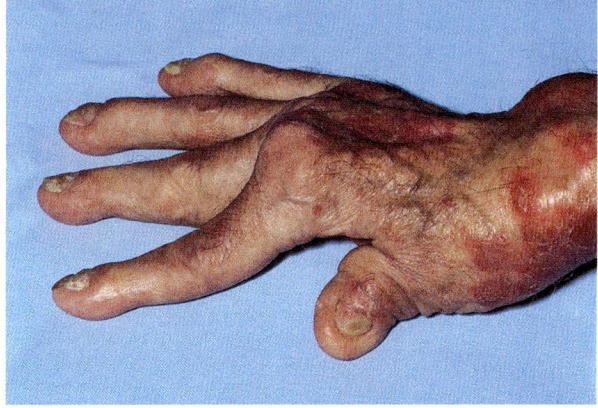

Abb. 4.91 Arthritis psoriatica. Erythematosquamöse Herde einer Psoriasis vulgaris sowie psoriatische Nageldystrophie. Auftreibung des Handgelenks und mehrerer Fingergelenke, Deviation von Fingern, Verkürzung des Daumens infolge Osteolyse. [12]

lich werden Kortison, Fumarsäure und Zytostatika wie Methotrexat oder Ciclosporin gegeben. Der modernste Therapieansatz besteht in den sog. Biologika, also z.B. Antagonisten des TNF-α, die gut wirksam sind, deren mögliche Spätfolgen aber nicht unterschätzt werden sollten.

Insgesamt ist der **Verlauf** nicht vorhersehbar. Zahlreiche Spontanheilungen wechseln mit schulmedizinisch therapieresistenten Fällen.

HINWEIS DES AUTORS

Homöopathische Therapien in Verbindung mit Austestungen von Viren und Bakterien unter gleichzeitiger Ausleitungstherapie und Gabe von γ-Linolensäure wegen des üblicherweise mäßig erhöhten IgE-Spiegels sind außerordentlich erfolgreich.

Zusammenfassung

Psoriasis: autoimmune Entzündung der Lederhaut mit begleitender Parahyperkeratose und silbrig-weißer Schuppung; erbliche Anlage
- **Symptome:**
  - Phänomene: Kerzenphänomen, letztes Häutchen, Auspitz (blutiger Tau), Köbner-Phänomen
  - Prädilektionsstellen: Streckseiten der Extremitäten, Lumbalbereich, Analfalte, Thorax, behaarter Kopf
  - Beteiligung der Schleimhaut (selten), der Nägel (bis zu 50%) und der Gelenke (5%)
- **Therapie:** PUVA, Sonne, Salzwasser, Klimatherapie, Calcipotriol, Rückfettung, Teerpräparate, Cortison, Biologika

4.9.2 Pityriasis rosea

Krankheitsentstehung

Die Pityriasis rosea (Röschenflechte) ist sehr **wahrscheinlich infektiösen Ursprungs**, doch hat man das vermutete Virus bis heute nicht gefunden. Genauso wenig bewiesen, aber wahrscheinlich ist, dass die Hauterkrankung eine **allergische Erkrankung vom verzögerten Typ** (Typ IV) darstellt. Die Pityriasis rosea ist, mit Schwerpunkt im Winterhalbjahr, gar nicht so selten zu beobachten. Trotz der infektiösen Genese scheinen die Betroffenen (meist junge Erwachsene) nicht kontagiös zu sein.

Histologie

Histologisch findet man ein leichtes Ödem im oberen Corium mit Lymphozyteninfiltraten, eine mäßig verbreiterte Epidermis und eine Parahyperkeratose (Schuppung). Ödem im Corium und sichtbare Rötung der Herde bedeuten auch eine entzündliche Gefäßerweiterung in der Lederhaut.

Symptomatik

Zunächst erscheint solitär, zumeist am oberen Rumpf, die **Primärplaque** – ein münzgroßer, scharf begrenzter, hellroter, ovaler Herd, der v.a. zentral eine Schuppung mit randständiger Schuppenkrause zeigt (> Abb. 4.92). In Schüben entwickeln sich dann in den folgenden 1–2 Wochen dieselben Effloreszenzen disseminiert und symmetrisch an Rumpf und proximalen Extremitäten **(Sekundärherde)**. Kopf, Hals und distale Extremitäten bleiben in aller Regel frei. Die Längsachse der ovalen Herde ist fast stets den Spaltlinien der Haut zugeordnet. Alle sekundär erscheinenden Herde sind kleiner als die Primärplaque, sodass dieselbe auch noch nach Wochen gefunden werden kann und dann differenzialdiagnostisch besonders wertvoll ist. Die Anzahl der bestehenden Herde kann von einigen wenigen bis zu einer breiten Aussaat schwanken, doch sind es zumeist einige wenige Dutzend.

Primärplaque und nachfolgendes Exanthem sind üblicherweise erscheinungsfrei; eher selten wird über Juckreiz geklagt. Manchmal bestehen subfebrile Temperaturen sowie mäßig vergrößerte Lymphknoten v.a. zervikal.

Therapie

Die Effloreszenzen der Pityriasis rosea bleiben 3–6 Wochen bestehen und bilden sich von alleine wieder zurück. Die Röschenflechte bedarf also eigentlich **keiner Therapie** – auch deshalb,

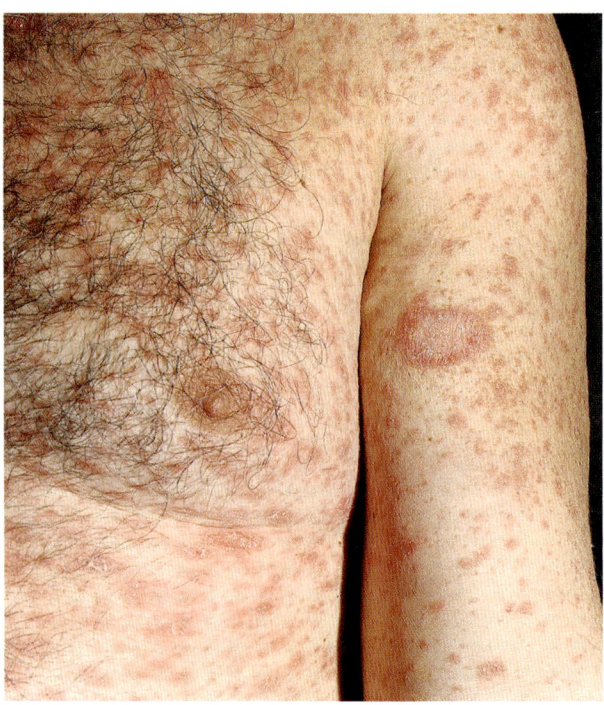

Abb. 4.92 Pityriasis rosea mit Primärfleck am Oberarm. Neben einem zweieurostückgroßen, erythematosquamösen Herd am linken Oberarm (Primärherd) findet sich ein weitgehend generalisiertes, kleinherdiges erythematosquamöses Exanthem. Die Herde sind rund bis oval, zum Teil mit nach innen gerichteter Schuppenkrause. [12]

weil eine solche nicht wirklich existiert. Dünnes Eincremen oder ölige Badezusätze lindern eventuelle Beschwerden. Ausgeprägter Pruritus kann, falls er selten einmal auftritt, mit Antihistaminika (z.B. Fenistil® oder Cetirizin) behandelt werden. Milde Kortisoncremes können die Rückbildung der Herde eventuell etwas beschleunigen.

4.10 Papulöse Hauterkrankungen

4.10.1 Rosazea

Bei der Rosazea handelt es sich um eine Hauterkrankung des Gesichts, bei der sich auf geröteter Haut Teleangiektasien und Papeln bzw. Papulopusteln entwickeln.

Krankheitsentstehung

Die Ursache gilt als **unbekannt**. Die Vermutungen reichen von Vererbung über Zusammenhänge mit Magen-Darm-Störungen bis hin zur Besiedelung mit einer Milbe (Demodex folliculorum).

HINWEIS DES AUTORS

Schulmedizinisch gilt die Ursache der Erkrankung als unklar. Allerdings können die Milben regelmäßig nachgewiesen werden und eine antibiotische Therapie mit Tetrazyklinabkömmlingen oder Metronidazol wirkt hervorragend.

Histologie

Histologisch findet man bei der Rosazea Erweiterungen von Blut- und Lymphgefäßen, Papeln im Bereich der Follikel und lymphozytäre Infiltrate vor allem im Bereich der Talgdrüsen. In den Haarfollikeln und Ausführungsgängen der Talgdrüsen findet man die Milbe Demodex folliculorum.

Symptomatik

Die Erkrankung beginnt um das 20. Lebensjahr herum mit **Rötungen** und **Teleangiektasien** (Erweiterung oberflächlicher Hautgefäße) an Wangen und Nase. Anfangs sind die Erytheme noch flüchtig; später bestehen sie über Stunden, um zuletzt als Dauererythem zu persistieren. In späteren Stadien erscheinen dann **Papeln** auf der geröteten Haut (> Abb. 4.93), die über Wochen bestehen bleiben. Teilweise wandeln sie sich in **Pusteln** um, deren Inhalt die normale Hautflora zeigt oder sogar steril ist. Sie heilen ohne Narbenbildung.

Bevorzugt im Alter zwischen 40 und 50 Jahren häufen sich die Schübe und breiten sich über das ganze Gesicht, teilweise auch den behaarten Kopf und den seitlichen Hals aus. Aus den Papeln werden nun häufig **Knoten**. Die Haut ist entzündlich verdickt und ödematös. Bei manchen Patienten, überwiegend Männern, kommt es zusätzlich zu einer Bindegewebs- und Talgdrüsenhyperplasie v.a. im Bereich der Nase. Diese

Hyperplasie kann die Nase knollig – und manchmal monströs – vergrößern. Es entsteht das **Rhinophym** (Knollennase; > Abb. 4.94).

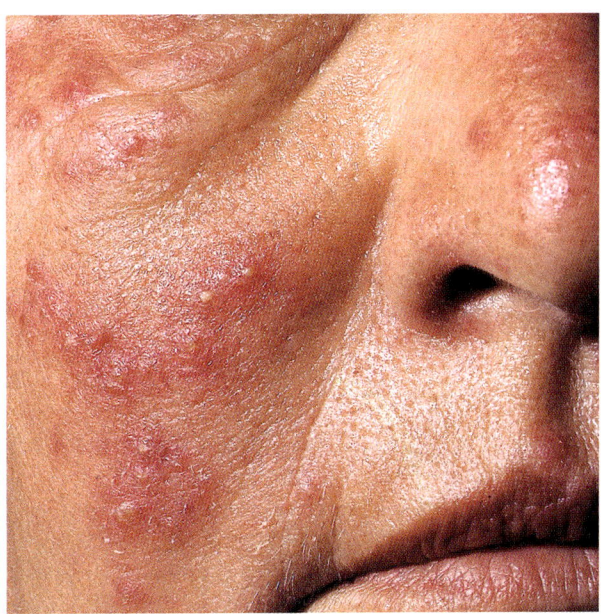

Abb. 4.93 Rosazea. An Nase und beiden Wangen zahlreiche, unscharf begrenzte Erytheme, zum Teil mit nichtfollikulär gebundenen Papulopusteln. Seborrhoisch glänzende, etwas grobporige Haut, keine Komedonen. [12]

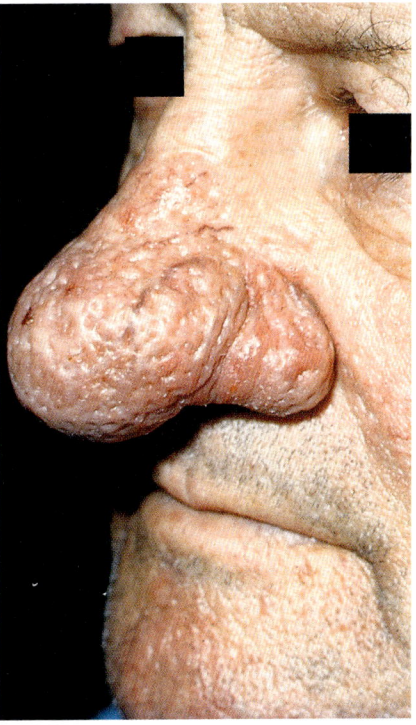

Abb. 4.94 Rhinophym. Knollige, das Volumen der Nasenspitze auf das Doppelte vergrößernde Tumorbildung mit glänzender Oberfläche, kraterartig eingesunkenen Follikeln, durchzogen von Teleangiektasien. [12]

Therapie

Das hypertrophe Gewebe der Nase wird operativ abgetragen. Die Rosazea selbst wird antibiotisch oder mit Isotretinoin behandelt. Letzteres entzieht den Milben durch Rückbildung der Talgdrüsen ihr überlebensnotwendiges Milieu.

4.10.2 Periorale Dermatitis

Wie aus dem Namen hervorgeht, handelt es sich um eine Dermatitis, die in der Peripherie des Mundes auftritt, wobei eine kleine Zone rund um das Lippenrot ausgespart bleibt (> Abb. 4.95). Die Erkrankung heißt auch rosazeaartige Dermatitis, womit ihr Aussehen gemeint ist.

Krankheitsentstehung

Zahlreiche mögliche Ursachen werden diskutiert, wobei sich einige hervortun: Manchmal geht dieser Dermatitis eine Behandlung mit **kortisonhaltigen Cremes** voraus. Feuchtigkeitscremes bzw. deren **Inhaltsstoffe** (z.B. Isopropylmyristizinsäure) werden genauso verdächtigt wie **fluorierte Zahnpasten** oder **Mundwässer**. An eine Beteiligung von **Candida albicans** wird gedacht. Die **Pille** wird oft angeschuldigt. Auffallend ist, dass die periorale Dermatitis früher nahezu unbekannt war und sich seit wenigen Jahrzehnten so verbreitet hat, dass inzwischen nahezu 1% der jüngeren Frauen davon betroffen ist. Bei Männern tritt die Krankheit erst allmählich seit wenigen Jahren zunehmend auf.

HINWEIS DES AUTORS
Candida albicans gehört laut Schulmedizin heute zur Normalflora, während früher vergleichsweise wenige Menschen befallen waren (> 4.4.3). Die Verschlimmerung oder Auslösung der Dermatitis durch Kortisoncremes weist in Richtung Candida. Weitere „Beweiskraft" hat die Tatsache, dass die periorale Dermatitis inzwischen auch genital und perianal gesehen wird. Häufig findet sich auch eine trockene Haut mit erhöhtem IgE-Spiegel, was wiederum eher für als gegen Candida spricht.

Symptomatik

Wie bei der Rosazea (> 4.10.1) finden sich Papeln und **Papulopusteln auf geröteter Haut**, nur eben in anderer Lokalisation. Die Rötung der Haut ist allerdings an den Bereich der Papeln gebunden, ist also längst nicht so flächig wie bei der Rosazea. Auch Teleangiektasien oder Milben kommen hier nicht vor.

Therapie

Die Therapie ist scheinbar schwierig. Sie besteht häufig überwiegend in Auslassversuchen angeschuldigter Kosmetika.

HINWEIS DES AUTORS
Lohnend erscheint eher eine Sanierung der Mundflora mit Nystatin-Emulsionen sowie, abhängig von der Höhe des IgE-Spiegels, eine zusätzliche Therapie mit γ-Linolensäure (> 4.7.2).

4.11 Erkrankungen des Bindegewebes

Systemische Autoimmunerkrankungen, die primär das Bindegewebe mit seinem Kollagengerüst betreffen, fasst man unter dem Oberbegriff der **Kollagenosen** zusammen. Die wichtigsten Kollagenosen sind Sklerodermie, Lupus erythematodes, Polymyositis und Dermatomyositis. Die beiden letzteren Erkrankungen werden im > Fach Bewegungsapparat besprochen.

EXKURS
Das **Bindegewebe** der Haut wie des übrigen Körpers besteht aus Zellen (Fibrozyten) und aus Strukturen, die von diesen Zellen produziert und in die Umgebung ausgeschieden werden. Dies ist zum einen die Grundsubstanz; zum anderen handelt es sich um Proteine, die in die Grundsubstanz eingebettet sind und ihr Strukturfestigkeit und weitere Eigenschaften verleihen:
• Die **Grundsubstanz** besteht aus hochmolekularen Zuckerstrukturen, die sich mit Eiweißen zu sog. Proteoglykanen zusammengebunden haben. Die Zucker lagern mit ihren ungezählten Dipolen, also Ladungsverschiebungen innerhalb ihrer Moleküle, riesige Mengen des Dipols Wasser an, wodurch die Grundsubstanz eine nahezu flüssige Konsistenz erhält. Dieses konstante und flüssige Milieu benötigen die Gewebe und Zellen um sich herum, um sich austauschen zu können (> Fach Histologie).
• Die wichtigsten **Strukturproteine** allen Bindegewebes sind die Kollagene, bei denen man heute mehr als 20 Typen unterscheiden kann. Das wesentliche Kollagen der Haut ist das sog. **Typ-1-Kollagen**, dessen einzelne Moleküle zopfartig zu einer Tripelhelix verdrillt sind (> Fach Histologie). Die wesentlichen Aminosäuren dieser Proteine sind Glyzin, Prolin und Hydroxyprolin. Für die Synthese des Hydroxyprolins – und damit auch des Kollagens insgesamt – sind Magnesium und Vitamin C erforderlich.

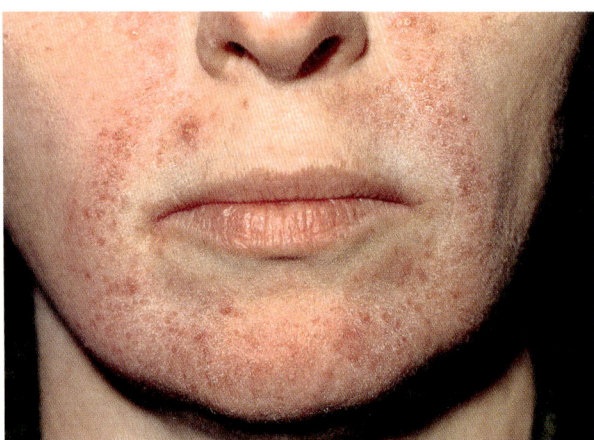

Abb. 4.95 Periorale Dermatitis. Perioral sowie in und entlang der Nasolabialfalten disseminierte, dicht stehende, gerötete, kleinpapulöse Herde. Typische Aussparung der unmittelbaren Perioralregion. Keine Pusteln, keine Komedonen. [12]

4.11.1 Sklerodermie

Es handelt sich um eine chronische Erkrankung unbekannter Ursache, bei der es nach einem entzündlichen Zwischenstadium zur Sklerosierung, also Verhärtung des Bindegewebes kommt – entweder umschrieben an einzelnen Arealen der Haut (zirkumskripte Sklerodermie) oder generalisiert unter Einbeziehung innerer Organe (systemische Sklerodermie).

Sclerodermia circumscripta

Die Sclerodermia circumscripta ist relativ selten. Am häufigsten sieht man sie noch bei jungen Frauen zwischen 20 und 40 Jahren, doch kommt sie auch bei Männern, manchmal sogar bei Kindern unter 10 Jahren vor.

Symptomatik

Die Erkrankung beginnt mit einer fleckförmigen, sich allmählich ausbreitenden entzündlichen Rötung, die sich in ihrem Zentrum bald in eine gelblich-weißliche Platte umwandelt (> Abb. 4.96). Schließlich entsteht aus dem **Erythem** eine scheibenartige, spiegelnde, mit der Unterlage verbackene Verhärtung der Haut, die von einem blauvioletten Erythem **(Lilac-Ring)** umgeben wird (> Abb. 4.97). Teilweise kommt es innerhalb der Herde zu einem vollständigen Verlust der Hautanhangsgebilde.

Eine Sonderform der zirkumskripten Sklerodermie bezieht den knöchernen Schädel mit ein. Es entsteht eine bandförmige, von der Augenbraue in die behaarte Kopfhaut hineinziehende Sklerosierung mit rinnenförmiger Atrophie des darunterliegenden Knochens **(Sklerodermie en coup de sabre** = säbelhiebartig; > Abb. 4.98).

Diagnostik

Die Diagnose muss **klinisch** gestellt werden. Veränderte Laborparameter oder andere Hinweise finden sich nicht.

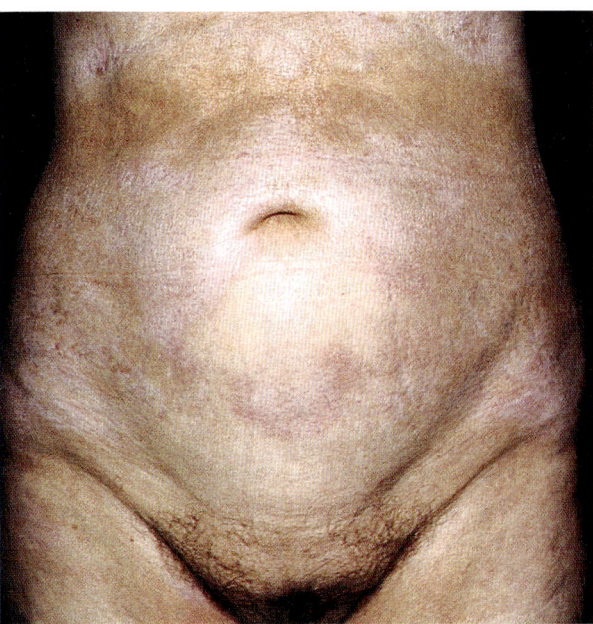

Abb. 4.97 Zirkumskripte Sklerodermie. Periumbilikal größerer plaqueförmiger Herd. Sein Zentrum ist weißlich glänzend, plattenartig verhärtet. Sein Randsaum zum Teil rötlich-livide als Zeichen bestehender Krankheitsaktivität, zum Teil bräunlich als Zeichen erloschener Krankheitsaktivität. In der Umgebung mehrere kleine entsprechende Herde. Keine Raynaud-Symptomatik, kein Anhalt für eine Beteiligung innerer Organe. [12]

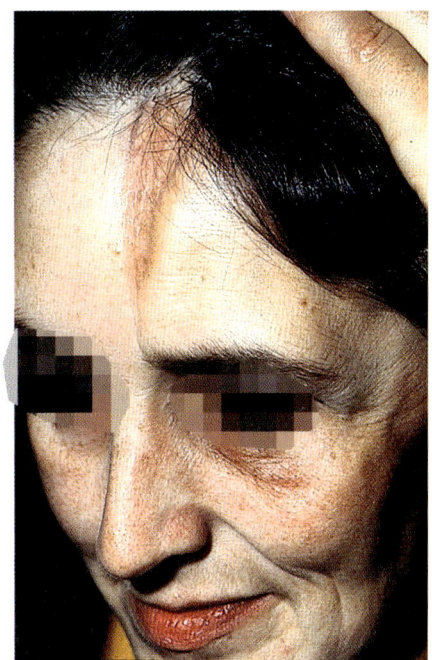

Abb. 4.98 Sclerodermie en coup de sabre. Fast in Stirnmitte vom medialen Rand der linken Augenbraue ausgehender, bis in das Kapillitium ziehender keilförmiger Herd mit bräunlicher Pigmentierung und Atrophie von Kutis, Subkutis und Knochen. Die linke Gesichtshälfte ist insgesamt etwas eingefallen. [12]

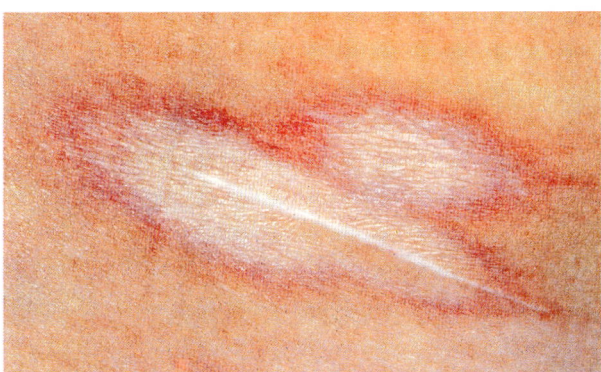

Abb. 4.96 Zirkumskripte Sklerodermie. Am rechten Unterbauch im Bereich der Appendektomie-Narbe zwei rundlich-ovale Herde mit weißlichem, spiegelndem, derbem Zentrum und rötlich-lividem Randsaum. [12]

Therapie

Die Therapie erfolgt lokal mit **Cortison** oder einer **PUVA-Therapie**, ist aber insgesamt wenig erfolgreich. Manchmal kommt es zu Spontanheilungen. Prinzipiell kann man aber ohnehin davon ausgehen, dass die einzelnen Herde selbstlimitierend sind, indem mit dem Abklingen der Entzündung der Lilac-Ring verschwindet und ein weiteres Wachstum beendet ist.

Systemische Sklerodermie

Auch die systemische Sklerodermie ist eine seltene Erkrankung. Man rechnet mit einer Häufigkeit von etwa 1/10.000 Einwohnern in den westlichen Ländern. Die systemische Form ist bei Frauen ebenfalls wesentlich häufiger als bei Männern; betroffen sind allerdings eher Frauen im mittleren oder fortgeschrittenen Lebensalter. Bei Kindern kommt die Erkrankung außerordentlich selten vor.

Krankheitsentstehung

Die Ursache ist unbekannt. Teilweise bestehen Assoziationen zu bestimmten **HLA-Typen**, woraus man einen Autoimmunmechanismus ableiten kann. Im Serum findet man **Autoantikörper** (ANA = antinukleäre Antikörper) sowie eine Reihe von Interleukinen, welche die Fibroblastenaktivität stimulieren und zur fortschreitenden Fibrosierung beitragen könnten. Oft sind CRP und IgG erhöht und die BSG beschleunigt, was (wegen des CRP) auf eine **bakterielle Ursache** dieser Autoimmunkrankheit hindeutet. Teilweise sieht man eine Leukozytose als Neutrozytose oder als Eosinophilie.

Histologie

Histologisch entspricht das Bild demjenigen der zirkumskripten Sklerodermie: Im Bereich der beiden Gefäßplexus des Coriums sieht man ein entzündliches, v.a. lymphozytäres Infiltrat mit einzelnen Plasmazellen und Eosinophilen, Ödembildung und Verquellungen der kollagenen Fasern. Aus dieser entzündlichen Phase heraus entwickelt sich das sklerotische Stadium, in dem sich das Bindegewebe bis in das subkutane Fettgewebe hinein ausbreitet. Häufig nehmen die sklerosierenden Veränderungen ihren Ausgang auch von den bindegewebigen Septen des subkutanen Fettgewebes. Die Bestandteile der Haut einschließlich der Haarfollikel und Talgdrüsen atrophieren und verschwinden zuletzt.

Symptomatik

Die Erkrankung beginnt **unspezifisch** mit Müdigkeit, Kopfschmerzen, Depressionen und subfebrilen Temperaturen. Anschließend kommt es zu Symptomen in den Extremitäten, besonders häufig zu einem **Raynaud-Syndrom** mit paroxysmaler schmerzhafter Ischämie, Zyanose und nachfolgender Hyperämie.

Akrosklerodermie

In einem Teil der Fälle entwickelt sich daraus die Akrosklerodermie, die sich im Wesentlichen auf **Hände und Gesicht** beschränkt: Einem entzündlich-ödematösen Stadium in Händen und Unterarmen folgt eine sklerotische Schrumpfung der Haut (Stadium sclerosum), wodurch die Beweglichkeit eingeschränkt ist. Die Finger biegen sich krallenartig in Beugestellung und werden zuletzt unbeweglich (➤ Abb. 4.99). Vor allem an den Fingerspitzen finden sich kleine Nekrosen („**Rattenbissnekrosen**"). Die Endglieder erscheinen zugespitzt („**Madonnenfinger**") oder verstümmelt, die Nägel deformiert.

Im Gesicht kommt es infolge zunehmender Sklerosierung zur Amimie („**Maskengesicht**" bei Verlust des Mienenspiels). Die Nase wird spitz, die Haut glatt und faltenlos. Die Lippen sind schmal, der Mund wird zu einer kleinen, rundlichen Öffnung (**Mikrostomie**) – evtl. mit perioraler Fältelung („**Tabaksbeutelmund**"), wodurch eine darüber hinaus gehende Öffnung erschwert ist (➤ Abb. 4.100). Im weiteren Krankheitsverlauf kann der Prozess auf Hals und Stamm übergreifen, wodurch sogar die Atembewegungen eingeschränkt sind.

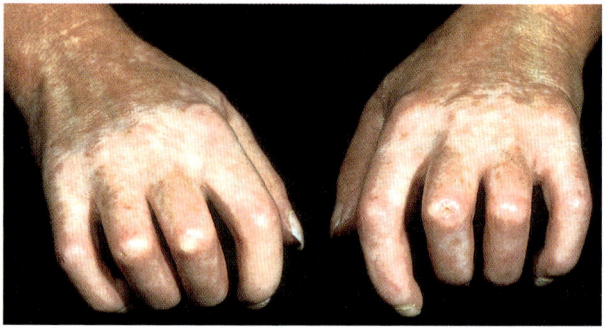

Abb. 4.99 Systemische Sklerodermie. Fleckige Depigmentierung, straffe Atrophie der Haut an Fingern und über Grundgelenken beider Hände mit Fixierung der Fingergelenke in mittlerer Beugestellung. Über den proximalen Interphalangealgelenken Einzelnekrosen. Verschmälerung und Verkürzung der Endphalangen. [12]

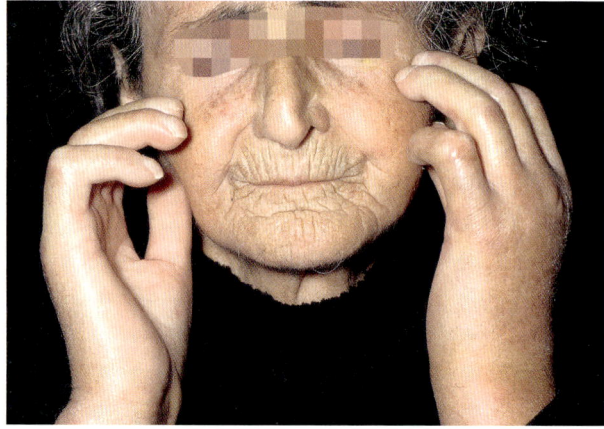

Abb. 4.100 Mikrostomie, Tabaksbeutelmund, Maskengesicht, Atrophie der Hände. Deutliche Sklerose und Verhärtung der Fingerhaut mit stark eingeschränkter Beugefähigkeit. Nagelplattenverformung mit Krümmung über verkürztes Fingerendglied. Handrücken und Handgelenk ödematös geschwollen. Ausgeprägte periorale Faltenbildung. [12]

Diffuse Sklerodermie

Die diffuse Sklerodermie als zweite Hauptform der systemischen Sklerodermie beginnt eher mit einem **entzündlichen Ödem** am **Stamm**, bezieht dann aber in der Folge nicht nur die Extremitäten, sondern auch **innere Organe** mit ein: Ösophagus (Dysphagie, Reflux), Muskulatur (Schwäche, Schmerzen), Lunge (Fibrose), Herz (Myokardfibrose), Nieren, Augen, Darm und weitere Organe können betroffen sein. Selbst die Beweglichkeit der Zunge ist durch eine Sklerosierung des Zungenbändchens eingeschränkt. Kalkablagerungen im Subkutangewebe bezeichnet man als **Kalzinose**. Bei dieser Form kann höheres **Fieber** auftreten. Häufig versterben die Patienten innerhalb von 3–5 Jahren nach Beginn der Erkrankung.

Therapie

Die Therapie der systemischen Sklerodermie ist **rein symptomatisch** und (zumindest nach der Heilpraktikerprüfung) wenig wirksam. Gegen den entzündlichen Prozess gibt man Glukokortikoide oder weitere immunsuppressiv wirkende Substanzen. Die Fibrosierung wird mit UV-A-Bestrahlungen, evtl. wie bei der Psoriasis als PUVA, bekämpft. D-Penicillamin und Interferone werden versucht. Gefäßdilatatoren wie z.B. Calciumantagonisten sollen die Durchblutung im Bereich der Akren verbessern. Im Hinblick auf die Gelenkfunktionen sind Bewegungsübungen wertvoll (Gummiball, Kneten). Bindegewebsmassagen, Lymphdrainage, warme Bäder mit Unterwassermassagen, Fangopackungen und Atemgymnastik werden empfohlen.

Zusammenfassung

Zirkumskripte Sklerodermie: seltene Kollagenose, betroffen sind v.a. junge Frauen
- **Symptome:** umschriebene Sklerosierungen der Haut nach entzündlichem Stadium, Lilac-Ring
- **Diagnostik:** keine veränderten Laborparameter
- **Therapie:** keine effektive Therapie bekannt

Systemische Sklerodermie: seltene Kollagenose, Autoimmunkrankheit, mehrheitlich ältere Frauen betroffen
- **Symptome:**
  – unspezifische: Müdigkeit, Kopfschmerzen, subfebrile Temperaturen, Depressionen
  – an der Haut: Maskengesicht, Mikrostomie, Tabaksbeutelmund, verkürztes Zungenbändchen, Madonnenfinger, Raynaud-Syndrom, Rattenbissnekrosen an den Fingerspitzen
  – an inneren Organen: Schluckstörungen (Ösophagus-Sklerosierung), Lungen- und Myokardfibrose
- **Therapie:** Immunsuppressiva (z.B. Glukokortikoide), PUVA, physikalische Therapie

4.11.2 Lupus erythematodes

Der Lupus erythematodes (LE) ist eine chronisch verlaufende Autoimmunkrankheit unklarer Ursache, die man wegen der primären Beteiligung des Bindegewebes zu den Kollagenosen rechnet. Man kann drei unterschiedliche **Verlaufsformen** des LE unterscheiden:
- chronisch-kutaner LE
- subakut-kutaner LE
- systemischer LE (SLE).

Wie bei der Sklerodermie (➤ 4.11.1) genügt im Prinzip die Einteilung in eine Form, die sich ausschließlich an der Haut manifestiert, und in den SLE, der innere Organe miteinbezieht. Der subakut-kutane LE ist eine Mischform, bei der es über die Hautbeteiligung hinaus auch zu einzelnen systemischen Manifestationen kommt.

Man geht von einer Häufigkeit von etwa 1/1000 Einwohnern aus, entsprechend 80.000 Erkrankten in Deutschland. Beide Formen verlaufen chronisch über Jahre und Jahrzehnte. **Frauen** sind deutlich häufiger betroffen als Männer. Die Erstmanifestation ist in jedem Lebensalter möglich, selbst bei Säuglingen, doch beginnt die Erkrankung überwiegend zwischen 20 und 40 Jahren.

Krankheitsentstehung

Bei der systemischen Form findet man eine deutliche Assoziation mit **HLA-B8** und **HLA-DR3**. Auffallend ist das fast regelhafte Vorkommen verschiedenster antinukleärer Antikörper **(ANA)** im Serum, wobei bei der systemischen Form solche gegen native DNA das Bild beherrschen. Im Vordergrund steht auch die Provozierbarkeit der Erkrankung durch Sonnenbestrahlung, v.a. **UV-B**. Man geht deshalb davon aus, dass ein noch unbekanntes **Retrovirus**, das sich in die Kernsubstanz integriert hat, die eigentliche Ursache ist, während Östrogene und UV-Licht wichtige Kofaktoren für die Manifestation der Erkrankung darstellen. In einem kleinen Teil der Fälle findet man **Medikamente** als auslösende Faktoren. Auch ein Mangel des Enzyms **DNase** könnte mit der Erkrankung in Zusammenhang stehen. Die DNase ist für die Aufarbeitung bzw. Entsorgung der DNA abgestorbener Zellen zuständig. Fehlt sie, könnten abgelagerte DNA-Reste zu Immunreaktionen führen und das entzündliche Bild mitunterhalten.

Histologie

Histopathologisch findet man um die Gefäße des oberflächlichen und tiefen Plexus des Coriums ein **entzündliches Ödem** mit leukozytärer, hauptsächlich lymphozytärer Infiltration, besonders konzentriert im Bereich der Haarfollikel (➤ Abb. 4.101). An der Grenzzone zur Epidermis, an der Basalmembran, sind **Immunglobuline und Komplement** abgelagert. Die Immunglobuline lassen sich mit der Immunfluoreszenz darstellen (Lupusbandtest). Die **Epidermis atrophiert** im weiteren Verlauf, wobei es allerdings umschrieben zu Hyper-

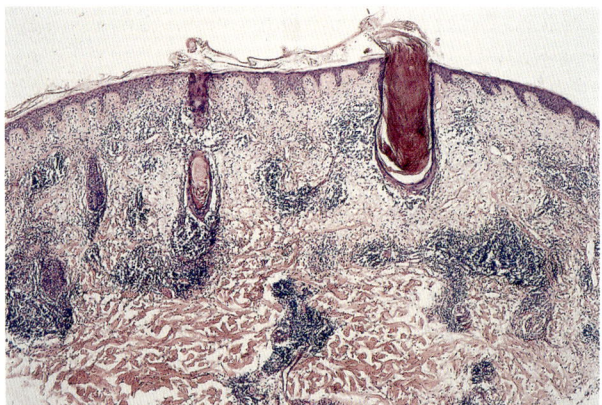

Abb. 4.101 Chronisch-kutaner Lupus erythematodes (Histologie). Atrophe Epidermis mit follikulären Hyperkeratosen. Im Corium liegen manschettenartig verdichtet Lymphozyten perivasal und perifollikulär. Die Haarfollikel sind atrophiert. Ödematös-muzinöse Auflockerung der oberen Coriumhälfte. [12]

keratosen kommt. Das **Ödem** kann v.a. beim systemischen LE so umfangreich sein, dass subepidermale Blasen entstehen. Die **Hyperkeratosen** sieht man hauptsächlich im Zentrum der Herde. Wenn man mit der Pinzette einen umschriebenen Teil von der Haut abzieht, erkennt man an der Unterseite spitzkegelige Hornzapfen (**Tapeziernagelphänomen**).

Symptomatik

Effloreszenzen
Sowohl der kutane LE als auch die Hautbeteiligung beim SLE findet sich überwiegend in **lichtexponierter Haut** – im Gesicht, an Schultern (➤ Abb. 4.102) und oberem Thorax sowie den distalen Extremitäten. Im Gesicht entsteht hierbei

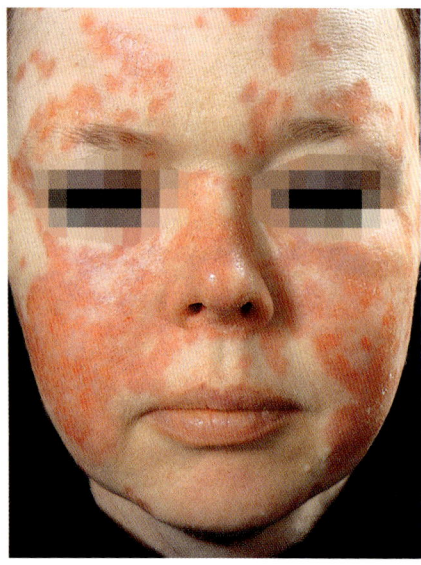

Abb. 4.102 Kutaner Lupus erythematodes. Rundliche, randbetonte Erytheme, über beiden Schultern und Oberarmen, zum Teil konfluierend mit nach innen gerichteter Schuppenkrause oder feinlamellärer Schuppung. [12]

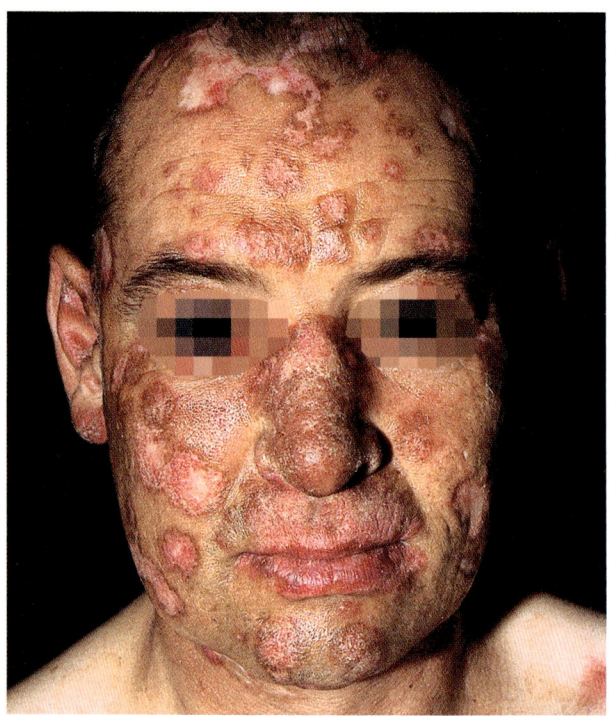

Abb. 4.103 Systemischer Lupus erythematodes. An Stirn, Nase, Wangen, Kinn und Lippenrot bizarre Erytheme mit Schuppung, die zentrofazial zu einem schmetterlingsförmigen Bild konfluieren. [12]

ein **schmetterlingsförmiges Erythem** (➤ Abb. 4.103), wobei die Effloreszenzen der kutanen Form scheibenförmig („diskoid") und scharf begrenzt sind (➤ Abb. 4.104) und schließlich – nach Monaten oder Jahren – unter Atrophie der Haut abheilen.

Entzündung, Hyperkeratose und nachfolgende Atrophie mit Hyper- und Depigmentierungen führen zu **Entstellungen** (Mutilationen), die der Erkrankung ihren Namen gegeben haben (Lupus = Wolf; entsprechend der Hauttuberkulose des Gesichts = Lupus vulgaris, die entstellende Narben hinterlässt). Herde im Bereich des behaarten Kopfes führen zum irreversiblen Haarausfall.

Diagnostisch bedeutsam ist die **Überempfindlichkeit** (Hyperästhesie) der Herde beim Darüberstreichen z.B. mit dem Fingernagel. In 25% der Fälle ist die **Schleimhaut** v.a. des Mundes beteiligt.

Weitere Symptome
Beim SLE, in geringerem Umfang auch bei der Mischform des subakut-kutanen LE, kommt es zu **Allgemeinsymptomen**, wie sie auch für andere systemische Autoimmunkrankheiten üblich sind: Müdigkeit, Schwäche, Gewichtsverlust und Fieber. Wie bei den meisten Autoimmunkrankheiten verläuft v.a. die systemische Form schubweise mit symptomarmen Intervallen.

Die **Organbeteiligung** des SLE umfasst besonders häufig die Muskulatur (Schmerzen, Schwäche), die Gelenke (Arthralgie oder Arthritis bis hin zur Polyarthritis), die Nieren (Glomerulonephritis), das ZNS (Apathie, Merkfähigkeitsstörungen bis hin zur Demenz), Herz und Gefäße (Myokarditis; früh begin-

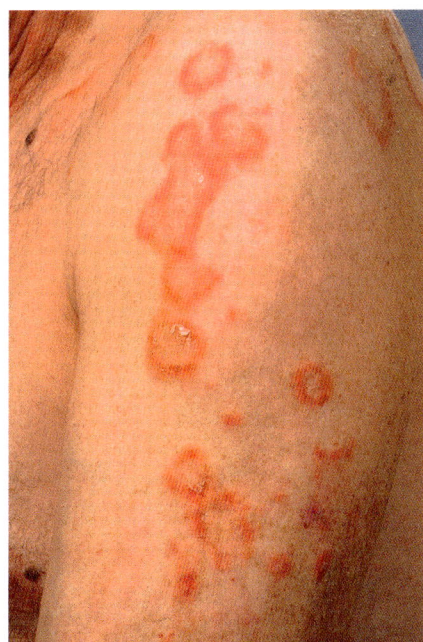

Abb. 4.104 Scheibenförmige Effloreszenzen beim chronisch-kutanen LE. Zahlreiche, teils einzeln stehende, teils konfluierende, scharf begrenzte scheibenförmige Herde im Gesicht, am behaarten Kopf und über dem Jugulum. Die erythematösen Herde sind zentral zum Teil noch keratotisch, zum Teil bereits weiß-atrophisch. Am behaarten Kopf atrophische Alopezieherde. Berührungsempfindlichkeit der Herde. [12]

nende Arteriosklerose mit u.a. KHK). Frühzeitig erkennbar werden die Gefäßveränderungen am Augenhintergrund. Weitere Organbeteiligungen sind seltener, aber jederzeit möglich. In jedem 4. Fall kommt es zu einer Hepatosplenomegalie. Hepatitis oder Pneumonie können akut zum Tode führen.

Diagnostik

Im Blut erkennt man beim SLE häufig neben einer **Anämie** und **Leukopenie** (v.a. Lymphopenie) auch eine **Thrombopenie**, evtl. mit Blutungsneigung. Die **BSG** ist beschleunigt, bei schweren Verläufen auf bis zu 100 mm in der 1. Stunde. Zirkulierende Immunkomplexe scheinen zumindest für einen Teil der Organschäden verantwortlich zu sein. Im Urin erkennt man analog zum Ausmaß von Proteinurie und Hämaturie die Nierenbeteiligung. Regelhaft findet man auch bei den Hautformen die antinukleären Antikörper (**ANA**), beim SLE zusätzlich diejenigen gegen native doppelsträngige DNA. Die üblicherweise fehlende Erhöhung des **CRP** deutet auf die virale, zumindest nichtbakterielle Ursache des Lupus erythematodes.

Die Diagnose ist in typischen Fällen leicht zu stellen, manchmal jedoch ähnlich der chronischen Polyarthritis auch eine Ausschlussdiagnose.

Therapie und Prognose

Der LE wird mit (dem Malariamittel) **Chloroquin**, Cortison und weiteren **Immunsuppressiva** behandelt; bei Myalgien und

Gelenkbeteiligung werden zusätzlich **Antiphlogistika** wie ASS, Ibuprofen oder Diclofenac gegeben.

Die **Prognose** hat sich unter angemessener Therapie mit Cortison und Immunsuppressiva gegenüber früheren Jahren deutlich verbessert. Sie hängt primär auch vom Umfang der Organbeteiligung ab. Die 5-Jahres-Überlebensrate beträgt inzwischen mehr als 90% der SLE-Patienten. Dabei sind die wesentlichen Todesursachen Herz- oder Nierenversagen, Infekte sowie nach längerer Krankheitsdauer die Folgen der Arteriosklerose.

Zusammenfassung
Kutaner Lupus erythematodes: häufige Autoimmunkrankheit, betrifft mehrheitlich junge Frauen
- **Symptome:**
  - scheibenförmiges Schmetterlingserythem im Gesicht
  - weitere Effloreszenzen überwiegend an sonnenexponierter Haut
- **Diagnostik** und **Therapie**: prinzipiell wie SLE

Systemischer Lupus erythematodes: häufige Autoimmunkrankheit, betrifft mehrheitlich junge Frauen
- **Symptome:**
  - unspezifisch: Müdigkeit, Leistungsknick, Fieber, Gewichtsabnahme
  - multiple Symptome an Haut und inneren Organen: Herz und Gefäße, Niere, Muskulatur, Gelenke, ZNS
- **Diagnostik:**
  - typische Effloreszenzen
  - Laborparameter: ANA, Anämie, Lymphopenie, Thrombopenie, BSG
- **Therapie:** Chloroquin, Immunsuppressiva wie Cortison, Analgetika bzw. Antiphlogistika

4.12 Erkrankungen der Nägel

Krankheitsentstehung

Veränderungen an den Nägeln können angeboren oder erworben sein. Isoliert oder gemeinsam sind die **Nagelplatte**, das **Nagelbett** und die **Nagelfalze** betroffen. Es gibt Erkrankungen, die ausschließlich einen oder mehrere oder alle Nägel betreffen, und andere, bei denen die Nagelveränderungen lediglich Teil einer systemischen Erkrankung sind. Mangelzustände bei Vitaminen, Mineralien oder essenziellen Aminosäuren können sich an den Nägeln manifestieren, wobei B-Vitamine, Eisen, Calcium, Zink, Selen und die Aminosäure Cystein als wesentlicher Bestandteil des Keratins im Vordergrund stehen. Auch der Sauerstoffmangel des Gewebes führt zu sichtbaren Veränderungen an den Nägeln. Sehr viele Zusammenhänge sind aber auch heute noch weitgehend unbekannt.

Symptomatik (> Tab. 4.6)

Leukonychie
Weiße Flecken der Nagelplatte (Leukonychie) sind ätiologisch zumeist unklar. Es ist noch nicht einmal sicher, ob sie wirklich durch Lufteinschlüsse in der Nagelplatte verursacht werden, doch bilden sie sich häufig nach kleinen Verletzungen z.B. bei der Maniküre bzw. beim Zurückschieben der Kutikula. Nicht so selten steckt aber ein Zink- oder Calciummangel dahinter. **Weiße Querbänder** entstehen u.a. bei Albuminmangel oder bei Zytostatikatherapie.

Querfurchen
Quer über die ganze Nagelplatte verlaufende **Furchen oder Rillen**, die auch einmal weißlich gefärbt sein können, sieht man bei den unterschiedlichsten Mangelzuständen, Infektionen oder Vergiftungen. Die **häufigsten Ursachen** sind Intoxikationen durch Schwermetalle einschließlich Arsen und Thallium bzw. durch Fluor oder Zytostatika. Auslösende Infektionen sind v.a. Scharlach, Masern oder Typhus. An Autoimmunerkrankungen kommen u.a. der Morbus Reiter oder der Lupus erythematodes (> 4.11.2) in Frage.

   Allgemeine Ursache für diese Querfurchen sind Schädigungen, die zu vorübergehendem Wachstumsstillstand der Nagelplatte führen, wodurch Ausdünnungen entstehen, die beim sich wieder anschließenden Vorwachsen als Einsenkungen erkennbar werden. Durch das gut definierte Nagelwachstum an den Fingern von knapp 1 mm/Woche lassen sich zeitliche Zuordnungen auf zurückliegende Ereignisse treffen.

Onychorrhexis
Eine abnorme Weichheit und **Brüchigkeit der Nägel** (Onychorrhexis) findet sich bei Mangelzuständen – von Vitamin-B-, Calcium- und Eisenmangel bis hin zur allgemeinen Unterernährung. Häufig ist nur der Nagelrand betroffen. Auch eine Hyperthyreose, mechanische Einwirkungen wie häufiges Arbeiten in feuchtem Milieu, übermäßige Maniküre oder gehäuftes Händewaschen (= Entfettung des Nagels) begünstigen das Absplittern oder Einreißen von Anteilen der Nagelplatte.

Onychoschisis
Eine **Aufspaltung der Nagelplatte** in zwei horizontal übereinandergelagerte Platten an ihrem freien Rand (Onychoschisis) hat vergleichbare Ursachen. Teilweise kommt wohl auch eine mechanische Überbeanspruchung z.B. durch Musikinstrumente (Gitarre) in Frage.

Onycholyse
Die **partielle Ablösung der Nagelplatte** vom Nagelbett (Onycholyse), zumeist mit Beginn am freien Rand, hat wiederum die angeführten Ursachen. Manchmal findet man aber auch Pilzinfektionen des Nagels, Traumen, Mazerationen oder weitere Ursachen. Auch bei der **Psoriasis** des Nagels kommt es zur Onycholyse, weil die Nagelplatte als Stratum corneum des Nagelbettes in Folge der Parahyperkeratose weniger fest haftet.

Onychogrypose
Mit dem Begriff **Krallennagel** (Onychogrypose) benennt man Veränderungen, bei denen die Nägel zumeist der **Füße** (bevorzugt an der Großzehe) abnorm verdickt und gleichzeitig halbkreisartig hochgebogen sind. **Ursache** ist bei den in der Regel älteren Patienten falsches Schuhwerk, das einen Dauerdruck auf das Nagelbett ausübt, das dadurch muldenförmig nachgibt. Der Krallennagel wölbt sich bereits im Bereich der Matrix und lässt dann beim Vorwachsen einen freien Raum zwischen sich und dem Nagelbett. Dieser Raum wird aus dem Nagelbett mit zusätzlichen Hornmassen aufgefüllt, sodass ein halbkreisförmiger Tunnel entsteht, der mit Hornmassen gefüllt ist. Solche Nägel können oft kaum noch geschnitten werden. Sie verlieren durch die mangelhafte Führung beim Vorwachsen auch teilweise ihre Richtungsorientierung und krümmen sich nach der Seite. **Therapeutisch** kann man die Nagelplatte entfernen und das Nagelbett mitsamt Matrix veröden oder die Nagelplatte regelmäßig abschleifen bzw. abfräsen.

Koilonychie
Unter **Löffelnagel** (Koilonychie) versteht man die **muldenförmige Einsenkung der Nagelplatte** (> Abb. 4.105), gewissermaßen also das andere Extrem zum Krallennagel. Die häufigste **Ursache** von Löffelnägeln ist ein Mangel an Eisen oder Cystein. Das Raynaud-Syndrom mit Mangeldurchblutung entspricht in etwa dem Eisenmangel. Weitere mögliche Ursachen sind Hyperthyreose, Vitaminmangelzustände oder ein Morbus Cushing. Selten kann die Koilonychie auch einmal autosomal dominant vererbt werden.

Trommelschlägelfinger
Trommelschlägelfinger mit **Uhrglasnägeln** (> Abb. 4.106) werden häufig bei schweren und chronischen Erkrankungen der Lunge (Emphysem, Bronchiektasen, Tuberkulose, Tumoren) oder des Herzens (Insuffizienz, Endokarditis) gesehen – also bei Erkrankungen, die mit einem peripheren Sauerstoffmangel einhergehen. Weitere, seltenere **Ursachen** bestehen in

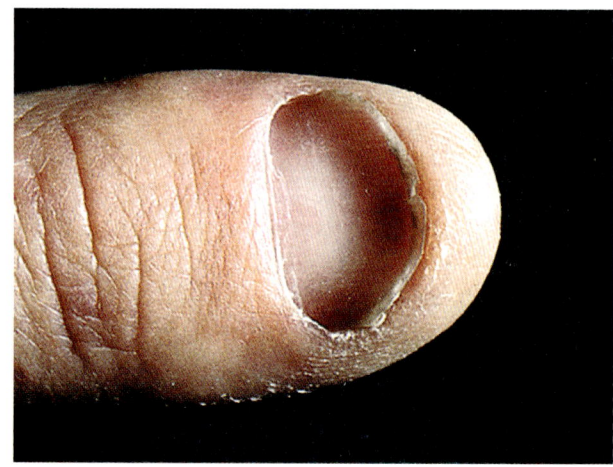

Abb. 4.105 Koilonychie bei Eisenmangel. Konkav gekrümmter Nagel mit Einrissen am freien Rand (Onychorrhexis). [12]

Tab. 4.6 Nagelveränderungen und deren typische Ursachen.

Veränderung	Symptomatik	Mögliche Ursachen
Leukonychie	weiße Flecken der Nagelplatte	häufig unklar; Lufteinschlüsse, z.B. nach kleinen Verletzungen bei Maniküre, Zinkmangel, Calciummangel
	weiße Querbänder der Nagelplatte	• Albuminmangel • Zytostatikatherapie
Querfurchen	quer über die Nagelplatte verlaufende Furchen oder Rillen (evtl. weißlich gefärbt)	unterschiedlichste Mangelzustände, Infektionen oder Vergiftungen
Onychorrhexis	abnorme Weichheit und Brüchigkeit der Nägel (häufig nur am Nagelrand)	• Mangelzustände (Vitamin B, Calcium, Eisen) • allgemeine Unterernährung • Hyperthyreose • häufiges Arbeiten in feuchtem Milieu, übermäßige Maniküre oder gehäuftes Händewaschen
Onychoschisis	Aufspaltung der Nagelplatte in zwei horizontal übereinandergelagerte Platten an ihrem freien Rand	• wie bei Onychorrhexis • zusätzlich evtl. mechanische Überbeanspruchung z.B. durch Musikinstrumente (Gitarre)
Onycholyse	partielle Ablösung der Nagelplatte vom Nagelbett, beginnt meist am freien Rand	• wie bei Onychorrhexis • zusätzlich bei Psoriasis: die Nagelplatte (= Stratum corneum) haftet infolge der Parahyperkeratose schlechter • evtl. auch Pilzinfektion, Traumen, Mazeration
Onychogrypose	abnorme Verdickung und halbkreisartiges Hochbiegen der Nägel (Krallennagel)	• falsches Schuhwerk • mangelnde Nagelpflege
Koilonychie	muldenförmige Einsenkung der Nagelplatte (Löffelnagel, ➤ Abb. 4.105)	• Mangel an Eisen oder Cystein • Raynaud-Syndrom (mit Mangeldurchblutung) • Hyperthyreose • Vitaminmangelzustände • Morbus Cushing • autosomal dominant vererbt (selten)
Trommelschlägelfinger und Uhrglasnägel	kolbig aufgetriebene Endglieder der Finger (später auch der Zehen), runde, vergrößerte Nägel (➤ Abb. 4.106)	• schwere und chronische Erkrankungen der Lunge oder des Herzens (häufig) • Malabsorption, z.B. bei der Sprue, Lebererkrankungen (selten)

einer Malabsorption, z.B. bei der Sprue, oder in Lebererkrankungen (v.a. Zirrhose). Selten können Trommelschlägelfinger auch einmal vererbt werden.

Die **Endglieder der Finger** (in fortgeschrittenen Stadien auch der Zehen) sind **kolbig aufgetrieben**, wobei diese Verdickungen nur die Weichteile betreffen, während der Knochen

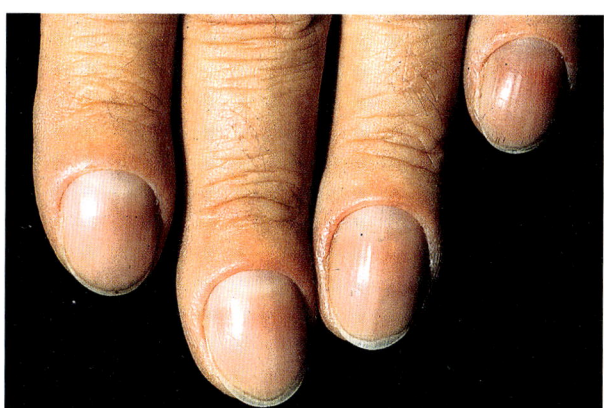

Abb. 4.106 Trommelschlägelfinger mit Uhrglasnägeln bei Lungenfibrose. Vergrößerung, Abrundung und uhrglasähnliche konvexe Verformung der Nagelplatten aller Finger. Trommelschlägelähnliche Auftreibung der Fingerendglieder, besonders des Mittelfingers. [12]

unverändert bleibt. Diese Hyperplasie der Weichteile einschließlich der Kapillaren ist wahrscheinlich die Reaktion auf die Mangelversorgung, wobei sie aber längst nicht bei jedem Patienten und auch nicht bei jeder Form eines chronischen Sauerstoffmangels auftritt, sodass die Zusammenhänge letztlich immer noch unklar sind. Diskutiert wird deshalb die vermehrte Zirkulation vasoaktiver Kinine, wozu dann eher passen würde, dass man die Veränderungen auch bei Lebererkrankungen oder Malabsorption findet.

Die **Nagelplatten** passen sich der Verbreiterung des Endgliedes an, werden größer und rundlich, was ihnen insgesamt das Aussehen von Uhrgläsern verleiht – so, wie die aufgetriebenen Endglieder an Trommelschlägel erinnern.

Nagelveränderungen bei bestimmten Erkrankungen

Typische Erkrankungen, die Nagelveränderungen hervorrufen, sind:
- **Psoriasis:** Tüpfel (Grübchen), Ölflecke, Onycholyse und weitere Veränderungen
- **Arteriosklerose:** verlangsamtes Nagelwachstum, Brüchigkeit und Trübungen der Nagelplatte
- **Sklerodermie, Raynaud-Syndrom:** spitz zulaufende Fingerendglieder und Nägel

- **Rauchen:** gelbliche Verfärbungen (gelbliche oder bräunliche Verfärbungen können aber auch beim Pilzbefall der Nagelplatten oder als Einfärbungen durch Nagellack vorkommen)
- **Nävi, malignes Melanom:** subunguale Verfärbungen
- **Traumen der Endglieder:** subunguales Hämatom.

Einblutungen unter die Nagelplatte sollten entlastet und zum Ablaufen gebracht werden. Dafür benutzt man eine Kanüle, mit der man die Nagelplatte über dem **subungualen Hämatom** (ggf. mehrfach) durchbohrt. Die Kanüle schneidet sich durch Drehbewegungen bei leichtem Druck solange durch die Nagelplatte, bis der erste Blutstropfen des Hämatoms im Bohrloch erscheint. Dies verursacht dem Patienten keine Schmerzen, weil das Keratin der Nagelplatte nicht nerval versorgt ist. Bohrt man mit der Kanüle nach Erscheinen des ersten Blutstropfens allerdings weiter in die Tiefe und gelangt dabei ins Nagelbett, muss dies Schmerzen bereiten.

4.13 Erkrankungen der Talgdrüsen: Akne

Die Akne ist eine Erkrankung der Pubertät. Im frühen Erwachsenenalter klingt sie meistens wieder ab; nur selten persistiert sie bis zum 30. Lebensjahr oder länger. Die Krankheit gewinnt ihre Bedeutung für die Heranwachsenden allein aus der psychosozialen Komponente.

Krankheitsentstehung

Mehrproduktion von Talg

Der Akne liegt eine Mehrproduktion von Talg (Sebum) zugrunde. An den betroffenen Hautpartien besteht also gleichzeitig eine **Seborrhö**. Atopiker mit ihrer verminderten Talgproduktion (Sebostase) und dementsprechend in der Regel sehr trockenen Haut erkranken während der Pubertät nicht oder nur sehr leicht an der Akne.

Talgdrüsen (➤ 1.2.2) finden sich im Bereich der Haarfollikel, wobei diejenigen der Terminalhaare besonders groß sind und entsprechend reichliche Mengen produzieren. Unabhängig von den Haaren findet man Talgdrüsen im **Gesicht** einschließlich der Lippenaußenseite, an den **Ohrmuscheln** sowie V-förmig am oberen ventralen und dorsalen **Thorax**. Gesicht und oberer Thorax sind damit auch die Prädilektionsstellen der Acne vulgaris.

Die Mehrproduktion in der Pubertät ist **androgenabhängig**. Eunuchen bekommen keine Akne. Bei den Jungen regen überwiegend die Hormone des Hodens (Testosteron) Wachstum und Produktion der Talgdrüsen an, bei Mädchen sind es neben einem geringen Anteil aus den „erwachenden" Ovarien die Androgene der Nebennieren. Da Dehydroepiandrosteron (DHEA) weniger wirksam ist als Testosteron und die Talgdrüsen darüber hinaus durch Östrogene eher gehemmt werden, ist die Ausprägung der Akne bei Jungen meist schwerer als bei Mädchen.

Verhornungsstörung

Die **Talgfollikel**, also die Ausführungsgänge der Talgdrüsen durch Dermis und Epidermis bzw. bis zum dermalen Haarfollikel, sind mit einem Epithel ausgekleidet, das demjenigen der Epidermis entspricht. Genau wie dieses verhornt es an der Oberfläche. Die einzelnen Hornlamellen werden normalerweise in den vorbeifließenden Talg abgestoßen. Beim Aknepatienten kommt nun neben der Überproduktion der Talgdrüsen als zweite wesentliche Komponente noch eine Verhornungsstörung im epidermisnahen, also oberflächlich gelegenen Anteil der Follikel (Akroinfundibulum) hinzu. Es kommt zur **Hyperkeratose dieser Ausführungsgänge**. Die Hornlamellen stoßen sich nur unzureichend ab, sodass dicke Stapel geschichteter Lamellen in den Ausführungsgang hineinwachsen.

Die Bildung oberflächlicher Hornpfröpfe und die in der Tiefe immer weiter zunehmenden Hornmassen führen im Verein mit der Abflussstörung des Sebums zu einer kugeligen Auftreibung des tiefer liegenden Follikelabschnitts. Es entsteht der **Komedo (Mitesser)**, der die „Primäreffloreszenz der Akne" darstellt (➤ Abb. 4.107). Seine schwärzliche Kappe besteht aus Melanin und nicht aus Schmutz oder oxidierten Lipiden, wie man früher angenommen hat.

Bakterien

Die eigentlichen Talgdrüsen sind steril, während die Ausführungsgänge physiologischerweise von Bakterien wie **Staphylococcus epidermidis** und **Propionibakterien**, am Übergang zur Haut auch durch den Pilz **Pityrosporum ovale** besiedelt sind (➤ Abb. 4.108). Diese Standortflora der Haut verursacht üblicherweise keine Entzündungen. Beim Aknepatienten kommt es allerdings im Bereich der Komedonen zu einer bakteriellen Vermehrung, an der auch eine gesteigerte Spaltung der im Talg vorhandenen Triglyzeride in Glyzerin und freie Fettsäuren beteiligt ist. Die Vermehrung der Propionibakterien und die Schädigung des Komedo-Epithels führen im Verein

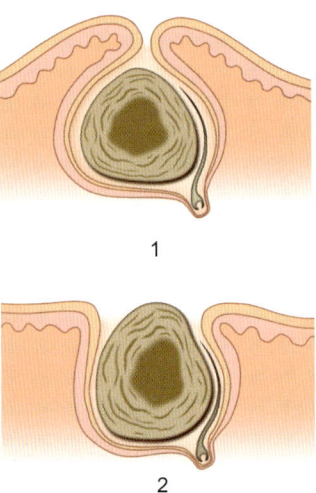

Abb. 4.107 Komedonen. 1 = geschlossener Komedo („whitehead"), 2 = offener Komedo („blackhead"), jeweils mit einer Schale aus Hornzellen und einem Kern aus Lipiden und Bakterien. [12]

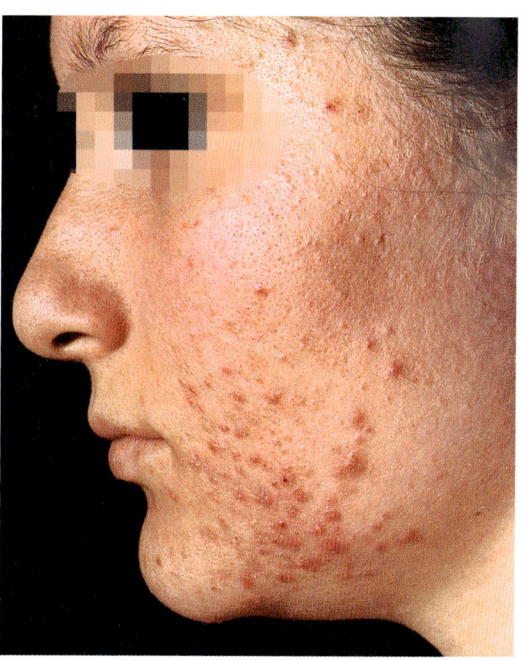

Abb. 4.109 Acne vulgaris. Fettig glänzende grobporige Haut mit zahlreichen geschlossenen und einigen offenen Komedonen sowie mehreren entzündlich geröteten, follikulären Papeln und Papulopusteln unterschiedlicher Größe. [12]

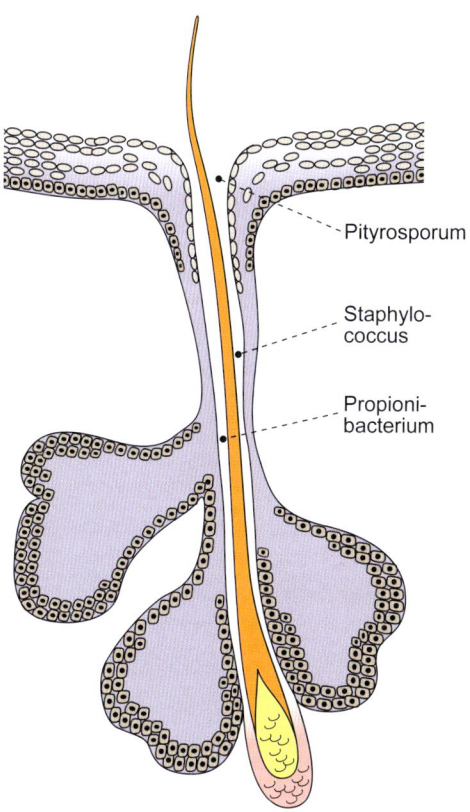

Pityrosporum

Staphylo-coccus

Propioni-bacterium

Abb. 4.108 Bakterien in Talgdrüsen.

mit einwandernden Granulozyten und weiteren Leukozyten zur **Entzündung**. Es entstehen Papeln, Papulopusteln, Pusteln sowie Entzündungen des umliegenden Gewebes.

Symptomatik

Bei der typischen Akne (Acne vulgaris) ist die Haut des Patienten fettig (**Seborrhö**). In der Haut sind zahlreiche **Komedonen** zu sehen, die zusammen mit den später auftretenden **Papeln, Papulopusteln und Pusteln** das Gesamtbild prägen (➤ Abb. 4.109, ➤ Abb. 4.110).

Werden Hornzellmassen oder die Haare der betroffenen Follikel in die Tiefe versprengt, entstehen dort durch die Reaktion des Immunsystems **harte Knoten**. Die Einschmelzung mehrerer benachbarter Follikel führt zur **Acne conglobata** (➤ Abb. 4.111), einer besonders schweren Form der Acne vulgaris, die meist **Narben** hinterlässt. Eine Acne conglobata sieht man häufig bei Kraftsportlern, die durch Zufuhr von Androgenen ihre Muskelmasse steigern wollen. Als Reaktion auf systemisch erhöhte oder langfristig zugeführte Glukokortikoide findet man manchmal die sog. **Steroid-Akne** (➤ Abb. 4.112).

Therapie

Talgproduktion

Die Therapie der Acne vulgaris ist bei Mädchen einfacher als bei Jungen, weil man durch Zufuhr von **Östrogenen** ("Pille")

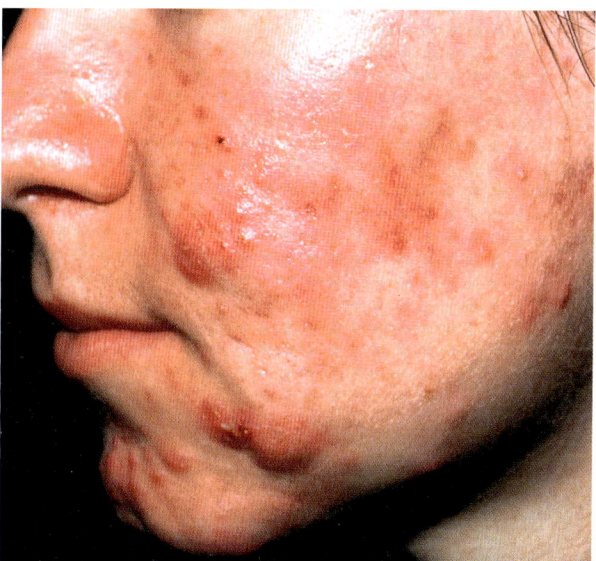

Abb. 4.110 Knotige Acne vulgaris. Fettig glänzende Gesichtshaut mit einzelnen offenen Komedonen, Papeln und Pusteln. Zusätzlich mehrere scharf begrenzte, gerötete Knoten, vereinzelt bereits konfluiert. Postinflammatorische Rötung und beginnende Hyperpigmentierung bei eingesunkenen Närbchen in Wangenmitte. [12]

oder **Antiandrogenen** (z.B. in der „Pille" Diane® und Generika enthalten) die Seborrhö und damit die Akne wirksam unterdrücken kann.

Auch durch **Isotretinoin**, einen Abkömmling des Vitamin A (Vitamin-A-Säure), kann man – bei beiden Geschlechtern – die Produktion der Talgdrüsen wirksam unterdrücken. Isotre-

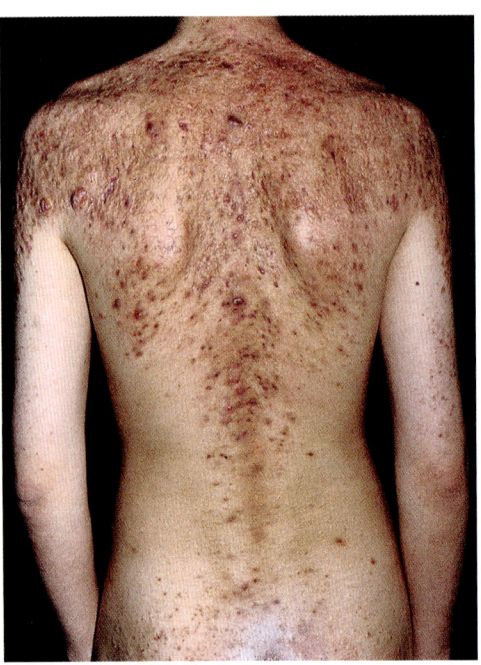

Abb. 4.111 Acne conglobata. Zahlreiche eingesunkene, atrophische, zum Teil noch entzündlich gerötete oder hyperpigmentierte Narben sowie mehrere entzündliche Knoten, Papeln und Pusteln an Rücken, Oberarmaußenseiten und Gesäßregion. [12]

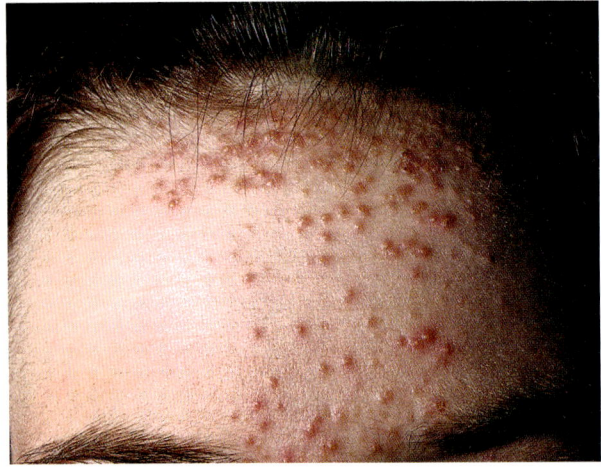

Abb. 4.112 Steroid-Akne. Relativ monomorphes Bild an Stirn und Glabella mit zahlreichen, ca. 2 mm großen, follikulären Papeln, überwiegend mit Rötung (Follikulitiden), ganz vereinzelt Komedonen. [12]

tinoin wird lokal angewendet, bei der Acne conglobata auch oral gegeben. Vitamin A wirkt allerdings in jeder Form teratogen und ist damit bei tatsächlicher oder möglicher Schwangerschaft streng kontraindiziert.

Obwohl Wärme die Talgproduktion eher stimuliert, bessert die **UV-Strahlung** der Sonne die Akne.

Symptomatische Therapie

Vor allem die Gesichtshaut sollte **nicht mit Seife** gewaschen werden – warmes Wasser (zum Abschluss kalt) genügt voll-

kommen. Wer meint, auf „Seife" nicht verzichten zu können, sollte **Syndets** benutzen.

Eine Komedonenakne, bei der überwiegend nur eine große Zahl von Komedonen kosmetisch stört, kann man mittels einer **Schältherapie** bessern.

Externa enthalten heute zumeist neben entfettenden Zusätzen **Benzoylperoxid** (löst die Hornpröpfe) oder **Antibiotika** wie Erythromycin oder Minocyclin. Bei der Acne conglobata werden Antibiotika auch oral verabreicht.

HINWEIS DES AUTORS
Ungemein wirksam ist die nebenwirkungsfreie orale Therapie mit **Zink** (10–20 mg/Tag) über Wochen und Monate, wobei man Geduld haben muss, bis die Wirkung sichtbar wird. Es ist zu beachten, dass sich die Mengenangabe auf Zink und nicht auf die chemische Verbindung bezieht. So enthält Zinkorotat 40 zwar 40 mg Zinkorotat, aber nur 6,7 mg Zink.

Zusammenfassung

Acne vulgaris: androgene Stimulation der Talgdrüsen in der Pubertät
- **Ursachen:** Mehrproduktion von Talg, Verhornungsstörung, Bakterienvermehrung und Entzündung
- **Symptome:** Komedonen, Papeln, Pusteln, Papulopusteln
- **Sonderformen:** Acne conglobata, Steroid-Akne
- **Therapie:** Syndets, Benzoylperoxid, Isotretinoin lokal oder oral, Sonne, Zink, Antibiotika, bei Mädchen Antiandrogene

4.14 Erkrankungen der Schleimhäute

4.14.1 Aphthen

Aphthen sind akut auftretende, schmerzhafte Schleimhautdefekte, die meist spontan und narbenlos abheilen.

Krankheitsentstehung

Es gibt zahlreiche mutmaßliche Ursachen, doch kann man meistens nur Vermutungen anstellen. Ganz allgemein kommen folgende **Ursachen** infrage:
- Schwermetalle wie Blei, Wismut oder Quecksilber
- Kontaktallergene – beispielsweise aus Prothesen, Bonbons, Kaugummi oder Lutschtabletten
- Medikamente wie Zytostatika, Gold oder Antibiotika
- mangelhafte Mundhygiene, Verletzungen und toxische Irritationen durch Alkohol oder bei Rauchern.

Habituelle Aphthen treten bei vielen Menschen rezidivierend über Jahre auf. Eindeutige Ursachen sind in der Regel nicht erkennbar. Man denkt an Adenoviren, hormonelle Faktoren, Autoimmunmechanismen und Streptokokken. Manchmal gibt es familiäre Häufungen. Kommen Aphthen im Rahmen einer **Angina Plaut-Vincenti** vor, dann sind Borrelien und Fusobakterien, die physiologischerweise auf den Schleimhäuten leben, die Ursache. Nicht selten findet man dabei eine ernstere Grunderkrankung bzw. eine Immunschwäche, die die Infektion durch die physiologische Schleimhautflora überhaupt erst ermöglicht. Herpes-simplex-Viren können ebenfalls zu Aphthen führen, wenn sich ihre Erstmanifestation als **Stomatitis aphthosa** manifestiert (➤ 4.2.2). Beim **Morbus Behçet** sind die Aphthen besonders groß. Hier findet man überwiegend bestimmte HLA-Konstellationen, doch ist die Autoimmunätiologie noch nicht sicher nachgewiesen.

Symptomatik

Aphthen sind **flache Geschwüre oder Erosionen** an den Schleimhäuten von Mund und Genitale mit gelblichem Grund und gerötetem Randsaum (➤ Abb. 4.113). Im Fall eines Morbus Behçet sind die Aphthen groß und bizarr geformt.

Begleitsymptome kommen in der Regel weder bei akut auftretenden einmaligen Aphthen noch bei den habituellen Aphthen vor. Bei einer Angina Plaut-Vincenti, bei der Stomatitis aphthosa oder beim Morbus Behçet sind Begleitsymptome dagegen die Regel:

- Bei der **Stomatitis (Angina) Plaut-Vincenti** liegen die Ulzerationen überwiegend im Bereich des Zahnfleisches sowie am Rand der Zunge, am Gaumen und auf der Gaumentonsille einer Seite. Die Lymphknoten sind geschwollen. Es besteht eventuell Fieber, in jedem Fall aber ausgeprägter Mundgeruch (Foetor ex ore). Zahnfleisch und Wangenschleimhaut sind entzündlich gerötet.
- Die **Stomatitis aphthosa** führt zu ausgeprägter und sehr schmerzhafter Gingivitis und Stomatitis, die mit Fieber und Lymphknotenschwellungen einhergehen (➤ 4.2.2).
- Beim **Morbus Behçet** finden sich gleichzeitig Veränderungen am Auge (bis hin zu Erblindungen), an der Haut (Erythema nodosum), an Blutgefäßen, Gelenken, Nerven und weiteren Organen. Allgemein kommt es zu Fieber, schwerem Krankheitsgefühl, Nachtschweiß und Gewichtsabnahme. Der zeitliche Verlauf der einzelnen Schübe und ihre Schwere sind unberechenbar, die Organbeteiligungen wechseln.

Therapie

Die lokale Therapie der Aphthen erfolgt allgemein durch Mundspülungen (z.B. Kamille, Pyralvex®, Salviathymol®), anästhesierende Salben (Kamistad®) oder Pinselungen mit Herviros®. Meist vergehen mit und ohne Therapie 1–2 Wochen bis zur Abheilung. Beim Morbus Behçet sind Glukokortikoide und Immunsuppressiva indiziert.

4.14.2 Mundwinkelrhagaden

Rhagaden gehören zu den Sekundäreffloreszenzen (➤ 3.2.4). Die Einrisse und Erosionen der Mundwinkel werden auch als Faulecken oder Perlèche bezeichnet.

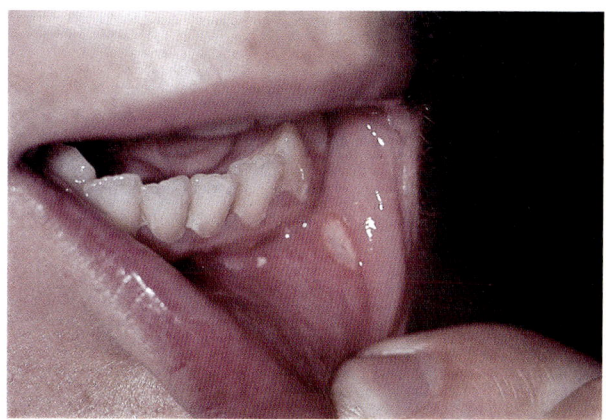

Abb. 4.113 Aphthen [8]

Krankheitsentstehung

Auch bei dieser Erkrankung gibt es zahlreiche auslösende Faktoren: Die wesentlichen Ursachen sind Infektionen durch Candida albicans, Streptokokken und Staphylokokken, Mitbefall der Mundwinkel beim atopischen Ekzem (Neurodermitis), Kieferveränderungen oder schlecht sitzende Zahnprothesen. Daneben findet man Mangelzustände in der Ernährung einschließlich Mangel an Eisen und Vitaminen (besonders der B-Reihe). An Anämien oder Zinkmangel ist immer zu denken. Bei Kindern sieht man die Faulecken häufig im Rahmen einer Impetigo contagiosa (➤ 4.3.1).

Symptomatik

Die Mundwinkel sind eingerissen und zumeist mit Krusten belegt (➤ Abb. 4.114).

Therapie

Die Perlèche ist sehr hartnäckig, solange die eigentliche Ursache nicht erkannt und beseitigt ist. Linderung bewirken **fettende Lippenpomaden** (z.B. Labello®-med, Bepanthol®).

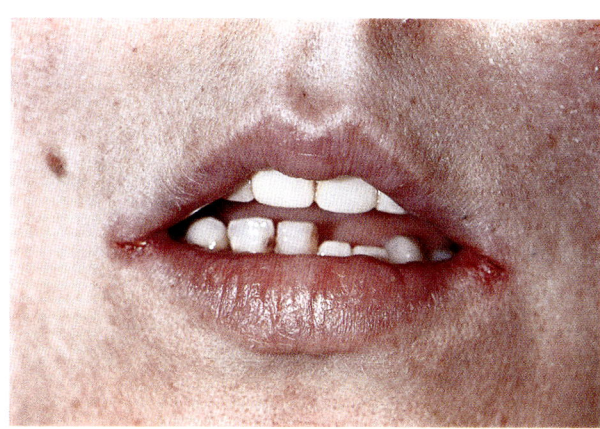

Abb. 4.114 Mundwinkelrhagaden [7]

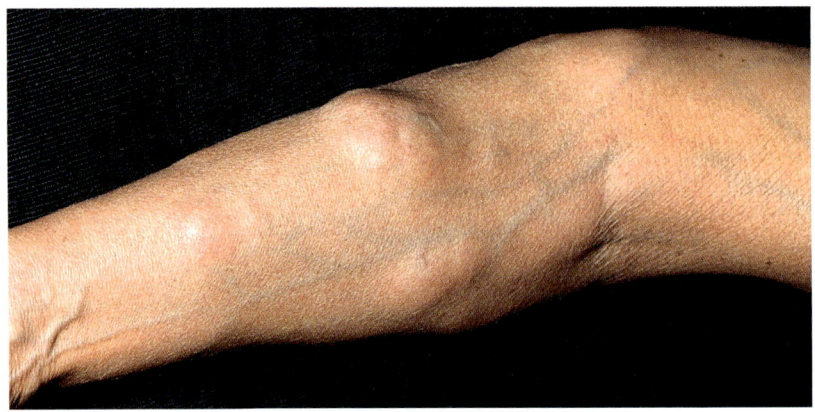

Abb. 4.115 Lipomatose. Mehrere subkutan ge-legene Knoten von Kirsch- bis Hühnereigröße und zum Teil gelappter Form. Die Konsistenz ist prall-elastisch. Subjektiv Schmerzhaftigkeit einiger Kno-ten. [12]

4.15 Tumoren und Fehlbildungen der Haut

4.15.1 Lipom

Lipome sind **gutartige** Tumoren des (subkutanen) **Fettgewebes**. Sie kommen einzeln oder multipel vor. Lipome sind derart häufig, dass wohl der größere Teil der Menschheit davon betroffen ist. Überwiegend wachsen sie am Bauch, am Rücken sowie an Armen und Beinen.

Krankheitsentstehung

Lipome entstehen irgendwann im Lauf des Lebens, oft schon in der Jugend, und wachsen dann sehr langsam, aber stetig, bis sie monströse Ausmaße mit Gewichten von mehreren Kilogramm erreicht haben. Histologisch findet man normales, septiertes Fettgewebe, das von einer Kapsel umgeben ist. Das Auftreten von multiplen Lipomen an Rumpf und Extremitäten bezeichnet man als **Lipomatose**. Die Anlage dazu kann vererbt sein.

Symptomatik

Palpatorisch handelt es sich um subkutane, **weiche**, gegen die Umgebung **gut verschiebliche Knoten**, deren Lappung häufig erkennbar ist (**>** Abb. 4.115). Sie verursachen keine Beschwerden, doch sind selten auch Nervenfasern enthalten, wodurch ein Druckschmerz entstehen kann. Extrem selten kann ein Lipom zum Liposarkom entarten.

Therapie

Durch Fastenkuren sind Lipome nicht zu beeinflussen. Stören sie oder bereiten Beschwerden, können sie (meist in Lokalanästhesie) **operativ** entfernt werden. Dabei muss die Kapsel mitentfernt werden, weil der Tumor sonst wieder nachwächst.

4.15.2 Basaliom

Das Basaliom (Basalzellkarzinom) ist ein **semimaligner** Tumor der Basalzellschicht der Epidermis. Weit überwiegend findet man es im **Gesicht** und dort besonders häufig im Bereich von Nase oder Augen. Seltener tritt es am Stamm oder in anderer Lokalisation auf, wobei es ganz allgemein **sonnenexponierte Hautareale** bevorzugt. Hauptsächlich betroffen sind **ältere Menschen**, doch kann der Tumor auch bei jungen Erwachsenen, vereinzelt sogar bei Kindern auftreten.

MERKE

Ein Tumor, der destruierend (zerstörend) in alle benachbarten Strukturen einwächst, aber so gut wie niemals metastasiert, wird als **semimaligne** bezeichnet.

Symptomatik

Basaliome sind sehr **derbe** bzw. harte Papeln, Knötchen oder Knoten (**>** Abb. 4.116) von oft wachsartigem, „gläsernem" Aussehen, die typischerweise auch von **Teleangiektasien** (erweiterten Gefäßen) durchzogen sind (**>** Abb. 4.117,

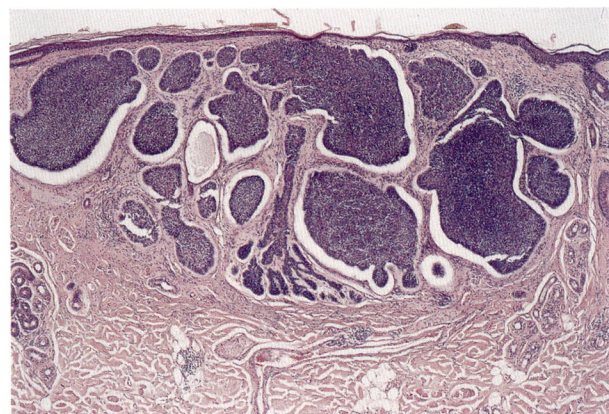

Abb. 4.116 Basaliom in der Histologie. Knotiges Wachstum basophil ge-färbter, epithelialer Tumorzellen. Die Zellen ähneln Basalzellen und zeigen peripher eine Palisadenstellung. Typisch ist ein Retraktionsspalt zwischen den Tumorzellnestern und dem umgebenden fibrotischen Tumorstroma. [12]

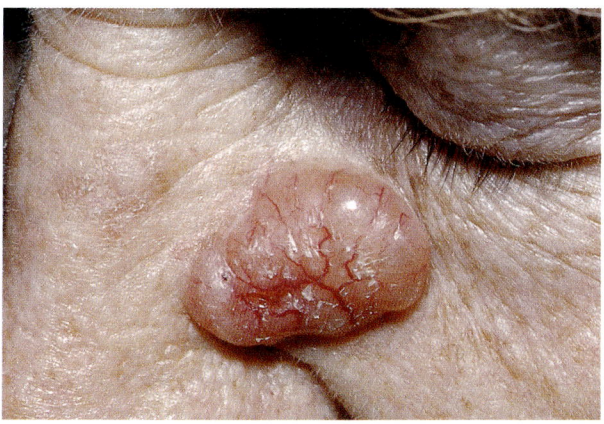

Abb. 4.117 Basaliom. Etwa 2,0 × 1,5 × 0,5 cm großer, derber Tumor ca. 1 cm unterhalb des linken Augeninnenwinkels, der sich aus einzelnen, perlartig glänzenden Knötchen zusammensetzt und von Teleangiektasien überzogen wird. Die gespannte Epidermis zeigt zentral Schuppung und gerade beginnende Ulzeration. [12]

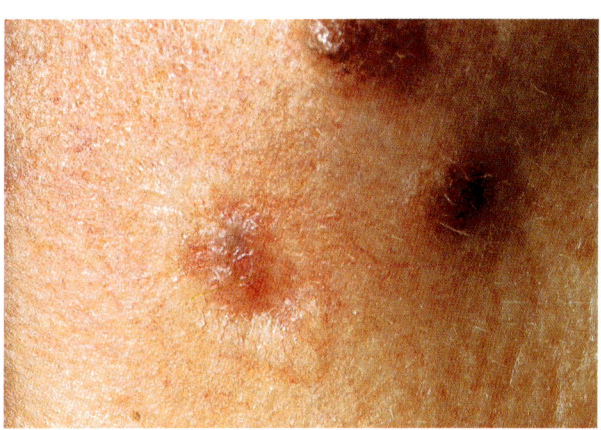

Abb. 4.119 Planes Basaliom. Etwa 2 × 1 cm großer, teils scharf, teils unscharf begrenzter, weißlich-plattenartiger Herd mit zentraler rot-bräunlicher Papel an der linken Wange. [12]

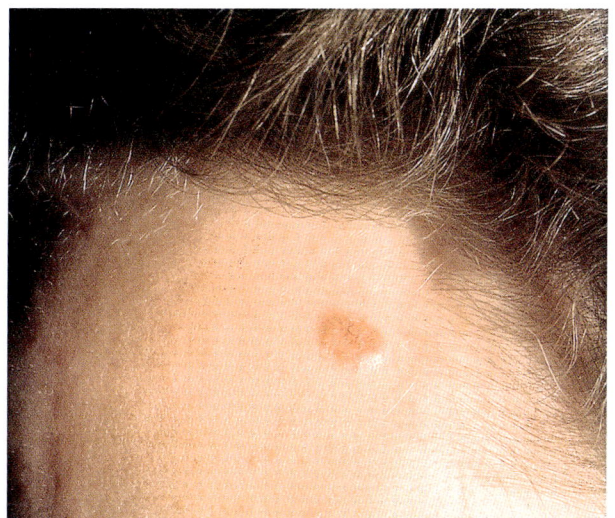

Abb. 4.118 Basaliom am Haaransatz. Flach-papulöser Herd mit feinen Teleangiektasien an der linken Stirnseite. Epidermis unverändert. [12]

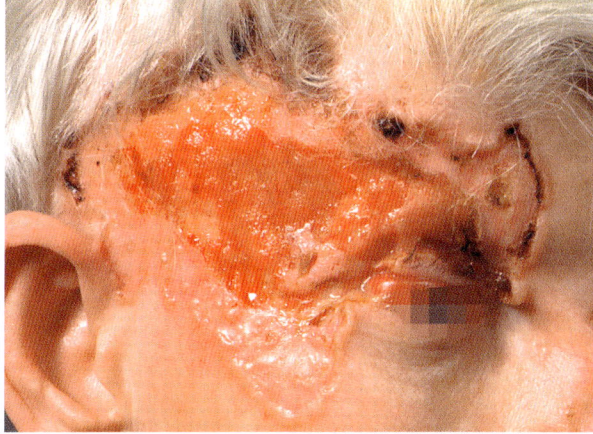

Abb. 4.120 Ulzeriertes Basaliom. 14 × 10 cm großer, bizarr begrenzter, zentral ulzerierter Herd im Bereich von rechter Stirn, Schläfe und Jochbogen mit tief greifender Infiltration, Knochenarrosion und Destruktion des rechten Auges. Randständig glasige, perlschnurartig angeordnete Knötchen, atrophisch-vernarbte Bezirke sowie Teleangiektasien. [12]

> Abb. 4.118, > Abb. 4.119), was für die Differenzialdiagnose hilfreich sein kann. Eher selten sind sie pigmentiert. Sie schmerzen nicht und wachsen zumeist sehr langsam über viele Jahre nach den Seiten und in die Tiefe. Ein nicht therapiertes Basaliom kann dabei erhebliche Ausmaße annehmen (> Abb. 4.120).

Therapie

Die Therapie besteht in der umfassenden **Exzision**. Basaliome im Bereich des Auges, z.B. an den Lidern, werden zumeist **bestrahlt**.

Zusammenfassung
Basaliom: semimaligner Tumor (lokal destruierendes Wachstum auf sonnenexponierter Haut, keine Metastasen)

- **Symptome:**
  - derbe Papeln oder Knoten
  - wächserne Oberfläche
  - Teleangiektasien
- **Therapie:** Exzision, alternativ Bestrahlung

4.15.3 Nävus

Nävus bedeutet umschriebene Fehlbildung der Haut. Zumeist meint man damit einen (braun) pigmentierten Fleck der Haut, also den „Leberfleck" bzw. das sog. „Muttermal". Tatsächlich sind Nävi auch teilweise bereits bei der Geburt vorhanden. Mit der Leber haben übliche Nävi allerdings nichts zu tun. Auch umschriebene Fehlbildungen der Hautgefäße werden als Nävi bezeichnet (Naevus araneus, Naevus flammeus).

Krankheitsentstehung

In der Mehrzahl der Fälle entstehen Nävi allmählich im Verlauf von Jahren. Familiäre Häufungen werden gefunden, sodass **Vererbung** eine Rolle spielt. Genauso wichtig sind **Sonnenbestrahlungen** während der Kindheit, die die Entstehung neuer Nävi sogar dann begünstigen, wenn die Haut durch Sonnenschutzmittel vor Sonnenbränden geschützt wird.

Histologie

Ganz allgemein handelt es sich bei den üblichen, braun pigmentierten Nävi um eine umschriebene Vermehrung von **Melanozyten** (➤ Abb. 4.121), die entweder wie üblich in der Basalzellschicht liegen oder diesen physiologischen Ort in der Embryonalzeit nicht gefunden haben und nun im **Corium** Zellnester bilden. Auch ein Abtropfen aus der Basalzellschicht ins Corium ist möglich.

Symptomatik

Die meisten Nävi gehören in die Gruppe der kongenitalen oder erworbenen melanozytären Nävi. Sie sind meist **scharf begrenzt**, haben eine **mittel- bis dunkelbraune Pigmentierung** und können **Haare** enthalten (➤ Abb. 4.122, ➤ Abb. 4.123, ➤ Abb. 4.124). Bei einer größeren Anzahl von Melanozyten und evtl. begleitender Fibrosierung des umliegenden Bindegewebes entsteht eine Konsistenzvermehrung,

die zu einer über dem Hautniveau liegenden derben Papel führt.

Nävi aus der weiteren Gruppe der **speziellen Nävi** (➤ Tab. 4.7) sind:

- **Spitznävus:** Der Spitznävus (➤ Abb. 4.126) ist eine Besonderheit, weil er fast ausnahmslos im Kindesalter und bei jungen Erwachsenen im Gesicht oder an den proximalen Extremitäten entsteht, rötlich pigmentiert ist und histologisch teilweise an ein malignes Melanom erinnert.
- **Spinnennävus** (Spider naevus, Naevus araneus): Der Spinnennävus (➤ Abb. 4.127) stellt eine typische Anordnung neu gebildeter Gefäße dar und ist häufig (aber nicht ausschließlich) bei Lebererkrankungen zu sehen. Spinnennävi, die in der Schwangerschaft entstehen, bilden sich anschließend meist wieder zurück.

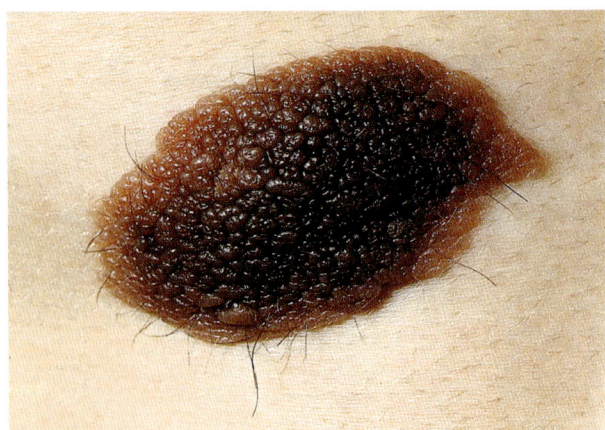

Abb. 4.122 Kongenitaler Nävus. Etwa 4,0 × 2,5 cm großer, ovalärer, scharf und überwiegend regelmäßig begrenzter Herd. Regelmäßige mittel- bis dunkelbraune Pigmentierung, papillomatöse Oberfläche und mehrere kräftige, dunkel pigmentierte Haare (Hypertrichose). [12]

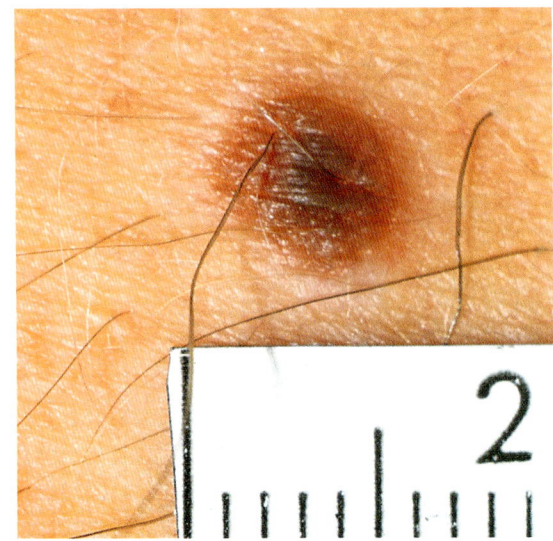

Abb. 4.123 Erworbener Nävus. Regelmäßiger, 5 × 5 mm großer, runder, hellbrauner Herd über dem linken Schulterblatt mit zentral dunklerem, papulösem Anteil. [12]

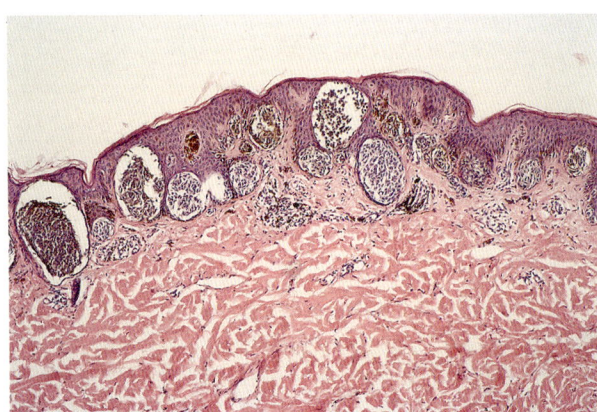

Abb. 4.121 Melanozytennester eines Nävus. An der Junktionszone Epidermis – Corium liegen zirkumskripte Nester monomorpher pigmentierter Melanozyten (Junktionsnävus). [12]

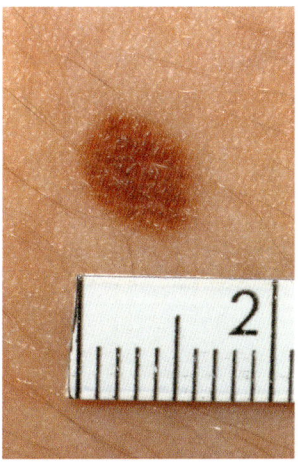
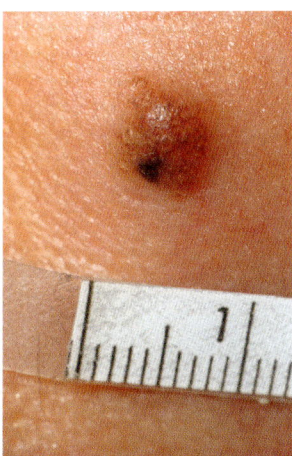

a   b

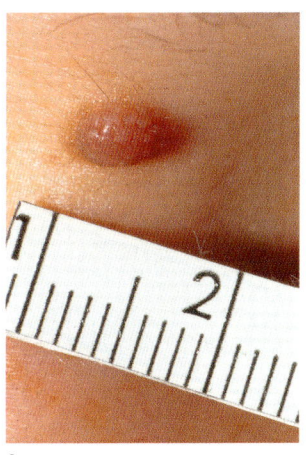

c

Abb. 4.124 Veränderung eines erworbenen Nävus. **a** Fleckförmig-brauner melanozytärer Nävus („nävoide Lentigo"). **b** Papulös-hautfarbener melanozytärer Nävus mit retikulär-brauner Pigmentierung und einem braunschwarzen, randständigen Pigmentfleck. **c** Papulöser melanozytärer Nävus mit leichter Rötung und diskreter, randständiger Restpigmentierung. [12]

- **Milchkaffeeflecken** (Café-au-lait-Flecken): Manche Nävi erinnern nach ihrer Färbung an Milchkaffee (➤ Abb. 4.128). Wenn mehrere größere derartige Flecken zu sehen sind, sollte an einen Morbus Recklinghausen (➤ 4.1.3) gedacht werden.
- **Behaarter Nävus:** Einzelne Nävi sind von dicken Terminalhaaren durchsetzt. Sie werden als Tierfellnävi bzw. als behaarte Nävi bezeichnet. Sie sind bereits bei der Geburt vorhanden und können in einem kleinen Prozentsatz der Fälle, v.a. wenn sie sehr groß sind, entarten. Man sollte sie also sehr genau beobachten oder vorsichtshalber bereits in der Kindheit entfernen.
- **Becker-Nävus:** Einen behaarten Nävus, der zumeist bei jungen Männern neu entsteht, oft nach Sonneneinstrahlung, nennt man Becker-Nävus (➤ Abb. 4.129).
- **Halo-Nävus:** Der Halo-Nävus (Sutton-Nävus; ➤ Abb. 4.130) ist ein flach erhabener Nävus mit depigmentierter Randzone. Patienten mit Vitiligo (➤ 4.15.5) zeigen häufiger Halo-Nävi. Ursache der randständigen De-

Tab. 4.7 Unterscheidungsmerkmale von Nävi.

Nävus	Merkmale
blauer Nävus (Naevus coeruleus; ➤ Abb. 4.125)	• blauschwarze Papel
Spitznävus (➤ Abb. 4.126)	• Gesicht oder proximale Extremitäten • Kindesalter und junge Erwachsene • rötlich pigmentiert • erinnert histologisch teilweise an ein malignes Melanom
Spinnen-Nävus (Spider naevus, Naevus araneus; ➤ Abb. 4.127)	• typische Anordnung neu gebildeter Gefäße • häufig (aber nicht ausschließlich) bei Lebererkrankungen • in der Schwangerschaft entstandene Spinnen-Nävi bilden sich anschließend meist wieder zurück
Milchkaffeeflecken (Café-au-lait-Flecken; ➤ Abb. 4.128)	• Färbung erinnert an Milchkaffee • mehrere größere derartige Flecken → an einen Morbus Recklinghausen (➤ 4.1.3) denken
Behaarter Nävus	• bereits bei der Geburt vorhanden • von dicken Terminalhaaren durchsetzt • insbesondere große Nävi können entarten
Becker-Nävus (➤ Abb. 4.129)	• behaarter Nävus • entsteht zumeist bei jungen Männern, oft nach Sonneneinstrahlung
Halo-Nävus (Sutton-Nävus; ➤ Abb. 4.130)	• flach erhabener Nävus mit depigmentierter Randzone (die Randzone entsteht durch immunkompetente Zellen, Phagozyten und Lymphozyten, die im Sinne einer Autoimmunreaktion die Melanozytennester angreifen und zerstören) • häufiger bei Patienten mit Vitiligo (➤ 4.15.5) • verschwinden oft wieder von selbst
Chloasma (Melasma; ➤ Abb. 4.131)	• flächige Hyperpigmentation sonnenexponierter Haut • besonders häufig im Gesicht oder (in der Schwangerschaft) an der Linea alba des Bauchs • Ursachen sind u.a. Medikamente, eine Hyperthyreose, besonders häufig aber weibliche Sexualhormone, die das MSH der Hypophyse bzw. Plazenta stimulieren (Schwangerschaft, Pille, Ovarialtumoren) • bei hormoneller Ursache reversibel
Naevus flammeus (Feuermal, ➤ Abb. 4.132, ➤ Abb. 4.133)	• zumeist angeboren (bis zu 2% aller Neugeborenen) • umschriebene Fehlbildung kleiner Hautgefäße, deren Innervation nicht angelegt wurde → permanent weitgestellte Gefäße → hellrotes oder rotweinfarbenes Aussehen • medial am Körper (z.B. in der Stirnmitte oder im Nacken als „Storchenbiss") ohne Bedeutung; lateral am Kopf oder Körper weisen sie, wenn sie bereits bei der Geburt vorhanden sind, oft auf weitere Gefäßveränderungen hin • Therapie durch Laser

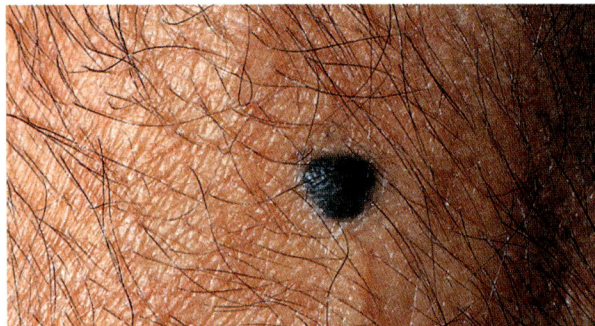

Abb. 4.125 Blauer Nävus (Naevus coeruleus). Blauschwarze Papel über dem linken Handrücken. [12]

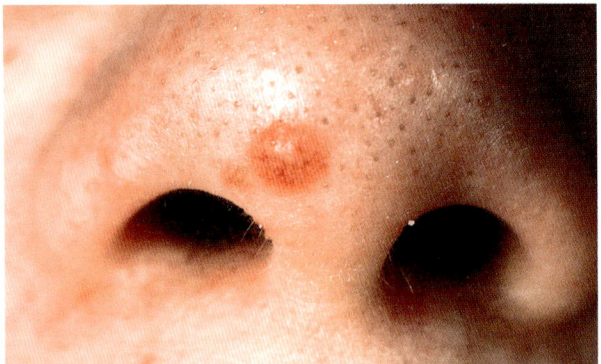

Abb. 4.126 Spitz-Nävus [10]

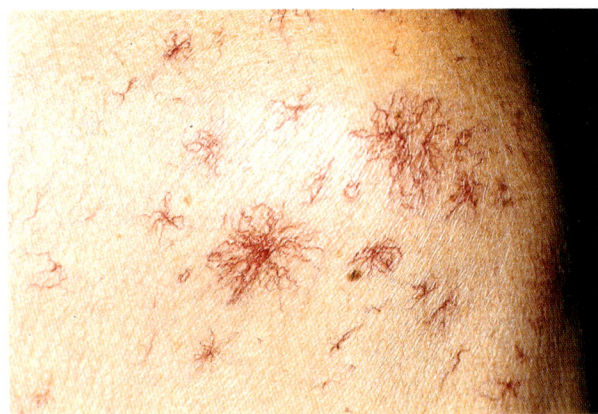

Abb. 4.127 Spider naevi [7]

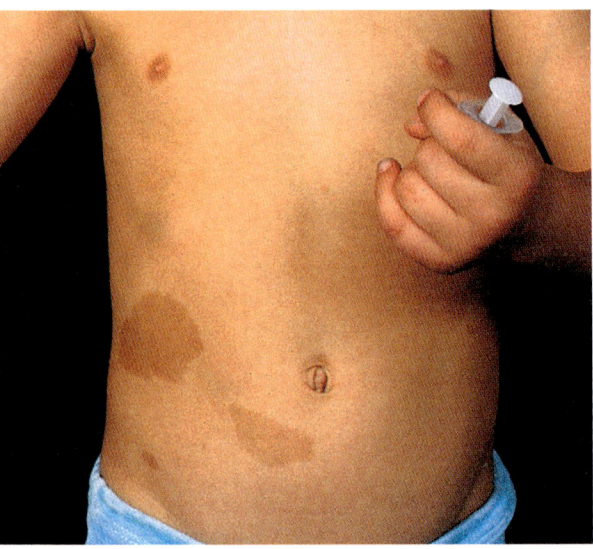

Abb. 4.128 Milchkaffeeflecke am Bauch. Drei scharf begrenzte, unregelmäßig geformte, einzeln stehende hellbraune, milchkaffeefarbene Flecke am rechten Abdomen. [12]

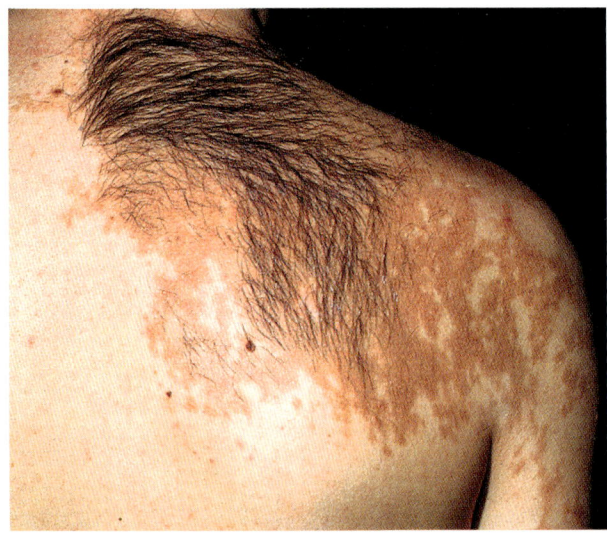

Abb. 4.129 Becker-Nävus. Scharf begrenzter, flächiger, bizarr konfigurierter hellbrauner Fleck mit eingeschlossenen hellen Inseln normaler Haut über der rechten Schulter und dem rechten Oberarm. Partiell dichte, lange Terminalbehaarung. [12]

pigmentierung sind immunkompetente Zellen (Phagozyten und Lymphozyten), die im Sinne einer Autoimmunreaktion die Melanozytennester angreifen und zerstören. Aus diesem Grunde verschwinden Halo-Nävi auch oft wieder von selbst. Das zunächst entstehende depigmentierte Areal kann später repigmentieren.

- **Chloasma:** Beim Chloasma (Melasma; ➤ Abb. 4.131) handelt es sich um eine flächige Hyperpigmentation sonnenexponierter Haut, besonders häufig im Gesicht oder (in der Schwangerschaft) an der Linea alba des Bauches. Ursachen sind u.a. Medikamente, eine Hyperthyreose, besonders häufig aber weibliche Sexualhormone, die das Melanozyten stimulierende Hormon (MSH) der Hypophyse bzw. Plazenta

stimulieren (Schwangerschaft, Pille, Ovarialtumoren). Hormonell verursacht ist das Chloasma reversibel.
- **Naevus flammeus** (Feuermal): Das Feuermal (➤ Abb. 4.132, ➤ Abb. 4.133) ist zumeist angeboren. Bis zu 2% aller Neugeborenen sind davon betroffen. Es handelt sich um eine umschriebene Fehlbildung kleiner Hautgefäße, deren Innervation nicht angelegt wurde. Die Gefäße sind dadurch bedingt permanent weit gestellt, was das hellrote oder rotweinfarbene Aussehen erklärt. Unter Druck mit dem Glasspatel und Kompression der Gefäße verschwindet die rote Farbe.
  - Medial am Körper (z.B. in der Stirnmitte oder im Nacken als **„Storchenbiss"**) haben Feuermale nie irgendeine Bedeutung, bilden sich auch sehr häufig im Lauf der

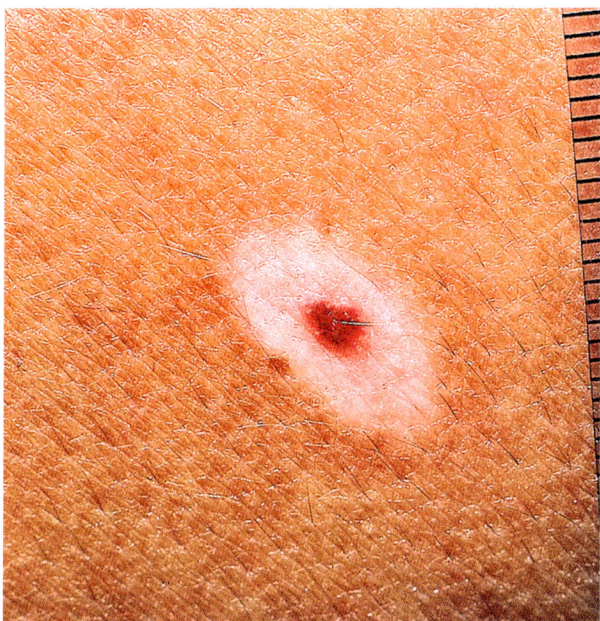

Abb. 4.130 Halo-Nävus (Sutton-Nävus). Ovaler, hypopigmentierter Fleck am Rumpf mit einem zentralen papulös-bräunlichen Anteil. [12]

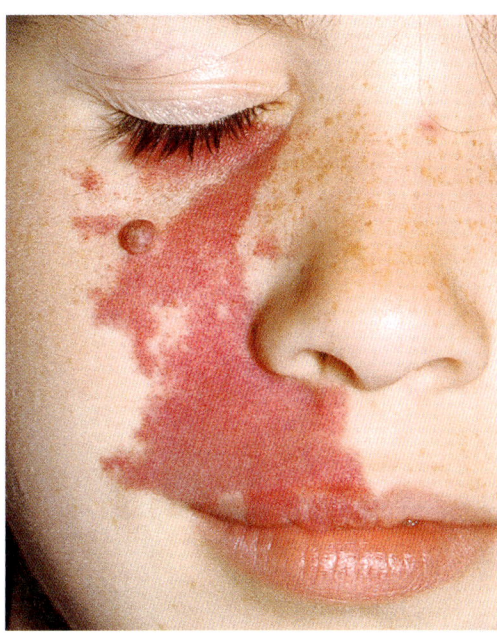

Abb. 4.132 Naevus flammeus. Bizarr konfigurierter, roter Fleck in der rechten Gesichtshälfte vom Augenunterlid bis in das Lippenrot hinein reichend mit einer kirschkerngroßen, livid-roten, mit dem Glasspatel ausdrückbaren Papel. [12]

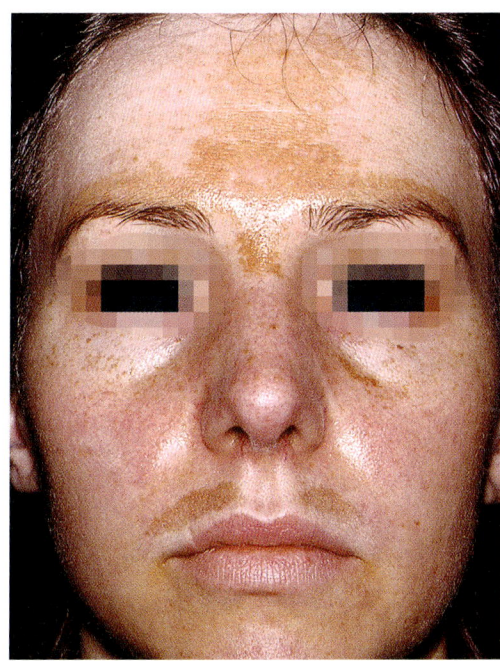

Abb. 4.131 Chloasma gravidarum. Scharf begrenzte, gelb-bräunliche Flecke an Stirn, Nase und Oberlippe in fast symmetrischer Anordnung. [12]

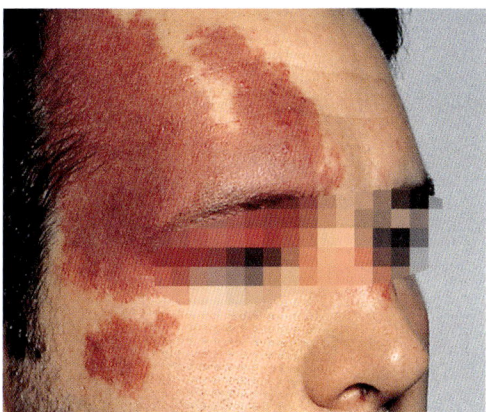

Abb. 4.133 Einseitiger Naevus flammeus im Innervationsgebiet des N. trigeminus. [11]

(**Sturge-Weber-Krabbe-Syndrom**). Die Nävi verschwinden nicht von selbst. Wenn sie stören, kann man sie mit dem Laser entfernen.

ersten Lebensjahre von alleine zurück, weil dort die sympathische Gefäßinnervation noch nachreifen kann. Andernfalls kann man sie in späteren Jahren mit dem Laser oder mit Vereisung entfernen, sofern sie kosmetisch stören.

– Lateral am Kopf oder Körper sind große Nävi, die bereits bei der Geburt vorhanden sind, oft ein Hinweis auf weitere Gefäßveränderungen – z.B. zerebrale Verkalkungen mit Folgen bis hin zu Lähmungen und Hirnatrophien

E X K U R S

Sommersprossen (Epheliden) sind scharf begrenzte, gelbliche bis bräunliche Pigmentflecken, die bevorzugt bei hellhäutigen bzw. rötlich-blond behaarten Menschen bereits in der Kindheit im Gesicht, an Schultern und Armen entstehen. Sie werden wahrscheinlich autosomal dominant vererbt. In den Sommermonaten treten sie unter der Stimulation des UV-Lichts deutlicher hervor, um im Winterhalbjahr wieder abzublassen. Im späteren Leben bilden sie sich meist langsam zurück. Im Gegensatz zu den Nävi ist die Zahl der Melanozyten in den einzelnen Herden nicht erhöht, doch bilden sie nach UV-Stimulation rascher und intensiver Melanin als die Melanozyten der Umgebung.

Zusammenfassung

Nävus (➤ Tab. 4.7):

- umschriebene Fehlbildungen der Haut, angeboren oder erworben: braun pigmentiert, rot, blau, mit hellem Hof, behaart, als Gefäßneubildung erworben (Spinnennävus) oder angeboren (Naevus flammeus)
- Nävi müssen gegen das maligne Melanom abgegrenzt werden
- **Therapie:** beobachten, falls erforderlich Exzision

4.15.4 Hämangiom

Abzugrenzen vom Naevus flammeus (➤ 4.15.3) ist das Hämangiom (Blutschwamm), ein **gutartiger** Tumor aus Blutgefäßen. Es findet sich nicht nur (angeboren) an der Haut, sondern auch (erworben) an inneren Organen.

Krankheitsentstehung

Das Hämangiom der Haut ist in der Regel **angeboren** oder erscheint innerhalb der ersten Lebenswochen. Häufig wächst es in der Säuglingszeit (➤ Abb. 4.134), um sich danach in 90% der Fälle spätestens bis zum 9. Lebensjahr **spontan zurückzubilden** (➤ Abb. 4.135).

Symptomatik

Hämangiome bei Neugeborenen sind oft **scharf begrenzte, livid-rote schwammige** Tumoren, die sich langsam zurückbilden und dabei stellenweise hautfarbene Bezirke aufweisen können. Häufig bleiben Narben mit Teleangiektasien (erweiterten Blutgefäßen) zurück.

M E R K E
Ab dem mittleren Lebensalter finden sich häufig kleine papulöse Hämangiome, die keinen Bezug zu Erkrankungen innerer Organe haben.

Therapie

Um die Rückbildung anzustoßen oder einer evtl. fehlenden Rückbildungstendenz zuvorzukommen, hat sich inzwischen eine frühzeitige Behandlung durchgesetzt. Geeignet sind die **Kryotherapie** (Kältetherapie), die **Laserbehandlung** sowie notfalls, bei sehr schnell wachsenden Hämangiomen, auch eine Therapie mit Glukokortikoiden.

Zusammenfassung

Hämangiom: gutartige Tumoren aus Blutgefäßen

- große Hämangiome der Haut sind angeboren
- kleine papulöse Hämangiome der Haut werden in der zweiten Lebenshälfte erworben
- große Hämangiome der Haut sind angeboren

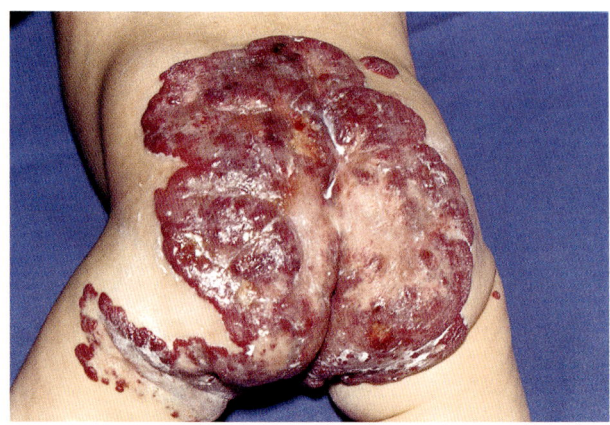

Abb. 4.134 Hämangiom. Scharf begrenzter, ca. 16 × 18 cm großer, lividroter, schwammiger Tumor mit höckriger Oberfläche in der hinteren Beckenregion, auf den Oberschenkel übergreifend. Stellenweise grau-weiße bzw. hautfarbene Bezirke als Zeichen einer bereits vorhandenen Herdregression. [12]

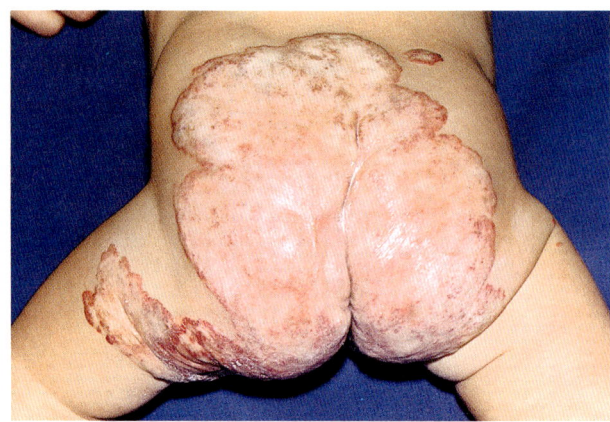

Abb. 4.135 Hämangiom nach 6 Monaten (ohne Therapie). Gleicher Patient wie in ➤ Abb. 4.134. Scharf begrenzter Herd mit randständig noch vermehrter Gefäßanlage und -durchblutung, zentraler Abblassung und stellenweiser Ausbildung atrophisch glänzender Partien. [12]

- kleine papulöse Hämangiome der Haut werden in der zweiten Lebenshälfte erworben
- Hämangiome an inneren Organen stellen meist (gutartige) Neubildungen dar
- **Therapie:** Rückbildung abwarten; Laser-, Kryotherapie

4.15.5 Vitiligo

Die Vitiligo (Weißfleckenkrankheit) ist sozusagen das „Gegenteil" des pigmentierten Nävus, weil sich die Melanozyten nicht vermehren, sondern in den betroffenen Hautarealen zugrunde gehen. Sie beginnt besonders häufig um das 20. Lebensjahr herum.

Krankheitsentstehung

Die Ursache ist unklar. In erster Linie denkt man an ein **Autoimmungeschehen**, weil die Vitiligo auffallend häufig mit an-

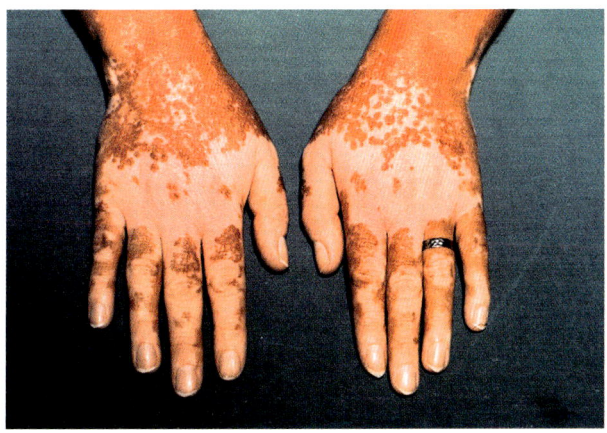

Abb. 4.136 Vitiligo [11]

deren Autoimmunkrankheiten oder auch endokrinen Störungen beispielsweise der Schilddrüse assoziiert ist. Auch familiäre Häufungen werden beobachtet.

In den betroffenen Hautarealen gehen die **Melanozyten zugrunde**, sodass keinerlei Pigmentierung mehr möglich ist. In Einzelfällen ist die Zahl der Melanozyten im Stratum basale nicht vermindert, doch können sie aufgrund eines Enzymdefekts kein Melanin mehr bilden.

Symptomatik

Kennzeichnend sind einzelne kleine, scharf umschriebene, **depigmentierte Flecken** (> Abb. 4.136) – besonders häufig an Kopf, oberem Thorax, Fingern und Handrücken oder anogenital. Diese Herde können sich dann langsam vergrößern und zu riesigen Flächen ausdehnen oder auch unverändert weiterbestehen. Häufig kommen neue Herde an anderer Lokalisation hinzu.

Therapie

Die Therapie besteht in kosmetischer Abdeckung, Einnahme von hohen Dosen β-**Carotin**, um wenigstens eine gelblich-bräunliche Tönung der Herde zu erreichen, oder in einer **PUVA-Therapie**, in besonders schweren Fällen auch äußerlich durch **Cortison**. Eher selten kann damit eine Repigmentierung erreicht werden. Inzwischen wird über gute Erfolge mit oralen **Ginkgo-Präparaten** berichtet, durch die ein Stillstand der Erkrankung, teilweise sogar eine Repigmentierung erreichbar sein soll.

Zusammenfassung
Vitiligo: Autoimmunkrankheit, Beginn meist im jungen Erwachsenenalter
- **Symptome:** umschriebene oder flächige Depigmentierung durch Zugrundegehen der Melanozyten
- **Therapie:** kosmetische Abdeckung, β-Carotin, lokal Glukokortikoide, Ginkgo-Präparate

4.15.6 Malignes Melanom

Das maligne Melanom (MM) entsteht aus den **Melanozyten** der Haut. Es handelt sich um einen der **bösartigsten** Tumoren, die es gibt, weil es sehr frühzeitig hämatogen und lymphogen metastasiert und kaum therapiert werden kann.

Die **Häufigkeit** des MM nimmt weltweit seit vielen Jahren zu. Schwarze sind nur sehr selten betroffen. In Deutschland wurden 2004 etwa 15.000 maligne Melanome diagnostiziert. In der Rangfolge maligner Erkrankungen belegt das MM damit vor dem Pankreaskarzinom den 8. Platz. Dies bedeutet gleichzeitig, dass zumindest einer von 100 Menschen an einem MM erkranken wird (Dickdarmkarzinom: nahezu jeder Zehnte).

Krankheitsentstehung

Über die Ursachen einschließlich auslösender Umweltfaktoren ist wenig bekannt. Immerhin ist der Zusammenhang mit vermehrter **Sonnenbestrahlung** und v.a. auch häufigen Sonnenbränden inzwischen gesichert. Nach verbreiteter Ansicht scheint sich die Haut v.a. Sonnenbrände aus der Kindheit über Jahrzehnte zu „merken", um dann irgendwann in späteren Jahren, bevorzugt nach dem 40. Lebensjahr (durchschnittlich mit 53 Jahren), ein MM zu entwickeln.

MERKE
Die höchste Tumorinzidenz findet sich bei hellhäutigen Menschen, die zeitlebens einer höheren Sonnenbestrahlung ausgesetzt sind (z.B. in Australien).

Eventuell noch wichtiger als die Sonnenbrände scheint die Zahl an **zusätzlichen Nävi**, die in der Kindheit in der Folge von Sonnenbestrahlungen entstehen. Sonnencremes mit hohem Lichtschutzfaktor schützen wohl zuverlässig vor der Entstehung von Sonnenbränden, nicht jedoch vor der Neubildung von Nävi. Man macht dafür hauptsächlich das UV-A der Sonne verantwortlich, das von den Cremes nicht so zuverlässig herausgefiltert wird wie UV-B, auf das sich die Angabe des Lichtschutzfaktors bezieht.

ACHTUNG
Eine große Anzahl von MM entsteht aus vorbestehenden Nävi, doch bildet sich mehr als die Hälfte auf völlig gesunder, nicht hyperpigmentierter Haut.

Menschen mit einer großen **Anzahl von Pigmentflecken** (> 50) haben ein größeres Risiko für die Entartung einzelner Nävi. Erstaunlicherweise scheint dieses erhöhte Risiko aber auch hinsichtlich von Melanomen zu gelten, die sich neu aus bis dahin gesunder Haut entwickeln.

Genetische Faktoren wie etliche inzwischen bekannte chromosomale Besonderheiten haben einen gewissen Einfluss, sodass auch familiäre Häufungen zu verzeichnen sind.

Beurteilung von Nävi

Für die Beurteilung von Nävi im Hinblick auf ihre **Wahrscheinlichkeit zu entarten**, gilt:

- Kleine Pigmentflecken, die sich nicht verändern, sind praktisch immer harmlos.
- Nävi mit einem Durchmesser von mehr als 0,5 cm, die unregelmäßig begrenzt sind und eine unregelmäßige Pigmentierung zeigen, sollten vorsorglich entfernt werden.
- Juckreiz im Bereich eines Nävus ist verdächtig.
- Hochgradig verdächtig auf ein malignes Melanom sind eine Blutung, eine Erosion oder entzündliche Reaktionen im Bereich des Nävus.

ACHTUNG

Jeder Nävus, der neu entsteht oder vorbestehend sich verändert (schnelles Wachstum, Pigmentverschiebung, Konsistenzänderung, Juckreiz, Entzündung, Schmerzen, Blutung), ist melanomverdächtig (➤ Abb. 4.137, ➤ Abb. 4.138).

Grundsätzlich sollte man darauf achten, einen Nävus nicht mechanisch (z.B. Kleidung, Kratzen) oder durch andere Faktoren zu reizen, weil dies möglicherweise auch ein größeres Gefahrenpotenzial bedeutet.

Hilfreich zur Beurteilung ist die **ABCDE-Regel** (➤ Tab. 4.8). Sind 4 dieser 5 Kriterien erfüllt, ist die Hautveränderung dringend melanomverdächtig und zu exzidieren. Eine Biopsie, wie bei Tumorverdacht üblich, verbietet sich beim MM wegen der Gefahr einer Streuung von Tumorzellen.

Tab. 4.8 ABCDE-Regel zur Beurteilung eines Melanomverdachts.

A	**A**symmetrie des Herdes
B	**B**egrenzung unregelmäßig
C	**C**olor (Farbe) unregelmäßig
D	**D**urchmesser > 0,5 cm
E	**E**rhabenheit über das Hautniveau

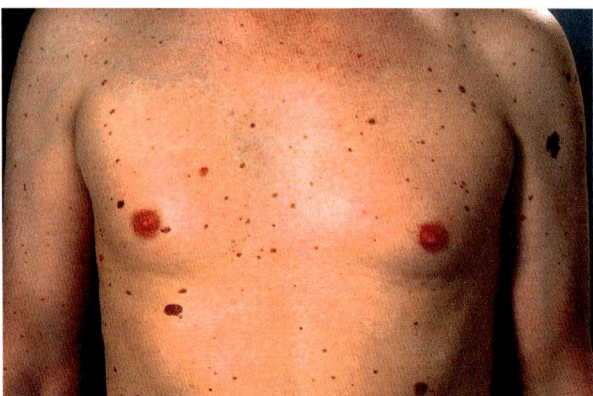

Abb. 4.137 Dysplastisches Nävussyndrom. Disseminiert zahlreiche kleinherdige makulöse und flach-papulöse Herde an Rumpf und Extremitäten. Dazwischen aber auch bis 2 cm große, scharf begrenzte, teils rundliche, teils bizarr geformte, hellbraune bis schwarzbraune Herde, zum Teil auch mit inhomogener Färbung. [12]

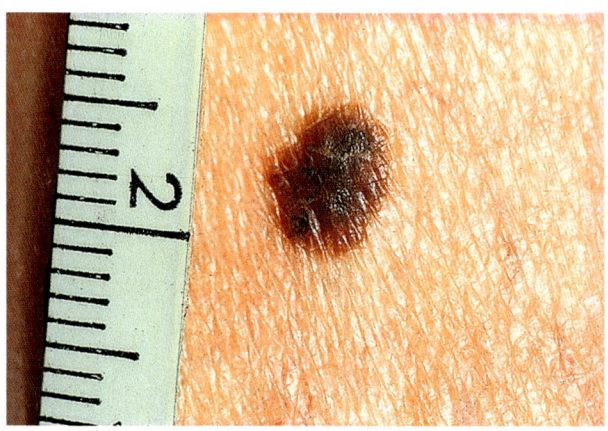

Abb. 4.138 Nävus mit Übergang in ein Melanom. Etwas unregelmäßig geformter und begrenzter Herd mit unregelmäßiger Pigmentierung am linken Unterschenkel. Der Herd ist leicht erhaben und tastbar. [12]

Symptomatik und Einteilung

Die häufigsten **Lokalisationen** sind Gesicht, Beine und Rücken, doch findet man das MM auch an Schleimhäuten (Mundhöhle, Genitale), subungual (Nagelbett), der Aderhaut des Auges oder im Bereich der Meningen.

Es werden etliche **Melanom-Typen** unterschieden – in Abhängigkeit von ihrem Aussehen oder ihrer Entstehung.

Lentigo-maligna-Melanom

Das Lentigo-maligna-Melanom entwickelt sich nach Jahren oder Jahrzehnten aus einem **flächigen Nävus**, dessen Merkmal in einer **unregelmäßigen Pigmentierung** besteht. Wenn dort weitere Pigment- oder Konsistenzveränderungen auftreten, ist der Übergang zum MM bereits erfolgt. Eine Lentigo maligna ist also noch *kein* MM, aber potenziell immer verdächtig, eines zu werden (➤ Abb. 4.139, ➤ Abb. 4.140).

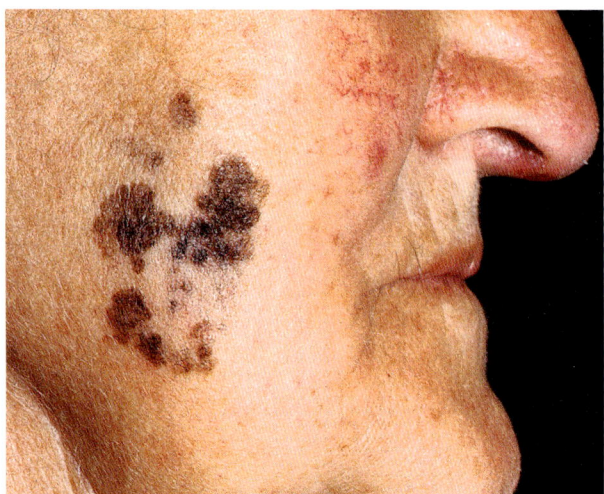

Abb. 4.139 Lentigo maligna. 5 × 3 cm großes Areal an der rechten Wange mit mehreren, unregelmäßig konfigurierten, zum Teil einzeln stehenden, zum Teil zusammenhängenden, meist scharf begrenzten Flecken, die unregelmäßig hellbraun und schwarzbraun pigmentiert sind. Zentrale Regressionszone mit kleinen Restherden. Keine Infiltration, keine Knotenbildung. [12]

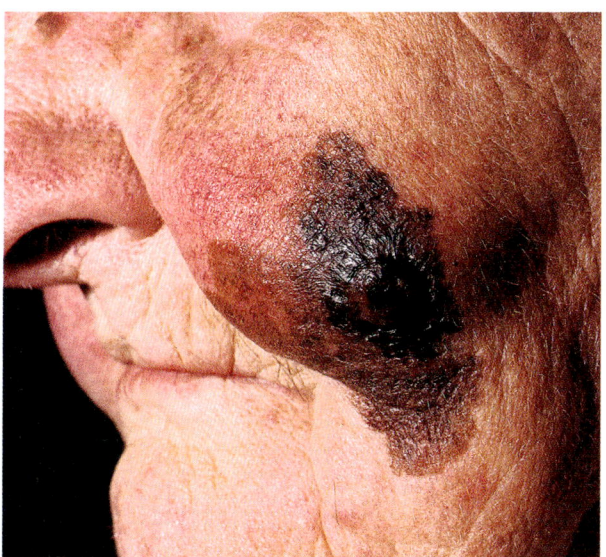

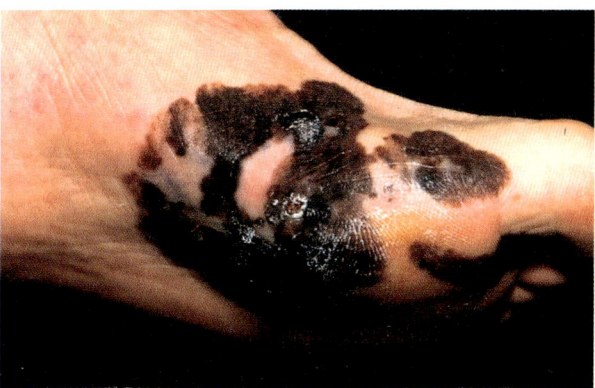

Abb. 4.142 Melanom am Fuß. Unterschiedlich große Einzelherde an der Innen- und Unterseite des linken Fußes mit jeweils scharfer, aber sehr unregelmäßiger Begrenzung, schwarzbrauner Pigmentierung mit Aufhellungszonen, tastbarer Infiltration und stellenweiser Erosion sowie beginnender Knotenbildung (Zentrum des größeren Herdes). [12]

Abb. 4.140 Lentigo-maligna-Melanom. Scharf, aber unregelmäßig begrenzter, unterschiedlich stark braun bis schwarz pigmentierter Fleck an der linken Wange, der im oberen Anteil in ein flaches Infiltrat und zentral in einen schwarzbraunen, erodierten Knoten übergeht. [12]

Superfiziell spreitendes Melanom

Das superfiziell spreitende Melanom (> Abb. 4.141, > Abb. 4.142, > Abb. 4.143) entsteht auf gesunder Haut. Typischerweise handelt es sich um teilweise **erhabene Hyperpigmentierungen**, die sich randwärts stetig vergrößern, wobei oft zentral unpigmentierte Haut erscheint.

Knotige Melanome

Knotige Melanome (> Abb. 4.144) können auf gesunder Haut oder aus vorbestehenden Nävi heraus entstehen.

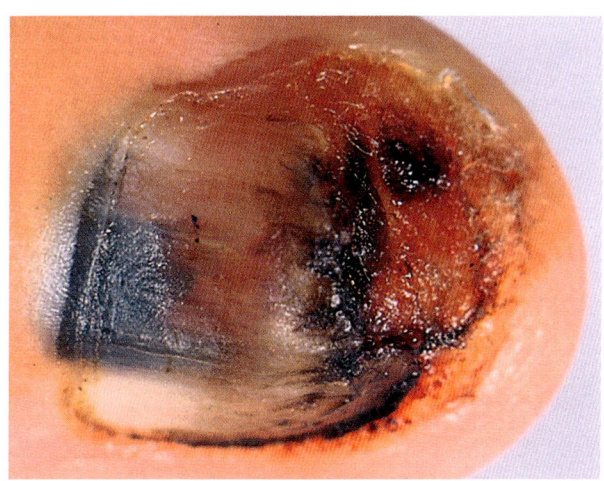

Abb. 4.143 Subunguales Melanom. Ein Drittel der Nagelbreite einnehmende, proximale, streifige braun-schwarze Verfärbung am linken Ringfinger mit unregelmäßig-zackiger Begrenzung und Übergreifen auf Nagelhäutchen und Nagelfalz. Medial zartbraune Pigmentierung. Distal flacher entzündlicher Knoten mit peripher unregelmäßiger Pigmentierung und Zerstörung der Nagelplatte. [12]

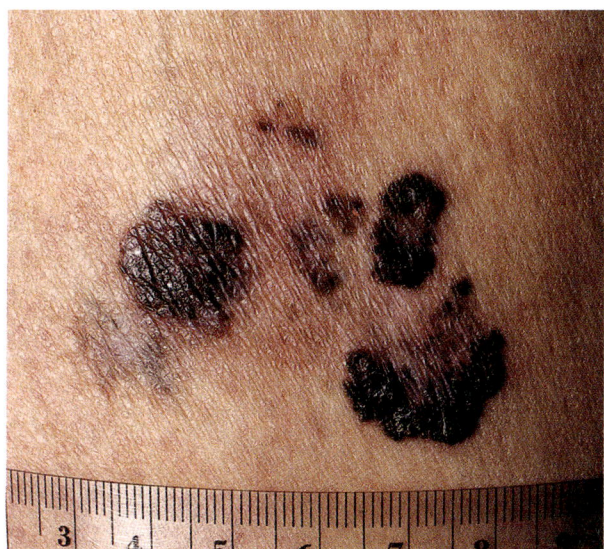

Abb. 4.141 Superfiziell spreitendes Melanom. Unregelmäßig und zum Teil unscharf begrenzter zartrötlicher Fleck mit mehreren gruppiert stehenden, unterschiedlich großen, unregelmäßig begrenzten, schwarz-braunen flachen Papeln an der Außenseite des linken Oberschenkels. [12]

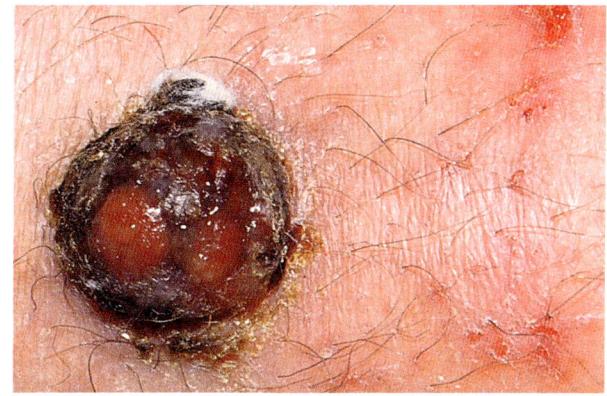

Abb. 4.144 Knotiges Melanom. Kalottenförmiger, an der Spitze etwas höckriger, unregelmäßig braun-schwarz bis rötlich-gelblich pigmentierter Tumor an der linken Wade mit zentraler Erosion und hämorrhagischer Krustenbildung. In der Umgebung Heftpflasterdermatitis. [12]

Melanome der Schleimhäute

Melanome der Schleimhäute entstehen in der Regel aus vorbestehenden Hyperpigmentierungen. Sie sind nicht sehr häufig, können aber an jeder Schleimhautregion des Körpers auftreten (➤ Abb. 4.145). Selbst an Konjunktiven oder Netzhaut des Auges gibt es Melanome (➤ Abb. 4.146).

Differenzialdiagnosen

Das MM muss gegen das pigmentierte Basaliom, pigmentierte Alterswarzen, das pigmentierte Histiozytom und ganz allgemein gegen Nävi abgegrenzt werden.

Therapie

Maligne Melanome werden **operativ entfernt**. Der verdächtige Herd muss dabei mit einem Sicherheitsabstand von 1–3 cm (je nach Tumordicke) rund um den Tumor exzidiert werden. Der regionäre „Wächterlymphknoten" wird bereits bei einer Tumordicke von lediglich 1 mm mitentfernt, um Aussagen zur Prognose und dem weiteren therapeutischen Vorgehen zu erhalten.

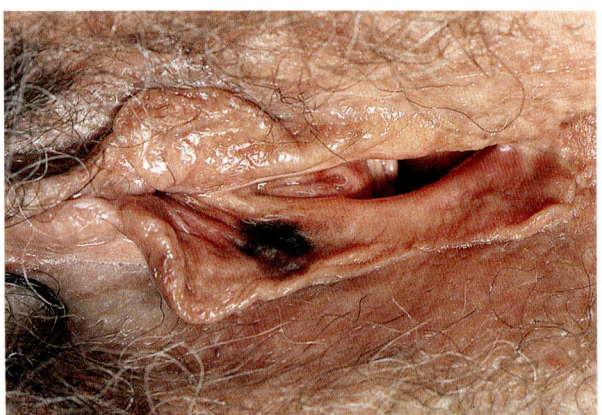

Abb. 4.145 Vulva-Melanom. Unregelmäßig begrenzter und unterschiedlich pigmentierter brauner Fleck an der Innenseite der rechten kleinen Labie. [12]

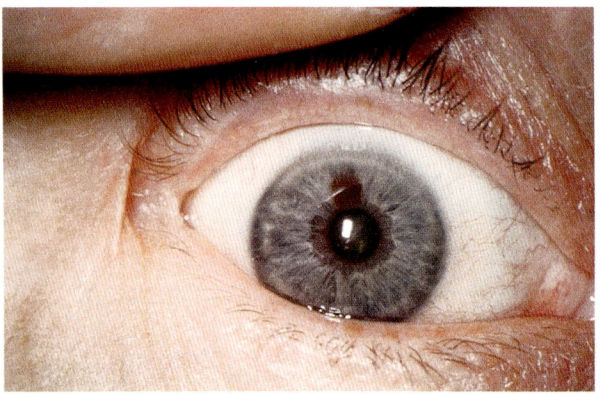

Abb. 4.146 Melanom am Auge. [11]

Das MM metastasiert in Lunge, Leber, Haut, Knochen, Abdomen und Gehirn – also praktisch in alle Organe. Solche **Metastasen** werden, soweit dies bei umschriebenen Metastasen möglich ist, operativ vollständig entfernt, andernfalls bestrahlt. Eine alleinige Chemotherapie ist beim MM nutzlos. Auch der Effekt des zunächst hochgelobten α-Interferon hat sich als eher unbedeutend herausgestellt.

Für die **Prognose** scheint der Typ des MM nicht so wichtig zu sein wie seine Ausbreitung und v.a. sein Tiefenwachstum bei Erstentdeckung und Operation. Bereits ein Tiefenwachstum von mehr als 4 mm bedeutet eine minimierte Überlebenschance für den Patienten. Häufig beträgt der Zeitraum zwischen Erstentdeckung eines kleinen, umschriebenen MM und dem Tod des Patienten nur 1–2 Jahre.

Zusammenfassung

Malignes Melanom: einer der bösartigsten Tumoren, die es gibt; sehr frühzeitige Metastasierung

- **Risikofaktoren:** lange Sonnenbestrahlungen und Sonnenbrände, besonders in der Kindheit, erbliche Faktoren, große Zahl bestehender Nävi
- **Diagnostik:** ABCDE-Regel (Asymmetrie, Begrenzung, Color = Farbe, Durchmesser, Erhabenheit)
- **Therapie:** möglichst frühzeitige Exzision weit im Gesunden

4.15.7 Aktinische Keratose und Plattenepithelkarzinom

Aktinische Keratose

Krankheitsentstehung

Die aktinische bzw. senile Keratose wird durch chronische, Jahrzehnte andauernde **Sonnenexposition** hervorgerufen. Entsprechend findet man sie überwiegend am Kopf oder Handrücken alter Menschen mit entsprechenden Berufen (z.B. Landwirte, Seeleute, Dachdecker, Bauarbeiter).

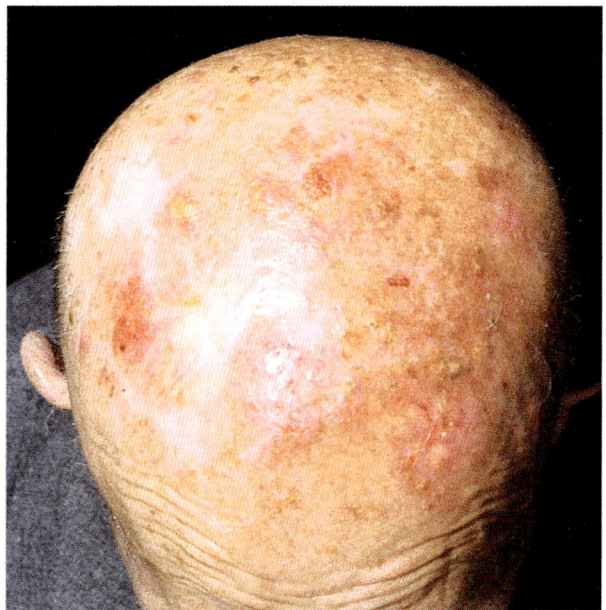

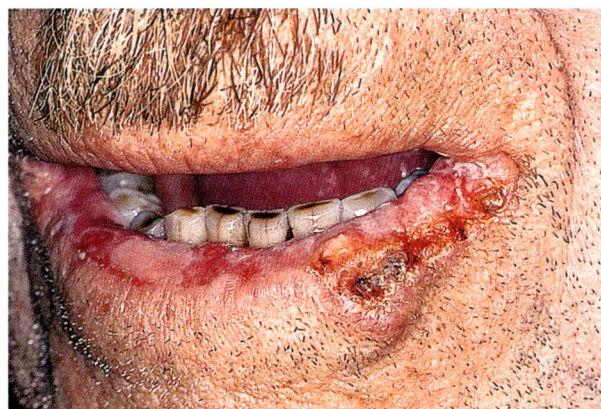

Abb. 4.148 Plattenepithelkarzinom (UV-Exposition). [12]

Abb. 4.147 Aktinische Keratosen (teilweise operativ entfernt). Im Bereich von Kapillitium, übergreifend auf die Stirn, mehrere disseminiert stehende solare Keratosen in Form kleinherdiger Erytheme sowie gelblich-keratotischer Papeln. Im Rahmen des chronischen Lichtschadens zusätzlich glatte atrophische Haut mit konfluiert-großherdigen Erythemen und Teleangiektasien, Hyper- und Hypopigmentierungen. [12]

Symptomatik

Die Hautveränderungen bestehen aus rötlich-bräunlichen, meist flächigen und unregelmäßig **mit Schuppen bedeckten Effloreszenzen**, die keinerlei Beschwerden verursachen (➤ Abb. 4.147).

Therapie

Ihre wesentliche Bedeutung besteht darin, dass eine aktinische Keratose nach langem Bestand zu einem Plattenepithelkarzinom (Spinaliom) entarten kann, also **beobachtet** bzw. beizeiten **exzidiert** werden muss. Übertriebene Eile bei noch fehlendem Verdacht ist allerdings nicht erforderlich, da Karzinome auf dem Boden einer Keratosis senilis eher selten bzw. spät metastasieren.

Plattenepithelkarzinom

Das Plattenepithelkarzinom (Spinaliom, Stachelzellenkrebs) gilt als **häufigste maligne Erkrankung** überhaupt. Es wird mit dem Basaliom zum „hellen Hautkrebs" zusammengefasst. In Deutschland kommt es jedes Jahr zu etwa 100.000 Neuerkrankungen.

Krankheitsentstehung

Begünstigend auf seine Entstehung wirkt neben der **Sonnenexposition** oder **Röntgenbestrahlungen** auch eine **chronisch-**

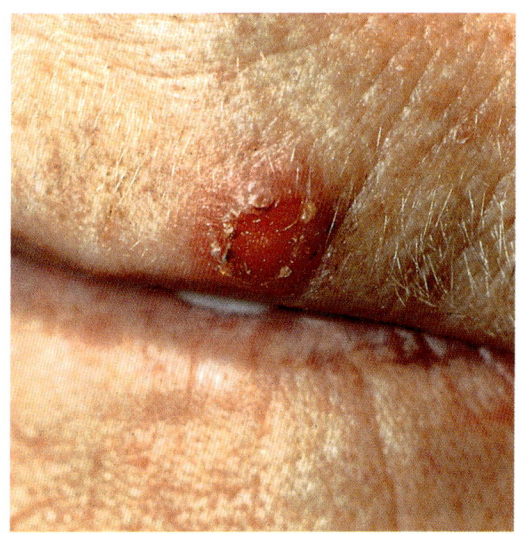

Abb. 4.149 Plattenepithelkarzinom. Knapp 1 cm großer, geröteter, zentral flach ulzerierter papulöser Herd über der Oberlippe. An der Unterlippe ist eine präkanzeröse Cheilitis erkennbar. [12]

entzündliche Reizung der Haut. Der Tumor entsteht im Stratum spinosum (daher auch der Name Spinaliom bzw. Stachelzellenkrebs).

Symptomatik

Spinaliome können Ekzemen ähnlich sehen, ggf. auch mit Erosionen auf ihrer Oberfläche. In späteren Stadien sind sie dann **unscharf begrenzt** und **knotig**. Sie fühlen sich **hart** an und können im Einzelfall schmerzen (➤ Abb. 4.148, ➤ Abb. 4.149). Spinaliome gibt es auch an den Schleimhäuten (➤ Abb. 4.150).

Therapie

Plattenepithelkarzinome der Haut werden vollständig und mit ausreichendem Sicherheitsabstand im gesunden Gewebe **entfernt**. Da sie sehr langsam wachsen und spät metastasieren, ist im Gegensatz zum MM keine übertriebene Eile geboten. Sobald Lymphknoten befallen sind, müssen diese wie allgemein

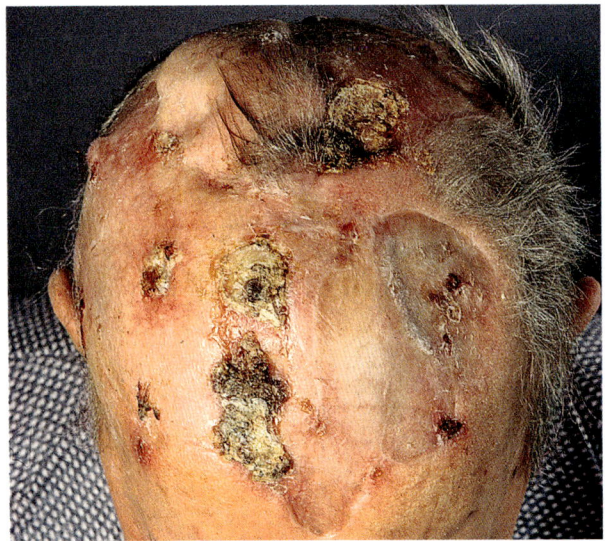

Abb. 4.150 Metastasierte Plattenepithelkarzinome. Am Kapillitium mehrere großflächige Transplantate. An deren Rändern, aber auch unabhängig davon unterschiedlich große, mit Keratosen und z.T. auch hämorrhagischen Krusten belegte Ulzerationen. [12]

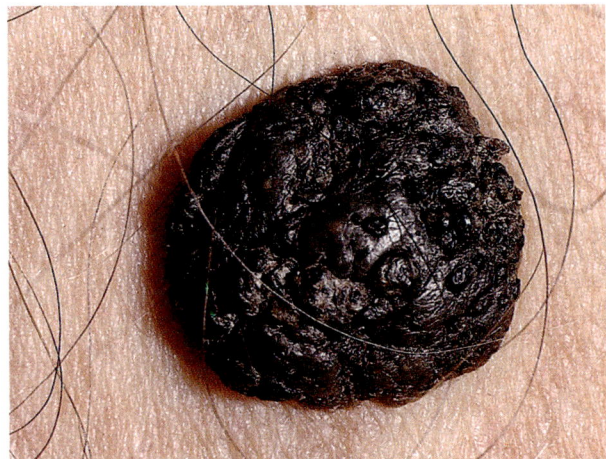

Abb. 4.151 Seborrhoische Warze. 2 cm großer, scharf begrenzter, schwarzbrauner Tumor mit unregelmäßig höckriger Oberfläche sowie kleinen keratotischen Pfropfen. [12]

üblich mitentfernt werden. Sind bereits extradermale Strukturen betroffen, wird operiert und zusätzlich bestrahlt.

Zusammenfassung

Aktinische Keratose:
- **Symptome:** rötlich-bräunliche Schuppenplatten auf sonnenexponierter Haut
- Risiko der Entartung (→ Spinaliom)

Plattenepithelkarzinom (Spinaliom):
- **Ursache:** Entstehung aus aktinischen Keratosen, kommt auch an Schleimhäuten vor (z.B. in der Mundhöhle oder als Bronchialkarzinom)
- an der Oberhaut eher geringe bzw. späte Metastasierungstendenz
- **Therapie:** Exzision

4.15.8 Seborrhoische Warze

Eine weitere Neubildung des Alters ist die sog. **Alterswarze** bzw. seborrhoische Warze (Verruca senilis), die man aber selten auch einmal bei jüngeren Menschen finden kann.

Symptomatik

Es handelt sich um hell- bis dunkelbraune (➤ Abb. 4.151), **gutartige**, oft in größerer Anzahl auftretende (➤ Abb. 4.152), bis bohnengroße Neubildungen, die warzenartig auf einer in der Peripherie völlig unveränderten Haut entstehen. Ihre Oberfläche ist höckrig und glänzt teilweise fettig. Manchmal besteht leichter Juckreiz.

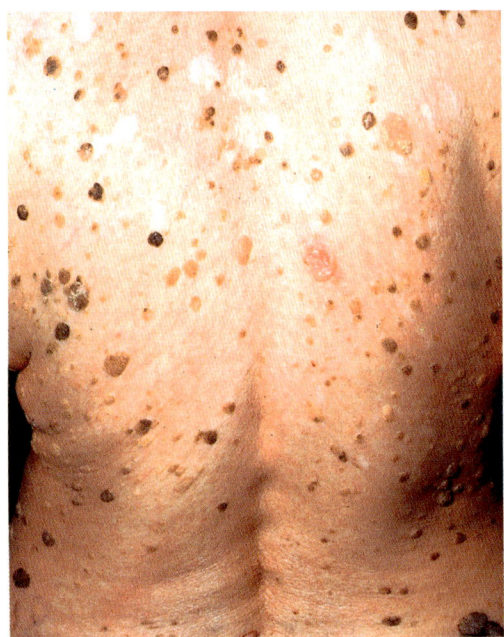

Abb. 4.152 Multiple seborrhoische Warzen (teilweise abgetragen). Am gesamten Rumpf in dichter Aussaat scharf begrenzte, wenige Millimeter bis Zentimeter große, hellbraun bis schwarz pigmentierte keratotische Papeln mit höckriger und fettig glänzender Oberfläche. Hypopigmentierte Narben nach vorangegangener Kürettage. [12]

Therapie

Bei Bedarf werden sie mit dem sog. scharfen Löffel **abgetragen**.

4.15.9 Fibrom

Das Fibrom (➤ Abb. 4.154) ist eine **gutartige** Neubildung, die bereits im mittleren Lebensabschnitt auftritt. Es besteht aus einem normal durchbluteten und daher in der Regel weichen Bindegewebe.

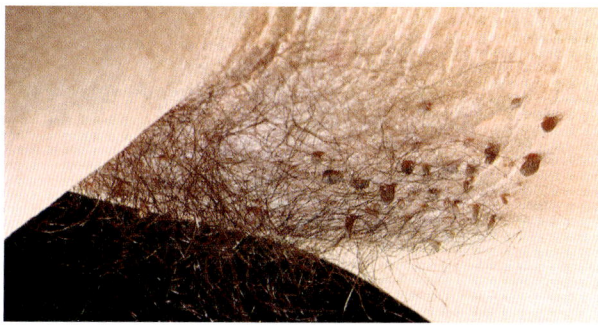

Abb. 4.153 Weiche pigmentierte Fibrome (Fibroma pendulans). Axillär stecknadelkopf- bis linsengroße, braune, weiche, gestielte Papeln. Außerdem streifenförmige bzw. flächenhafte, grau-braune Verfärbung der Haut mit verruziformer Oberfläche. [12]

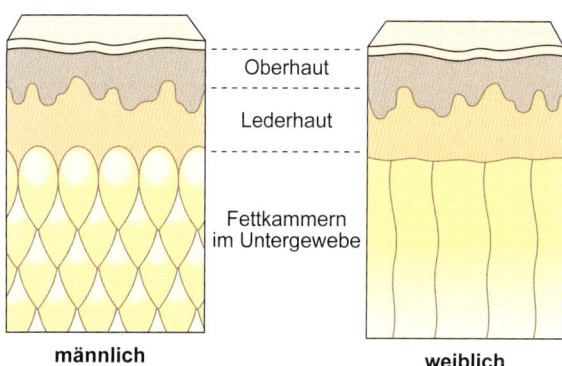

Abb. 4.155 Fettkammern im Unterhautgewebe.

Grund die bessere Bezeichnung. Es handelt sich um eine typische Hautveränderung des **weiblichen Geschlechts**, von der etwa 80% aller erwachsenen Frauen mehr oder weniger ausgeprägt betroffen sind. Sie wird bei Männern nur selten gesehen und geht in diesen Fällen häufig mit Hormonstörungen einher.

Krankheitsentstehung

Das bei der Frau physiologischerweise umfangreichere Subkutangewebe mit vergrößerten septierten Fettläppchen (➤ Abb. 4.155) ist im Verein mit der gleichzeitig dünneren epidermalen und dermalen Schicht die Ursache dafür, dass die Fettläppchen sich durch die oberen Hautschichten nach außen vorwölben. Mit zunehmendem Alter nimmt die Cellulite zu, weil das coriale Bindegewebe mit den Jahren zunehmend an Straffheit einbüßt, wodurch sich die Fettläppchen noch leichter nach außen drücken können.

ACHTUNG

Cellulite ist ein physiologischer Vorgang und keine Krankheit. Sie wird aber von den betroffenen Frauen aus kosmetischen bzw. ästhetischen Gründen oft als „Krankheit" verstanden.

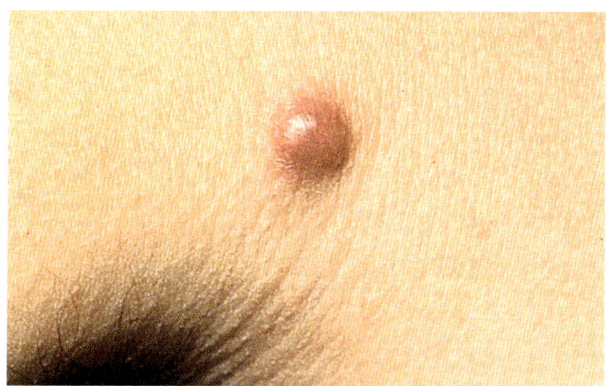

Abb. 4.154 Hartes Fibrom bzw. Histiozytom (nach Mückenstich). Intrakutane, linsengroße, rotbraune, derbe Papel. [12]

Symptomatik

Fibrome entstehen besonders häufig bei adipösen Menschen z.B. in den Axillen, in der Leistenbeuge oder am Hals. Häufig erscheinen Fibrome **multipel**, sind sehr **klein** und **gestielt** (Fibroma pendulans; ➤ Abb. 4.153) und erinnern dann an filiforme Warzen. Teilweise sind sie aber auch solitär vorhanden und können dann zu einer Größe von mehreren Zentimetern heranwachsen.

Von ähnlichem Aufbau, aber zumeist **derber** und leicht **pigmentiert** erscheint das **Histiozytom**, das häufig nach Mikrotraumen oder Insektenstichen entsteht – zumeist an den Beinen (➤ Abb. 4.154).

Therapie

Störende Fibrome können durch „Scherenschlag" abgetragen werden.

4.16 Cellulite

Die früher ausschließlich und auch heute noch häufig als Cellulitis bezeichnete „Hauterkrankung" hat mit entzündlichen Vorgängen nichts zu tun. Der Begriff der Cellulite ist aus diesem

Symptomatik

Durch die Vorwölbung der Fettläppchen entsteht äußerlich das Bild der **Orangenhaut** bzw. das sog. **Matratzen-Phänomen**. Teilweise findet man bei sehr adipösen Frauen zusätzlich einen Abflussstau mit leichter Ödematisierung der Subkutis. Betroffen sind die Bereiche, in denen die Subkutis bei Frauen physiologischerweise besonders umfangreich ist – also an Hüften, Gesäß und Oberschenkeln, eventuell auch an Bauch und Mammae.

Therapie

Eine Therapie ist, abgesehen von einer **Gewichtsreduktion bei Adipositas**, wahrscheinlich nicht möglich, ungeachtet der Versprechungen der Kosmetikindustrie. Wenn es zu einem Ödem gekommen ist, können **Massagen** oder **sportliche Betätigung** (Schwimmen, Radfahren usw.) evtl. eine minimale Besserung erzielen. Inzwischen existieren (extrem teure) **Hautcremes**, die durch enthaltene Hemmstoffe der Östrogenaktivierung in der Subkutis eine gewisse Besserung versprechen.

Vorbeugende Maßnahmen bestehen im Vermeiden einer Adipositas und regelmäßigen körperlich-gymnastischen Betätigungen.

4.17 Dekubitus

Krankheitsentstehung

Dekubitus bedeutet „sich niederlegen". Bezeichnet werden mit dem Begriff **Druckstellen**, die bei bettlägerigen Patienten dort entstehen, wo das Gewebe einem Dauerdruck ausgesetzt ist (➤ Abb. 4.156). Auch bei schlecht sitzenden Prothesen, Gipsverbänden o.Ä. kann es zum Dekubitus kommen. Solche Druckstellen entstehen bevorzugt in Bereichen, in denen eine dünne Weichteilschicht knöchernen Strukturen direkt aufliegt: Die enthaltenen Gefäße werden durch die knöcherne Unterlage stärker komprimiert, mit resultierender Ischämie.

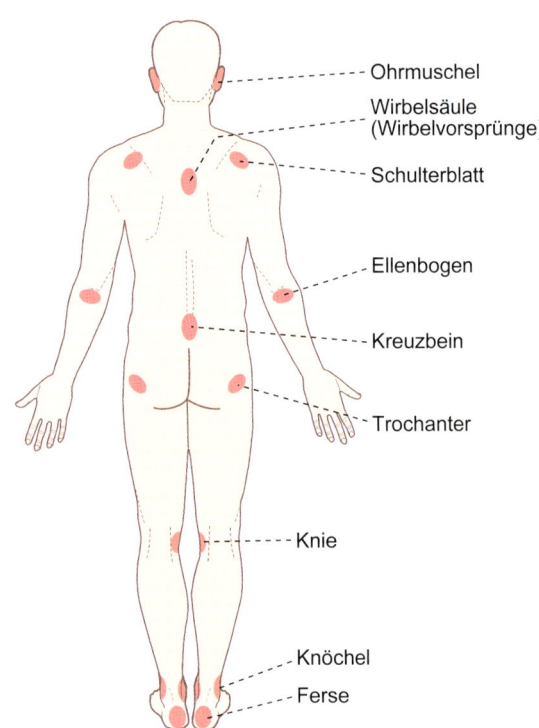

Ohrmuschel
Wirbelsäule (Wirbelvorsprünge)
Schulterblatt
Ellenbogen
Kreuzbein
Trochanter
Knie
Knöchel
Ferse

Abb. 4.156 Dekubitusgefährdete Hautareale. [12]

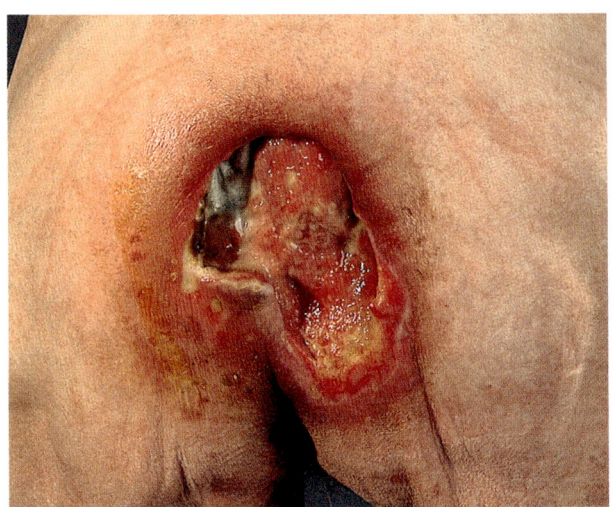

Abb. 4.157 Dekubitus. Handflächengroßes Ulkus im Sakralbereich, übergreifend auf die rechte Glutealregion, zum Teil bis in die Muskulatur, zum Teil bis in das Os sacrum reichend. Ulkusrand gerötet und stellenweise etwas bräunlich verfärbt durch externe Salbenbehandlung. Im oberen Teil stark unterminiert mit Taschenbildung. Ulkusgrund: schmierig-gelblich belegte Muskulatur, arrodiertes Os sacrum. [12]

Symptomatik

Die Durchblutungsstörung führt stadienhaft über **Rötung**, **Blasenbildung** und Nekrose zum **Ulkus**, das sich sehr tief bis in die Muskulatur bzw. bis zum angrenzenden Knochen erstrecken kann (➤ Abb. 4.157). Die Ulzera können riesige Ausmaße annehmen. Sie sind ausnahmslos bakteriell superinfiziert und weisen auch deswegen eine **schlechte Heilungstendenz** auf.

Therapie

Ist bereits ein Ulkus entstanden, gestaltet sich die Therapie ungewöhnlich schwierig und langwierig, weil sich eine vollständige **Druckentlastung** bei den meist bettlägerigen Patienten kaum erreichen lässt. Sie entspricht ansonsten der Behandlung eines Ulcus cruris (➤ Fach Herz-Kreislauf-System). Man kann also den Ulkuskrater so lange mit Varidase® Gel füllen, bis das Gewebe sauber granuliert und die weitere Granulierung anschließend mit Zucker weiter beschleunigen.

Eine optimale **Dekubitus-Prophylaxe** besteht in regelmäßigen Umlagerungen, Weichlagerung sowie sorgfältiger Hautpflege.

Abbildungsnachweis

Der Verweis auf die jeweilige Abbildungsquelle befindet sich bei allen Abbildungen im Buch am Ende des Legendentextes in eckigen Klammern. Alle nicht besonders gekennzeichneten Grafiken und Abbildungen © Elsevier GmbH, München.

[1]   Böcker W. et al.: Pathologie, 4. Aufl., Elsevier GmbH, Urban & Fischer Verlag, 2008

[2]   Douglas G., Nicol F., Robertson C.: MacLeod´s Clinical Examination, 11th ed., Elsevier, Churchill Livingstone, 2005.

[3]   Drake R. L., Vogl W., Mitchell A. W. M.: Gray's Anatomie für Studenten, 1. Aufl., Elsevier GmbH, Urban & Fischer Verlag, 2007

[4]   Fitzpatrick J. E., Morelli J. G.: Dermatology Secrets in Color, 3rd ed., Elsevier, Mosby, 2007.

[5]   Forbes C. D., Jackson W. F.: Farbatlas der Inneren Medizin, 1. Aufl., Elsevier GmbH, Urban & Fischer Verlag, 2008

[6]   Golenhofen K.: Basislehrbuch Physiologie, 4. Aufl., Elsevier GmbH, Urban & Fischer Verlag, 2006

[7]   Gruber G., Hansch A.: Interaktiver Atlas der Blickdiagnostik in der Inneren Medizin (CD-ROM), 2. Aufl., Elsevier GmbH, Urban & Fischer Verlag, 2005

[8]   Gruber G., Hansch A.: Kompaktatlas Blickdiagnosen in der Inneren Medizin, 1.Aufl., Elsevier GmbH, Urban & Fischer Verlag, 2006

[9]   Kiechle M.: Gynäkologie und Geburtshilfe, 1. Aufl., Elsevier GmbH, Urban & Fischer Verlag, 2007

[10]   McKee P. H.: Pathology of the Skin, 3rd ed., Elsevier, Mosby, 2005

[11]   Mir M. A.: Blickdiagnosen, 1. Aufl., Elsevier GmbH, Urban & Fischer Verlag, 2007

[12]   Rassner G.: Dermatologie, 9. Aufl., Elsevier GmbH, Urban & Fischer Verlag, 2009

[13]   Speckmann E.-J., Hescheler J., Köhling R.: Physiologie, 5. Aufl., Elsevier GmbH, Urban & Fischer Verlag, 2008

[14]   Welsch U.: Sobotta Lehrbuch Histologie, 2. Aufl., Elsevier GmbH, Urban & Fischer Verlag, 2006

Register

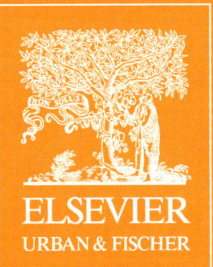
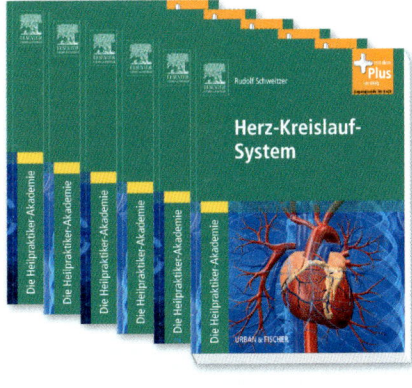
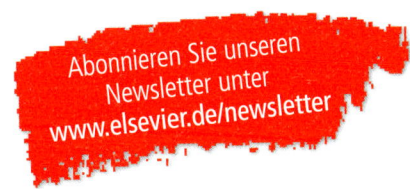
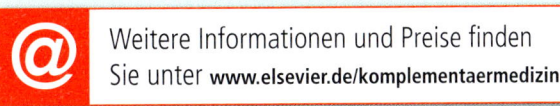